Zwillinge

Schwangerschaft, Geburt und erstes Jahr

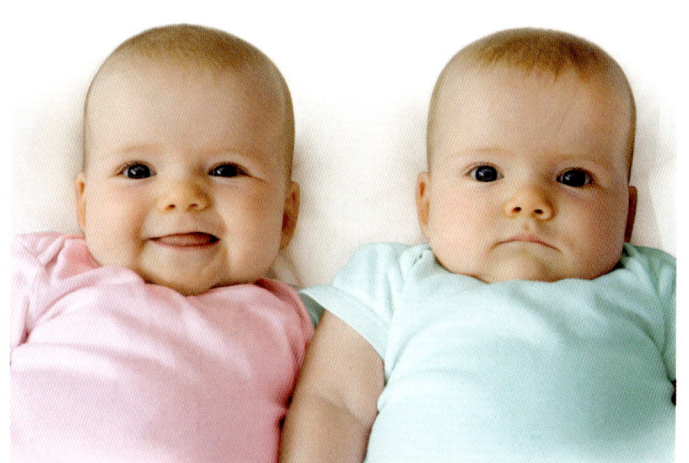

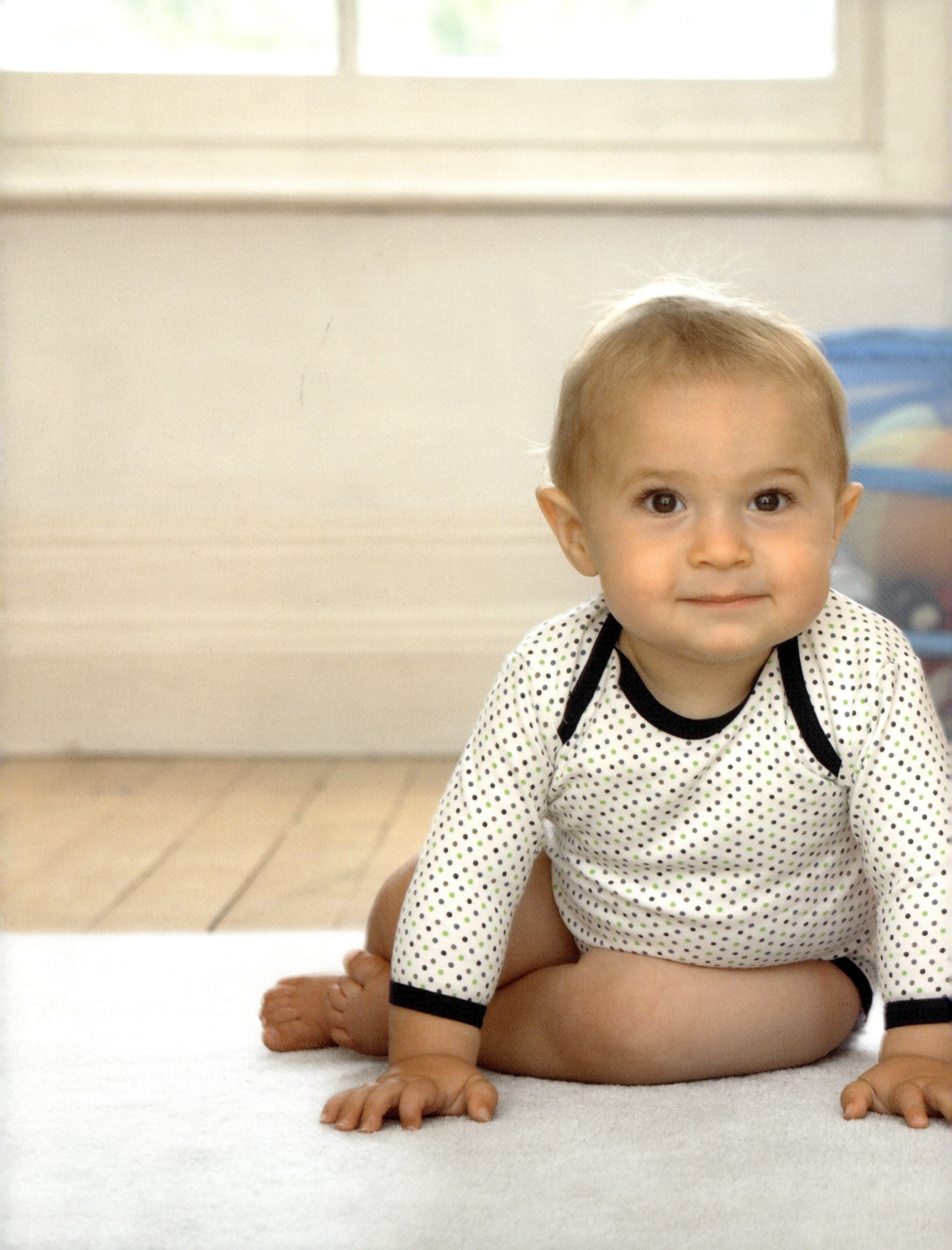

Zwillinge

Schwangerschaft, Geburt und erstes Jahr

Dr. Carol Cooper & Katy Hymas

DK
DORLING KINDERSLEY

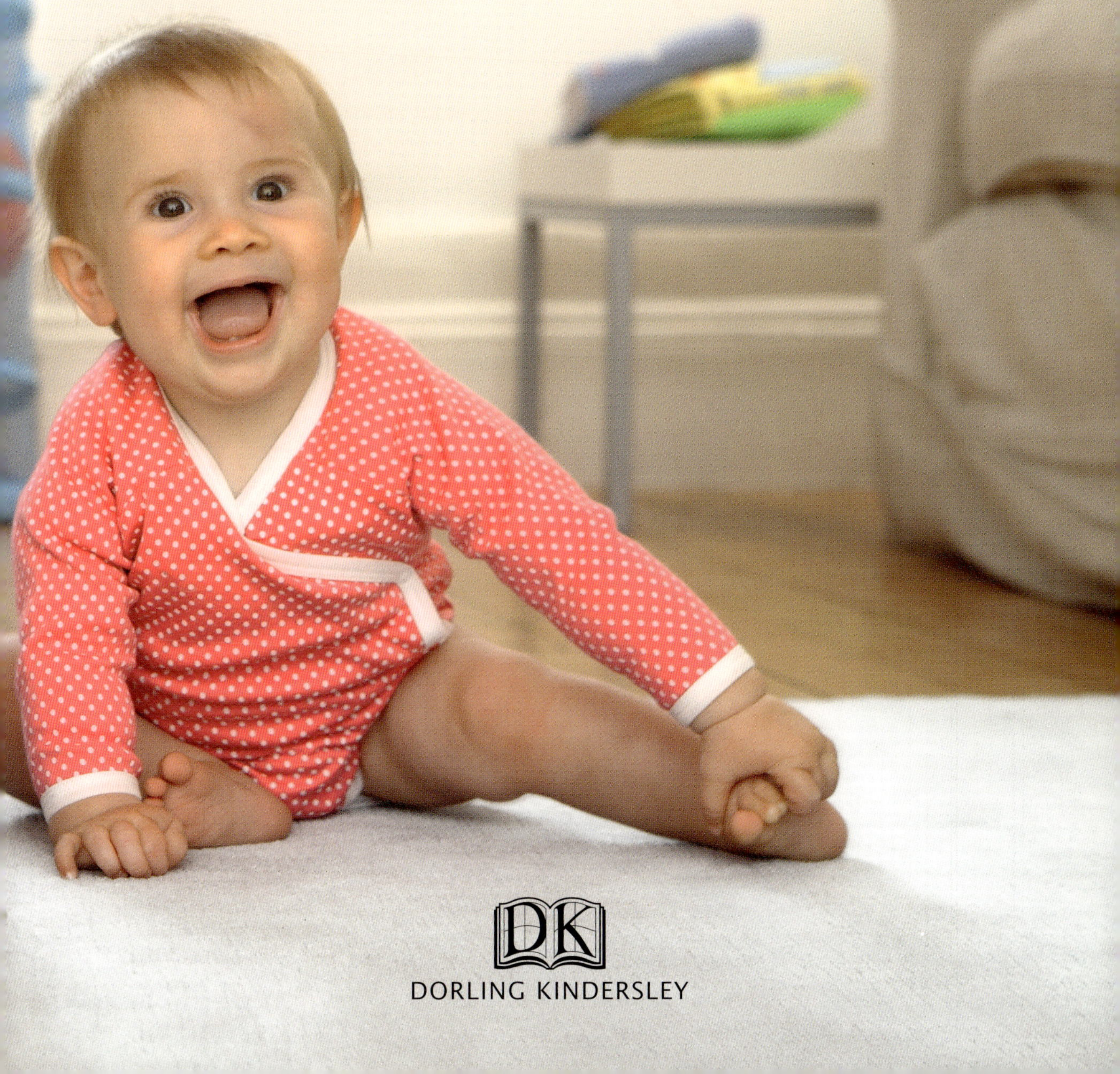

DORLING KINDERSLEY
London, New York, Melbourne, München und Delhi

Programmleitung Peggy Vance
Cheflektorat Penny Smith
Projektbetreuung Laura Palosuo
Redaktion Claire Tennant-Scull
Gestaltung Saskia Janssen
Fotos Ruth Jenkinson
Art Director für Fotos Peggy Sadler
Herstellung Seyhan Esen, Andy Hilliard
Bildredaktion Marianne Markham

DK Delhi
Cheflektorat Glenda Fernandes
Lektorat Alicia Ingty
Bildredaktion Navidita Thapa, Ira Sharma, Tanya Mehrotra, Pooja Verma
Redaktion Mahima Barrow
Satz und Gestaltung Sourabh Challariya, Anurag Trivedi

Für die deutsche Ausgabe:
Programmleitung Monika Schlitzer
Projektbetreuung Manuela Stern
Herstellungsleitung Dorothee Whittaker
Herstellung Anna Strommer

Bibliografische Information der Deutschen Bibliothek
Die Deutsche Bibliothek verzeichnet diese Publikation in der Deutschen Nationalbibliografie; detaillierte bibliografische Daten sind im Internet über http://dnb.ddb.de abrufbar.

Titel der englischen Originalausgabe:
Twins

© Dorling Kindersley Limited, London, 2012
Ein Unternehmen der Penguin-Gruppe
Text © by Carol Cooper und Katy Hymans, 2012

© der deutschsprachigen Ausgabe by Dorling Kindersley Verlag GmbH, München 2012
Alle deutschsprachigen Rechte vorbehalten

Übersetzung Jeanette Stark-Städele
Redaktion Sigrun Borstelmann

ISBN 978-3-8310-2229-8

Colour reproduction by MDP, United Kingdom
Printed and bound in China

Besuchen Sie uns im Internet
www.dorlingkindersley.de

Hinweis
Die Informationen und Ratschläge in diesem Buch sind von den Autoren und vom Verlag sorgfältig erwogen und geprüft, dennoch kann eine Garantie nicht übernommen werden. Eine Haftung der Autoren bzw. des Verlags und seiner Beauftragten für Personen-, Sach- und Vermögensschäden ist ausgeschlossen.

Inhalt

EINFÜHRUNG 6

IHRE SCHWANGERSCHAFT
Eine große Überraschung! 10
Zwillinge – doppelte Freude 12
Ernährung 14
Sport 16
Ihr Körper verändert sich 20
Wie sich Ihre Babys entwickeln 24
Vorsorgeuntersuchungen und Tests 28
Häufige Symptome 32
Mögliche Komplikationen 36

VORBEREITUNGEN FÜR DIE ANKUNFT IHRER BABYS
Ihre Krankenhaustasche 40
Einkäufe 42
Geburtsvorbereitungskurse 46
Emotionale Vorbereitung 48
Schwangerschaft und Beruf 50

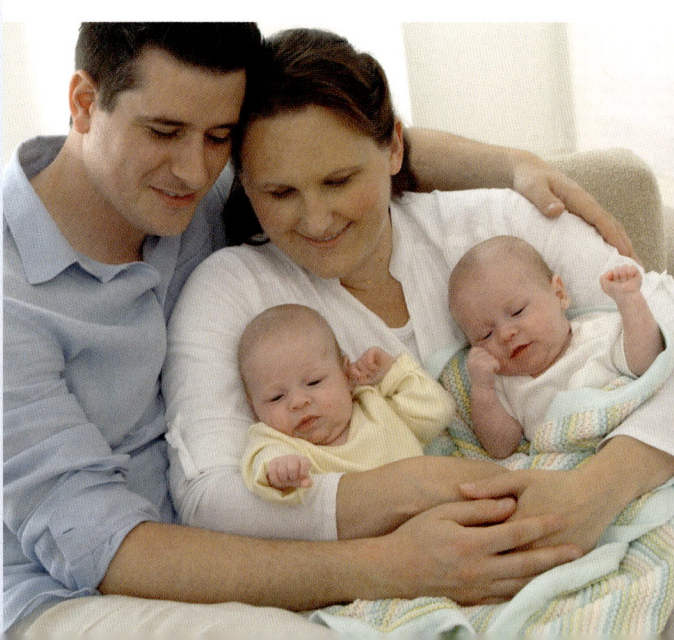

WEHEN UND GEBURT
Geburt: die Fakten 54
Ihr Geburtsplan 58
Frühgeborene Babys 60
In der Klinik 62
Geburtslage von Zwillingen 64
Schmerzlinderung 66
Vaginale Entbindung 68
Kaiserschnitt 70

DIE ANKUNFT IHRER BABYS
Ihre Babys 76
Der Bindungsprozess 78
Zwillinge ernähren 80
Praktische Hilfe 86
Die Neugeborenen-Intensivstation 88
Wie Sie sich fühlen 90

DAS ERSTE JAHR
Die Entwicklung Ihrer Babys 94
Beziehungen zu den Babys und
    zum Partner 98
Babys anziehen 102
Baden, saubermachen und wickeln 104
Schlaf 106
Schreien 110
Zu Hause 112
Ausflüge und Ferien 114
Beikost für Zwillinge 116
So bleiben Ihre Babys gesund 120
Der erste Geburtstag 122

HILFREICHE ADRESSEN 124

REGISTER 125

DANK 128

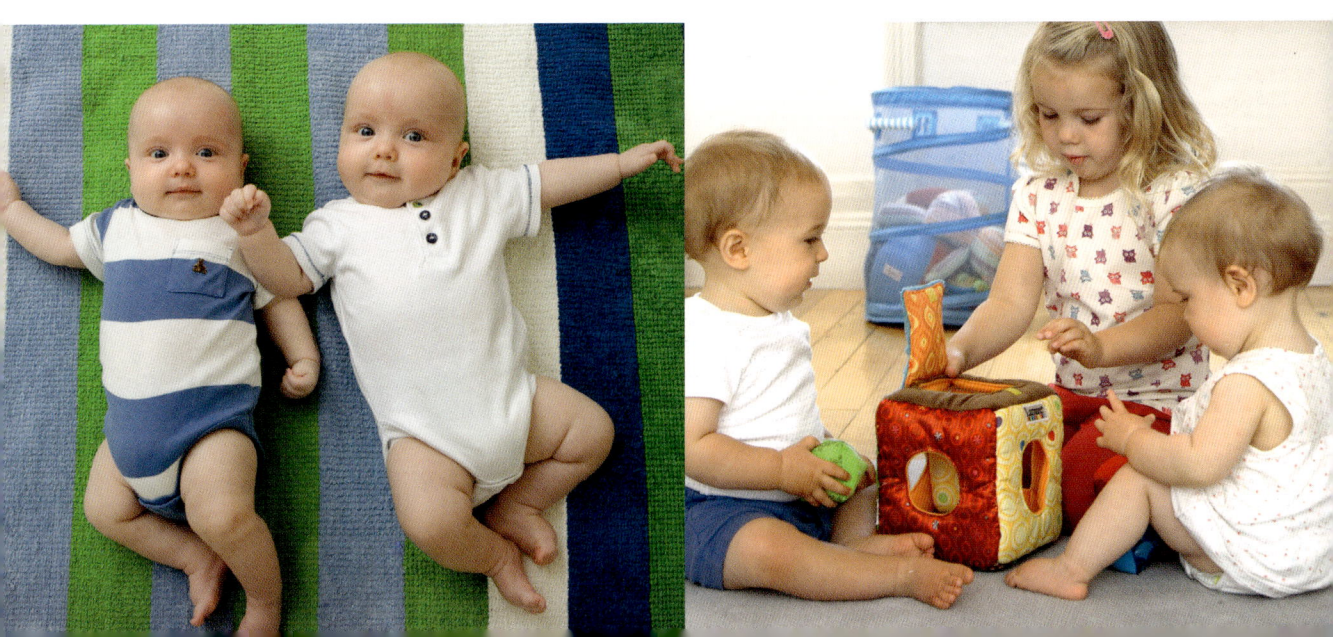

Ein Gruß von Carol

Ein Baby zu bekommen ist immer etwas Besonderes und doppelt aufregend, wenn man Zwillinge erwartet. Die gespannte Vorfreude auf die beiden Wonneproppen und das Glück, zwei besondere kleine Menschen großziehen zu dürfen, wiegen die gelegentlichen Herausforderungen im Alltag um ein Vielfaches auf. Aber am Anfang stehen auch Fragen und Bedenken.

Der Körper der Frau ist auf die Schwangerschaft mit einem Baby ausgelegt. Daher brauchen Sie Zeit, um sich auf zwei einzustellen. Und Sie werden sich fragen, wie Sie das Leben mit Zwillingen bewältigen können.

Doch es gibt Lösungen für Ihre individuellen Probleme – auch wenn sie nicht immer so offensichtlich sind. Als meine Zwillinge kamen, hatte ich bereits ein Kleinkind und lernte doch wieder ganz anderes hinzu.

Und hier kommt dieses Buch ins Spiel. Es entstand aus dem Enthusiasmus und dem Know-how meiner Co-Autorin Katy gepaart mit meinem beruflichen Wissen und den persönlichen Erfahrungen mit meiner wunderbaren Familie.

Ich hoffe, dieses Buch informiert und ermutigt Sie, damit Sie diese beglückende Zeit rundum genießen können.

Carol Cooper

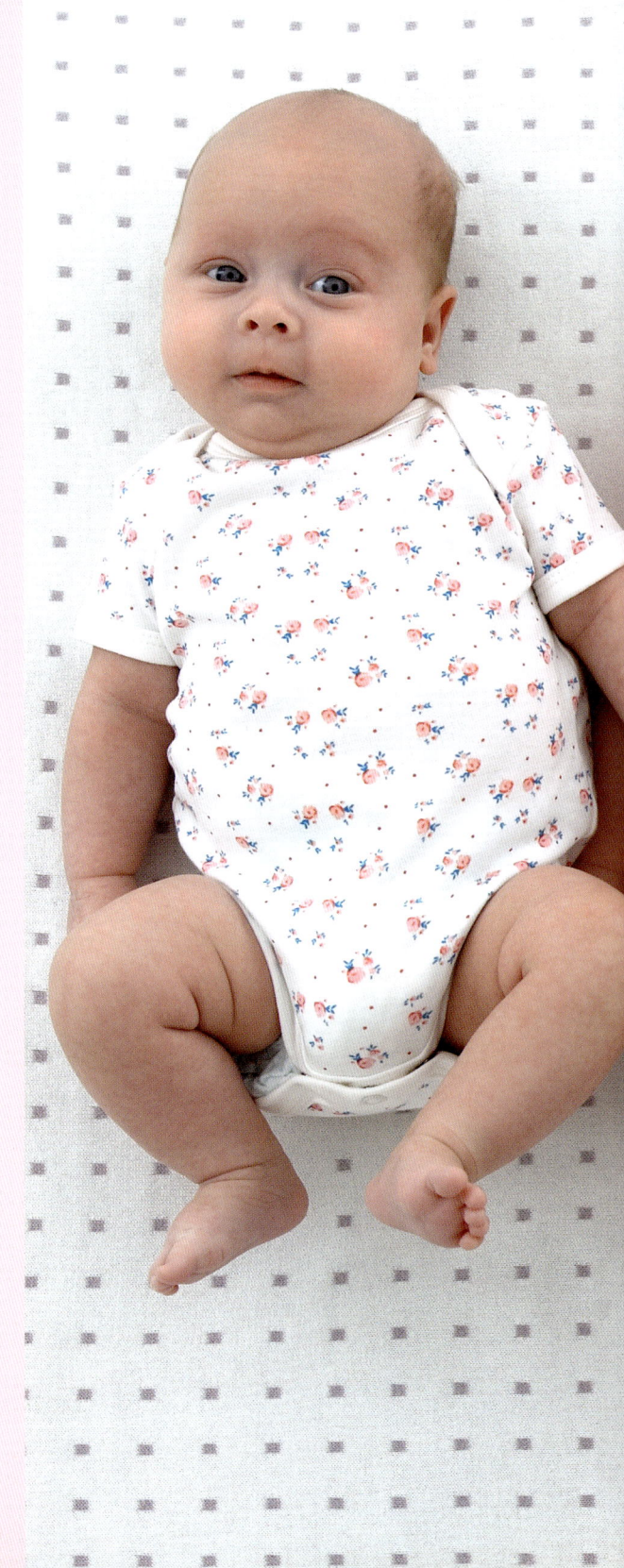

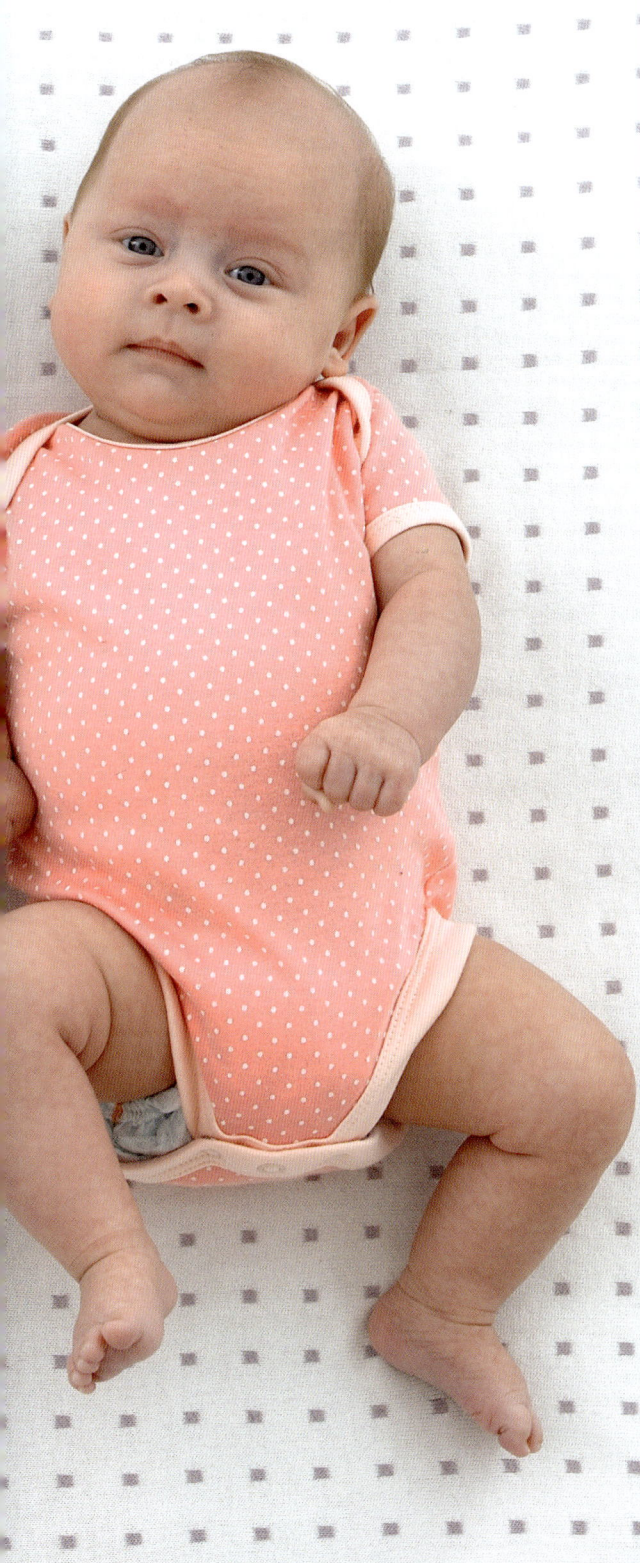

Ein Gruß von Katy

Die Nachricht, Zwillinge zu bekommen, war gewiss ein Schock für Sie! Aber jetzt haben Sie zwei winzige Eintrittskarten zum besten Club der Stadt – den Zwillingsclub. Glückwunsch!

Als Zwillingsmütter wussten Carol und ich, was für ein Buch wir schreiben wollten – eines, das uns in unseren ersten Zwillingstagen geholfen hätte. Wir hoffen, dass Ihnen dieses Buch Rückhalt und Zuspruch bietet und Ihnen als verlässlicher Begleiter durch die Schwangerschaft und das erste Jahr hilft.

Babys verändern das Leben, egal ob eins oder zwei – und kein Ratgeber passt für alle gleichermaßen. Die Informationen, Ratschläge und Tipps in diesem Buch vermitteln Antworten, Hinweise und Ideen, die Ihrer Familie einen optimalen Start ermöglichen.

Bei Ihrem Zwillingsabenteuer wird es Momente der Panik und Momente des Stolzes geben, bald kennen Sie Ihre Babys besser als jeder andere. Am Ende des ersten Jahres sind Sie selbst Expertin und können anderen auf ihrer Zwillingsreise Ratgeber sein.

Viel Glück, viel Spaß und genießen Sie Ihre zwei kleinen Bündel Liebe!

Katy Hymas

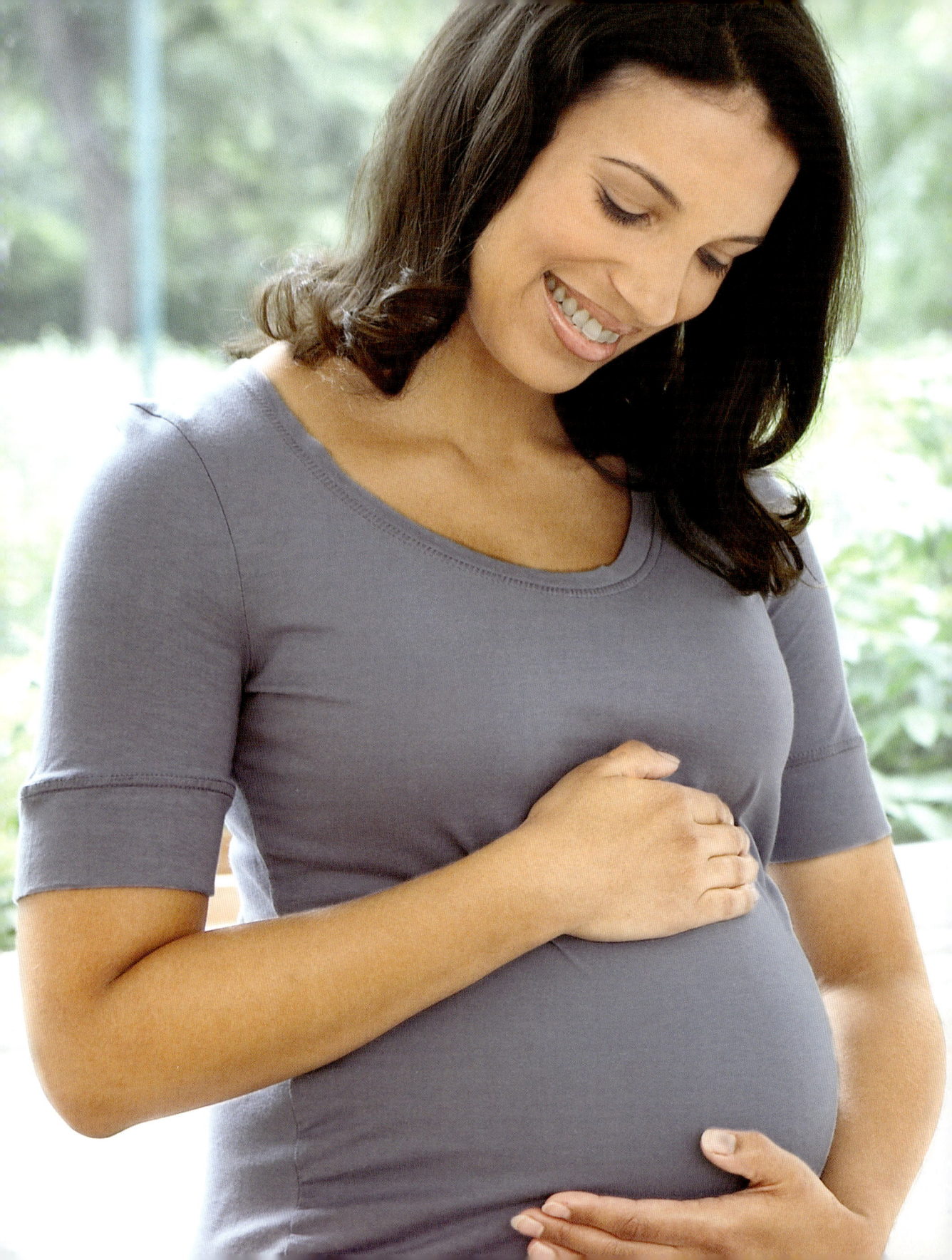

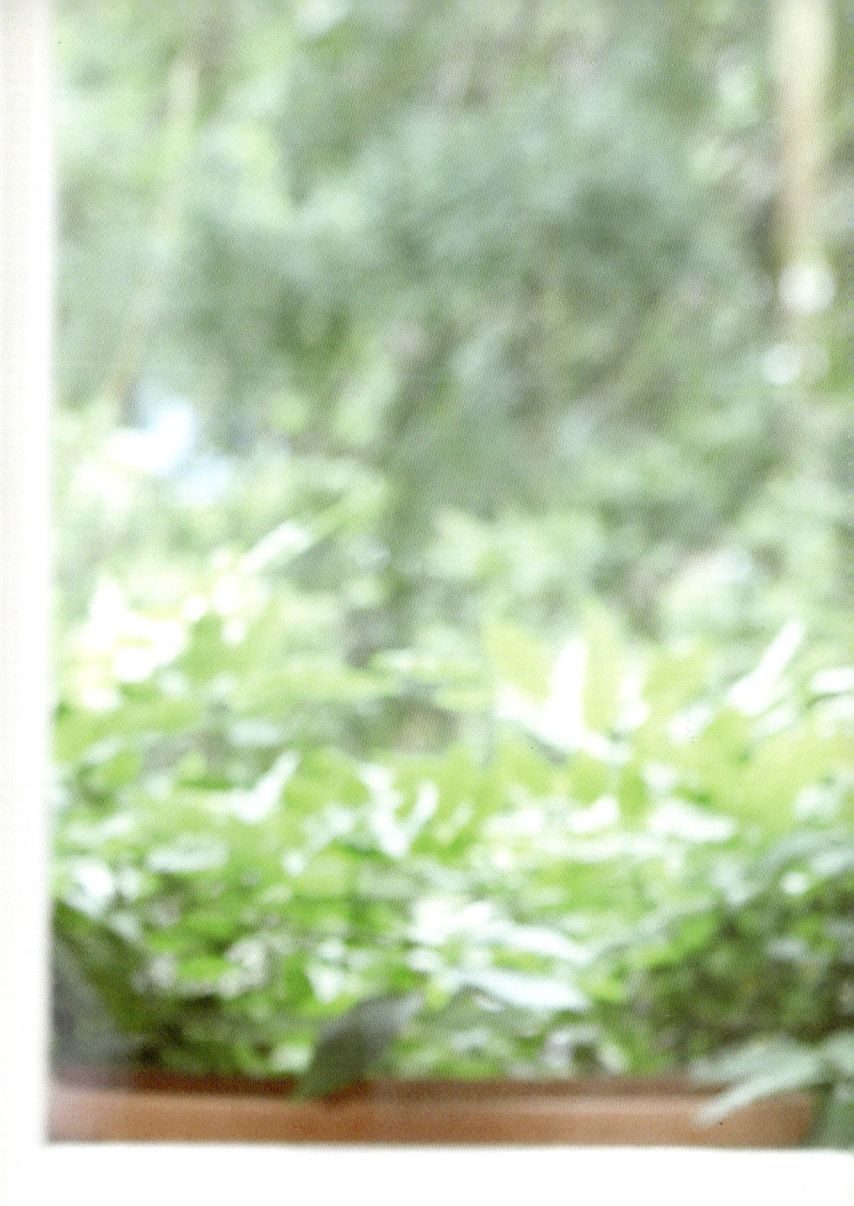

Ihre Schwangerschaft

Ihre Schwangerschaft

Eine große Überraschung!

Schwangerschaftstests zeigen keine zwei Pluszeichen an. Vermutlich haben Sie beim Arzt von Ihrem doppelten Glück erfahren. Gratulation, Sie bekommen nicht einfach ein Baby, sondern eine Familie!

Ein neues Ich und zwei dazu!

Wenn Sie das erste Mal schwanger sind, ist alles neu. Waren Sie bereits einmal schwanger, wird dieses Mal manches anders sein. Doch da jede Schwangerschaft einzigartig ist, müssen nicht alle Unterschiede auf die Zahl der Babys zurückzuführen sein.

Ein für das Schwangerschaftsstadium recht großer Bauch ist oft ein Anhaltspunkt, dass mehr als ein Baby unterwegs ist. Falls Sie zuvor aber noch nicht schwanger waren, kennen Sie keinen »normalen« Schwangerschaftsbauch als Vergleich. Und bei der zweiten Schwangerschaft wächst er sowieso oft schneller.

Nach einer künstlichen Befruchtung haben Sie vielleicht bereits einen Verdacht, Zwillinge zu bekommen. Das gilt auch, wenn Zwillinge in Ihrer Familie häufiger vorkommen und/oder wenn die Schwangerschaftssymptome – als Folge der doppelten Menge an Hormonen – sehr ausgeprägt sind.

Das Duo entdecken

Zwillingsmütter erinnern sich oft lebhaft an den Augenblick, in dem sie erfahren haben, dass sie zwei Babys bekommen – diese Geschichte wird gewiss viele Male erzählt werden. Vielleicht schaute der Arzt beim Ultraschall ernst drein und untersuchte die Aufnahme intensiv, bevor er seine Entdeckung mitteilte. Oder er lächelte sofort und Sie wussten Bescheid. Und diese Nachricht müssen Sie nun verarbeiten!

Andere informieren

Vielleicht erfahren Sie ja schon früh in Ihrer Schwangerschaft, dass Sie Zwillinge erwarten. Das kann

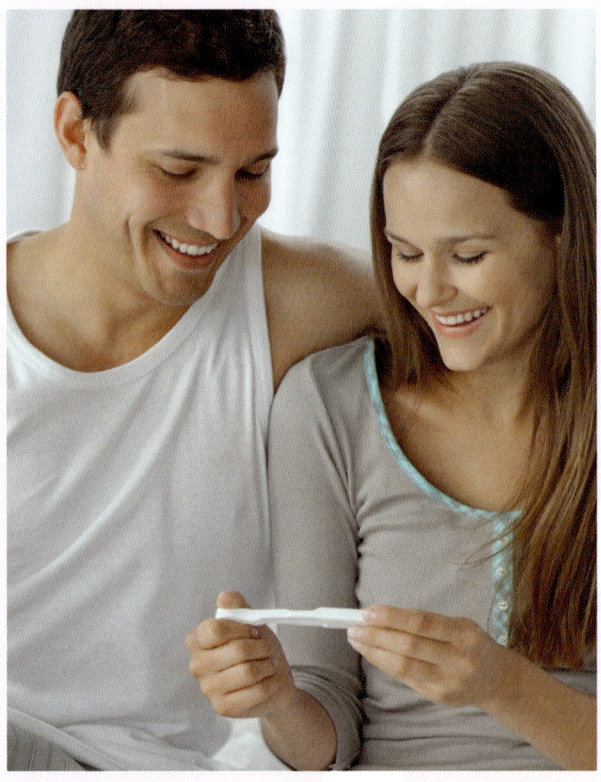

Die Bestätigung Ihrer Schwangerschaft ist einer der schönsten Momente in Ihrem Leben und garantiert Ihnen lebhafte Veränderungen.

im Rahmen der Kontrolle nach einer künstlichen Befruchtung sein oder bei einer Ultraschalluntersuchung, bei der man feststellen möchte, warum Sie so rasch an Umfang zunehmen oder besonders starke Schwangerschaftssymptome zeigen. Viele Frauen warten drei Monate ab, bevor sie anderen die Neuigkeit verkünden, da die Wahrscheinlichkeit einer Fehlgeburt im ersten Trimester am höchsten ist.

Eine große Überraschung!

So haben Sie auch Zeit, sich zunächst mit Ihrem Partner auf das Elternsein einzustellen.

Es kann dauern, bis Sie die Vorstellung, Zwillinge zu bekommen, verarbeitet haben. Vielleicht brauchen Sie auch Zeit, um Ihre Gedanken zu sammeln, ohne gleich die Kommentare Ihrer Mitmenschen zu hören. Wohlmeinende, aber unsensible Bemerkungen wie »Wie in aller Welt wollt Ihr das schaffen?« sind wenig hilfreich.

Und wie sollen Sie älteren Kindern sagen, dass sie bald nicht ein, sondern zwei neue Geschwisterchen bekommen? Es ist auch von ihrem Alter abhängig, wann und wie Sie die Neuigkeit mitteilen. Warten Sie bis zum zweiten Trimester, in dem die Schwangerschaft gut etabliert ist. Sprechen Sie positiv und klar mit den Geschwistern. Kinder sind scharfsinnig und nehmen intensiv wahr. Gut möglich, dass sie Veränderungen in Ihrer Stimmung wahrnehmen, bevor Sie mit ihnen über die Situation sprechen. Indem Sie ihnen frühzeitig von den Zwillingen erzählen, stellen Sie sicher, dass sie sich nicht ausgeschlossen fühlen und dass sie sich als Teil der neuen Familiendynamik begreifen.

Jede Schwangerschaft ist etwas Besonderes und die Tatsache, dass Sie zwei Babys in sich tragen, muss gefeiert werden. Sprechen Sie mit anderen Zwillingsmüttern, die die emotionalen und körperlichen Veränderungen, die Ihnen bevorstehen, kennen – vor Ihnen liegt ein bewegendes Abenteuer!

Sobald Sie festgestellt haben, dass Sie Zwillinge erwarten, werden Sie einen entsprechenden »Radar« entwickeln und überall Zwillinge sehen. Scheuen Sie sich nicht, auf andere Mehrlingsmütter zuzugehen – sie werden sich lebhaft an die Mischung aus Angst und freudiger Erwartung erinnern, die Sie heute empfinden – und sie können Rat und Tipps bieten. Es ist schön, Zwillingsfamilien zu erleben, denen es gut geht – genauso wie Ihnen bald.

Zwei Babys! Zwillinge zu bekommen ist aufregend und beängstigend. Verarbeiten Sie die Nachricht in Ruhe selbst, bevor Sie sie anderen mitteilen.

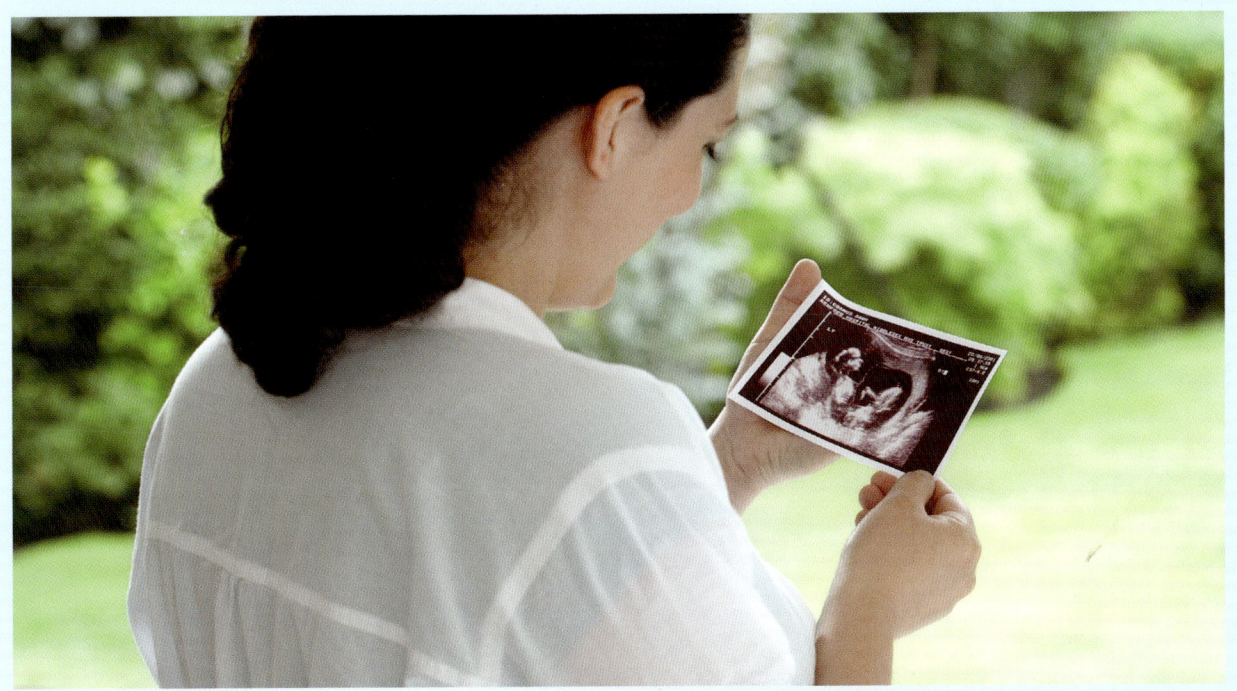

Ihre Schwangerschaft

Zwillinge – doppelte Freude

Zwillinge sind etwas Faszinierendes – vor allem, wenn Sie sie bekommen! Es gibt viele Ammenmärchen und Meinungen über Zwillinge, aber nur wenige Fakten, die Sie allerdings kennen sollten.

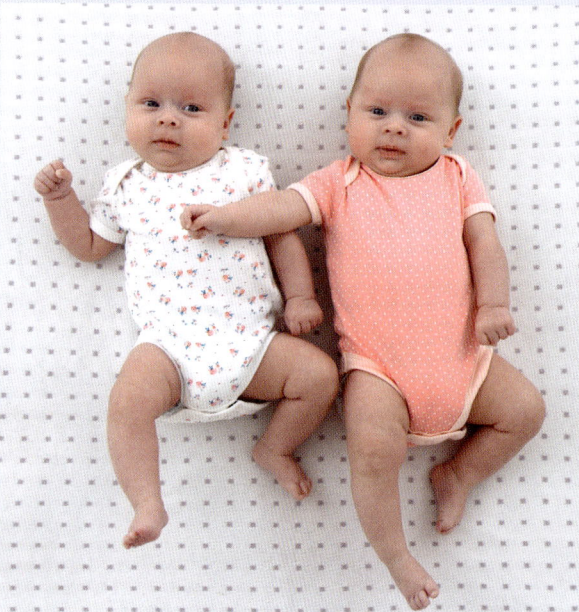

Gleich, aber verschieden Zwillinge können die gleiche Physiognomie haben, ohne gleich groß und schwer zu sein.

Warum bekomme ich Zwillinge?

Verschiedene Faktoren bestimmen, dass Sie eher Zwillinge empfangen als andere Frauen, z. B. eine familiäre »Vorbelastung« mit Zwillingen, insbesondere mütterlicherseits. Frauen über 35 Jahren bekommen häufiger zweieiige Zwillinge als jüngere, weil bei ihnen beim Eisprung öfter zwei Eizellen heranreifen. Auch Fertilitätsbehandlungen, bei denen ein Eisprung ausgelöst oder eine künstliche Befruchtung herbeigeführt wird, führen öfter zu Mehrlingsschwangerschaften.

Auch die Geografie spielt eine Rolle. In Nigeria sind Zwillinge ziemlich häufig, in Japan und im übrigen Südostasien relativ selten. Das könnte mit natürlichen Hormonen zusammenhängen, die vor allem mit tierischer Nahrung aufgenommen werden. Andere Phänomene sind schwieriger zu erklären, so etwa der Anstieg der Zwillingsgeburten in Nordirland in den letzten Jahren.

Größere und besser ernährte Frauen gebären häufiger Zwillinge; und wer sehr leicht schwanger wird, empfängt auch eher »doppelt«. Doch grundsätzlich kann niemand genau vorhersagen, wem das doppelte Glück beschieden wird.

Was für Zwillinge bekomme ich?

Etwa jede 60. Schwangerschaft ist eine Zwillingsschwangerschaft. Es gibt zwei verschiedene Arten von Zwillingen. Eineiige Zwillinge entstehen aus einer befruchteten Eizelle (Zygote), die sich sehr früh in der Schwangerschaft teilt. Sie haben identisches Erbgut, also die gleiche DNA, und können sich so gleichen wie ein Ei dem anderen. Doch wenn Sie genau hinschauen, werden Sie einige kleine Unterschiede erkennen.

Zweieiige Zwillinge entstehen aus zwei Eizellen, die bei einem Eisprung freigesetzt und dann von zwei Spermien befruchtet wurden. Die Kinder ähneln sich nicht mehr als andere Geschwister. Im Gegensatz zu (gesunden) eineiigen Zwillingen können sie ein unterschiedliches Geschlecht haben – über die Hälfte ist ein Jungen-Mädchen-Pärchen.

Bei einem Jungen-Mädchen-Pärchen sind gesunde Zwillinge eindeutig zweieiig. Aber oft weiß man vor der Geburt nicht, ob die Babys eineiig sind oder nicht. Nur ein DNA-Test gibt Gewissheit.

Zwillinge – doppelte Freude

Eine Plazenta oder zwei?

Viele Leute meinen, dass es sich, wenn nur eine Plazenta vorhanden ist, um eineiige Zwillinge handeln müsse. Doch das lässt sich nicht unbedingt sagen. Zwei Plazentas können nämlich zu einer verschmelzen. Auch wenn sich ein befruchtetes Ei sehr früh teilt, kann es zwei Plazentas ausbilden; daher ist die Anzahl der Plazentas nicht von der Anzahl der Eizellen abhängig. Selbst manche Hebammen wissen das nicht so genau, so dass Sie ihnen in Ihrem Wissen schon voraus sind.

Wie werden meine Babys sein?

Egal was für Zwillinge Sie bekommen werden, es ist wichtig, daran zu denken, dass jedes Baby ein kleines Individuum ist, mit einer eigenen Persönlichkeit und einzigartigen körperlichen Merkmalen. Zwei Menschen sind nie identisch, auch wenn sie die gleiche DNA haben – selbst bei eineiigen Zwillingen unterscheiden sich Fingerabdruck und Iris-Muster. Ihre Haare haben die gleiche Farbe, können aber unterschiedlich wachsen.

Das liegt daran, dass die Entwicklung von der Umwelt beeinflusst wird und jedes Baby schon lange vor der Geburt seine eigene Umgebung hat. In der

> ### Zwillingsstatistik
> **Zwillingsgeburten**
> - In Deutschland werden jährlich etwa 22 000 Zwillingskinder geboren, Tendenz steigend, ca. jede 60. Geburt bringt Zwillinge.
> - Etwa ein Drittel der Zwillinge ist eineiig.
> - Etwa zwei Drittel sind zweieiig.
>
> **Durchschnittliche Schwangerschaftsdauer**
> - Einlinge: 40 Wochen
> - Zwillinge: 37 Wochen
>
> **Durchschnittliches Geburtsgewicht**
> - Einlinge: 3,5 kg
> - Zwillinge: 2,5 kg

Gebärmutter hat nicht jeder Zwilling genau dieselben Lebensbedingungen. Einer liegt näher an Ihrem Herzschlag, der andere näher an Ihrer dominanten Hand. Sie können auch unterschiedlich von der Plazenta versorgt werden.

Also: Egal ob Ihre Zwillinge aus einer oder zwei Eizellen entstehen, sie werden unterschiedliche kleine Menschen sein.

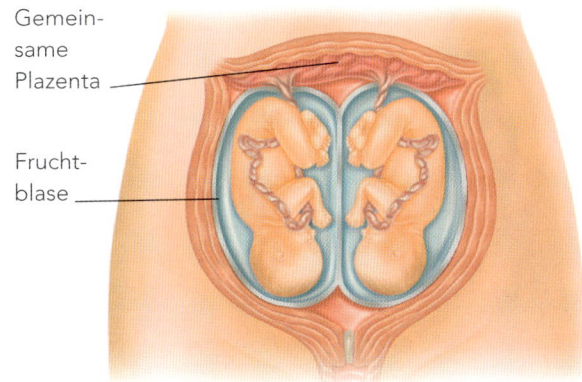

Eine Eizelle Eineiige Zwillinge können eine Plazenta haben, haben aber meist getrennte Fruchtblasen.

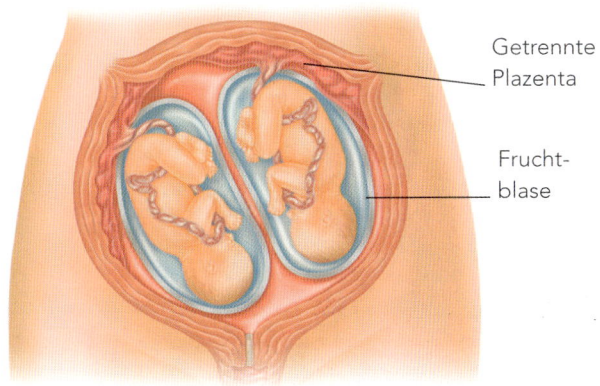

Zwei Eizellen Zweieiige Zwillinge entstehen aus zwei Eizellen. Oft hat jedes Baby eine eigene Plazenta.

Ihre Schwangerschaft

Ernährung

Mit einer gesunden Ernährung bleiben Sie in der Schwangerschaft fit und schenken Ihren Babys den besten Start ins Leben.

Viel trinken

Eine ausreichende Flüssigkeitszufuhr beugt Kopfschmerzen, Verstopfung, Harnweginfektionen und Wehen vor; also bitte trinken Sie viel, mindestens 2 Liter pro Tag. Ihr Urin sollte blassgelb sein; ist er dunkler, müssen Sie mehr trinken. Trinken Sie vor allem Wasser, Saftschorle oder Kräutertees; unverdünnte Fruchtsäfte nur in Maßen. Schränken Sie den Konsum von Kaffee und schwarzem Tee auf maximal zwei Tassen täglich ein.

Ihr Nahrungsbedarf

Ihr Körper benötigt während einer Zwillingsschwangerschaft ab dem zweiten Trimester etwa 600 Kalorien am Tag zusätzlich – 300 mehr als bei einem Baby. Mit dieser Kalorienmenge sollten Sie während der Schwangerschaft ausreichend zunehmen. Wenn Sie Bedenken wegen der Gewichtszunahme haben, sprechen Sie mit dem Arzt.

Eine gesunde Schwangerschaftskost umfasst eine reiche Auswahl an Nahrungsmitteln. Auch Kuchen kann dazugehören – nur nicht zu viel! Die zusätzlichen Kalorien sollten aus den verschiedenen Nahrungsmittelgruppen stammen und verschiedene Nährstoffe enthalten – gesunde Fette, Kohlenhydrate, Eiweiß, Kalzium und Eisen. Stellen Sie sicher, dass der Hauptteil Ihrer Ernährung aus frischem Obst, Gemüse und Vollkornprodukten besteht und ausreichend Vitamine, Mineralien und Spurenelemente enthält.

Vegetarische Kost und Spezialkost

Vorausgesetzt Sie ernähren sich abwechslungsreich und ausgewogen, ist es auch bei vegetarischer Ernährung möglich, genug Nährstoffe für Ihre heran-

Gemüse und Obst Reich an Vitaminen und Mineralstoffen; die Ballaststoffe beugen Verstopfung vor.

Kohlenhydrate Vollkorn, z. B. in Vollkornbrot, ist ebenfalls ein guter Ballaststofflieferant.

Eiweiß Fisch und Fleisch sind gute Eiweißquellen; Eiweiß ist für Ihre Babys besonders wichtig.

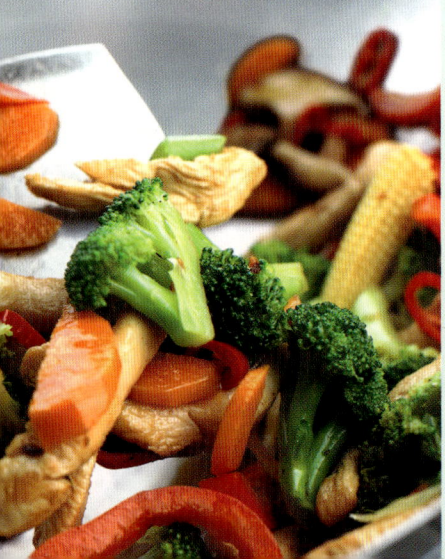
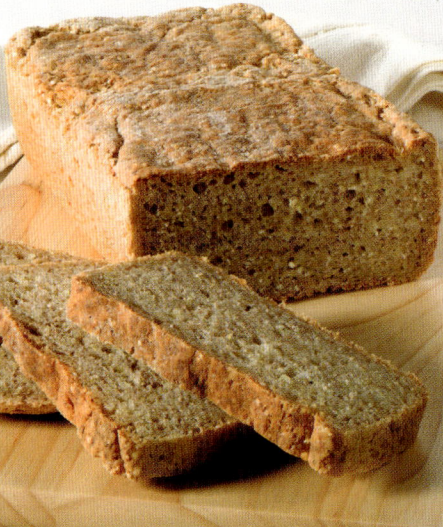
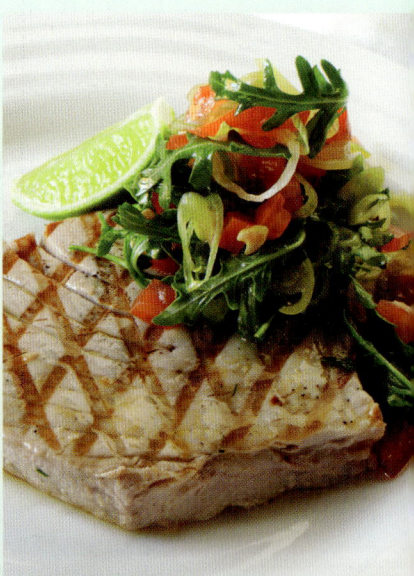

Ernährung

wachsenden Babys zu sich nehmen. Sprechen Sie darüber aber bitte mit Ihrem Arzt.

Bei einer veganen Ernährung und Spezialkost wegen Nahrungsmittelunverträglichkeiten können Nahrungsergänzungen wichtig sein. Hierzu wird Sie Ihr Arzt beraten.

Präparate zur Nahrungsergänzung

Folsäure beugt Fehlbildungen vor. Nahrungsmittel wie Frühstückscerealien sind oft mit Folsäure angereichert. Während der ersten zwölf Schwangerschaftswochen sichern Tabletten mit 400 Mikrogramm Ihre Versorgung. Vitamin D ist wichtig für gesunde Knochen. Es wird aus einem körpereigenen Provitamin bei Sonnenbestrahlung gebildet, ist aber beispielsweise auch in fettreichem Fisch enthalten. Eventuell kann die Einnahme eines Präparates angeraten sein. Befragen Sie Ihren Arzt dazu.

Regeln für Küche und Kochen

- Garen Sie Fleisch gut durch. Arbeitsflächen, Gerätschaften und Ihre Hände müssen gründlich gereinigt werden, wenn sie mit rohem Fleisch in Berührung gekommen sind.
- Essen Sie keine Leber oder Leberprodukte. Der hohe Vitamin-A-Gehalt kann Babys schädigen.
- Waschen Sie Salat, Obst und Gemüse gut, um Schmutz und Rückstände zu entfernen.
- Garen Sie Eier durch. Verzichten Sie auf Speisen, die rohe oder nicht durchgegarte Eier enthalten.
- Verzichten Sie wegen des Risikos einer Listerieninfektion auf Leberpastete und Rohmilchprodukte.
- Empfehlenswert sind Hartkäse sowie Weichkäse wie Mozzarella, Hüttenkäse und Käseaufstriche aus pasteurisierter Milch.
- Trinken Sie pasteurisierte oder H-Milch. Verzichten Sie auf nicht pasteurisierte Milchprodukte (auch von Ziege und Schaf).
- Nüsse sind Energie- und Eiweißspender. Das Essen von Erdnüssen in der Schwangerschaft erhöht das Allergierisiko der Babys nicht. Bei familiärer Neigung zu Nussallergien sprechen Sie bitte mit Ihrem Arzt.
- Gekochter Fisch eignet sich sehr gut als Schwangerschaftskost. Verzichten Sie aber auf Sorten, die hohe Schadstoffrückstände enthalten, wie Schwertfisch oder Marlin. Essen Sie Thunfisch nur in Maßen.

Alkohol und Tabak

Ärztlicher Rat

Das Bundesministerium für Gesundheit empfiehlt dringend, während der Schwangerschaft auf Alkohol und Tabak vollkommen zu verzichten. Forschungen haben gezeigt, dass bereits mäßiges Trinken das Risiko einer Fehlgeburt deutlich erhöht. Starker Alkoholkonsum während der Schwangerschaft kann Ihre Babys dauerhaft schädigen und Lernschwierigkeiten sowie andere Auffälligkeiten verursachen. Man spricht dabei vom Fetalen Alkoholsyndrom. Sollten Sie einmal etwas Alkohol getrunken haben, bevor Sie wussten, dass Sie schwanger sind, besteht kaum ein Risiko für Ihre Babys. Trinken Sie nun aber nicht mehr.

Zigaretten schaden Babys in jeder Dosis. Jeder Zug, den Sie nehmen, erhöht den Herzschlag Ihrer Babys, entzieht ihnen Sauerstoff und erhöht damit das Risiko einer Fehlgeburt. Es kommt öfter zu vorzeitigen Wehen und zu einer Totgeburt. Das Risiko, ein kleines, kränkelndes Baby zu bekommen, steigt. Auch Geburtskomplikationen, plötzlicher Kindstod und Asthma sind häufiger. Es ist sehr wichtig, dass Sie in der Schwangerschaft nicht rauchen.

Ihre Schwangerschaft

Sport

Während Ihrer Zwillingsschwangerschaft dürfen Sie mehr essen und ruhen als sonst. Dennoch bleibt Bewegung weiterhin wichtig.

Auf die Plätze, fertig, los!

Egal, ob Sie eine begeisterte Sportlerin oder eher etwas gemütlich sind, jetzt gibt es zwei sehr gute Gründe, fit zu bleiben. Um sicherzugehen, dass Sie sich nicht überanstrengen, achten Sie einfach darauf, dass Sie sich bei der sportlichen Betätigung noch unterhalten könnten.

Sport schenkt Wohlbefinden und Energie. Wenn Sie fit und gesund bleiben, haben Sie auch während und nach der Geburt mehr Power.

Fester Halt

Mit zunehmendem Gewicht verlagert sich Ihr Körperschwerpunkt und Sie verlieren leichter die Balance, besonders wenn Sie ins dritte Trimester kommen. Abhilfe schafft eine gute Haltung. Ihre Babys sind bei möglichen Stürzen durch die Fruchtblase gut geschützt. Dennoch: Vorbeugung ist der beste Schutz!

Worauf Sie verzichten sollten

Im vierten Monat drückt das Gewicht der Gebärmutter in der Rückenlage bereits stark auf die Hohlvene und verringert die Blutzufuhr zum Herzen. Dann können Sie sich schwindelig und benommen fühlen und die Sauerstoffversorgung Ihrer Babys wird beeinträchtigt. Aus diesem Grunde sollten Sie keine Übungen in der Rückenlage machen. Legen Sie sich beim Sport und zum Ausruhen besser auf die Seite. Das ist bequemer und sicherer.

Die Bänder nehmen während der Schwangerschaft durch die Auswirkungen des Hormons Relaxin an Elastizität zu. Das erleichtert später die Geburt. Die Gelenke werden aber auch verletzlicher; vermeiden Sie aus diesem Grund plötzliche oder

Schwimmen Ein schwangerschaftsfreundlicher Sport, aber alles in Maßen! Trinken Sie vor und nach dem Schwimmen viel Wasser.

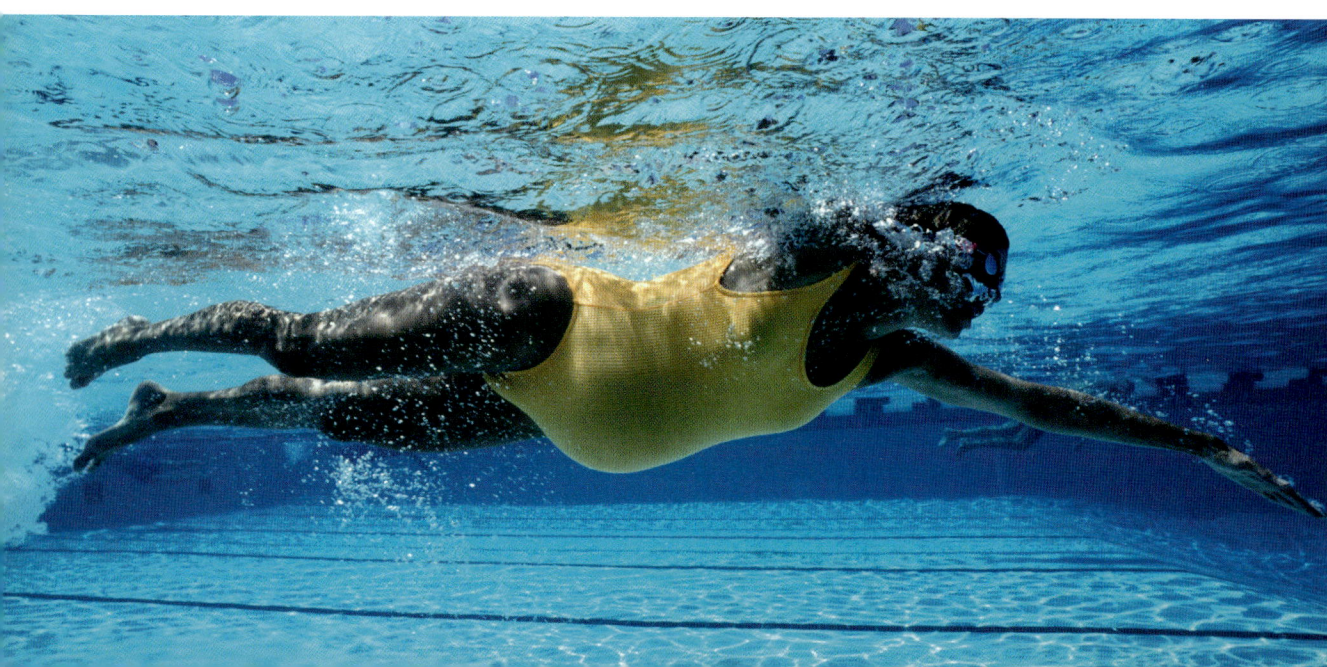

Dehnübungen im Stehen

Stretching können Sie bequem zu Hause durchführen; die Übungen lindern manche Schwangerschaftsbeschwerden, fördern Beweglichkeit und Entspannung. Führen Sie sie möglichst jeden Tag zur selben Zeit durch – Sie benötigen nur etwas Platz und bequeme Kleidung.

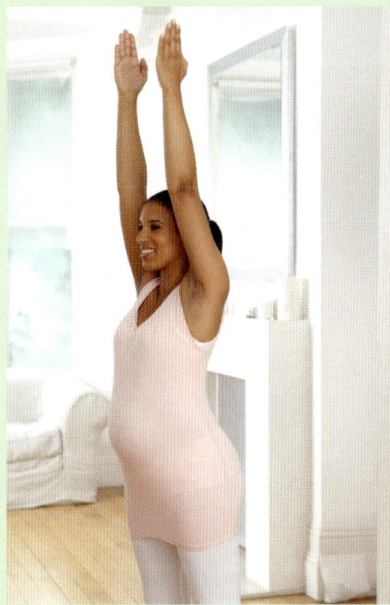

Nach oben strecken Heben Sie die gestreckten Arme über den Kopf. Die Handflächen sind zueinander gerichtet.

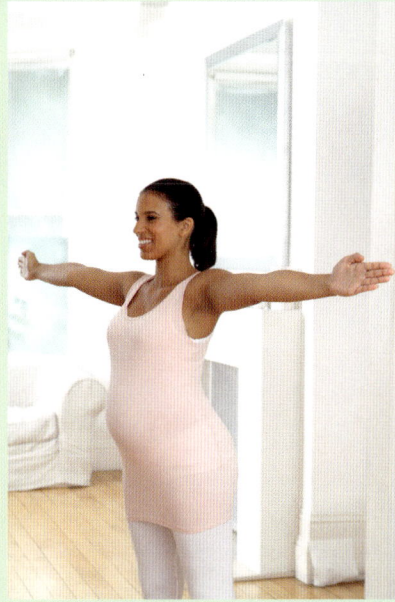

Nach außen strecken Die Arme seitlich ausstrecken; der obere Rücken ist gerade, die Schultern sind locker. Nach vorne schauen.

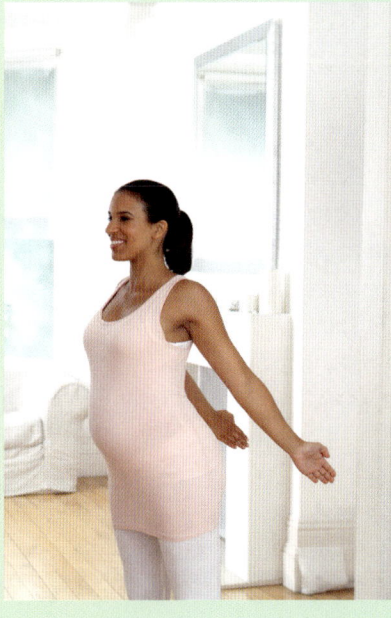

Nach hinten strecken Die Handrücken hinter dem Körper so weit wie möglich zusammenführen. Mindestens 20 Sekunden halten.

federnde Bewegungen und seien Sie beim Dehnen vorsichtig.

Beckenboden

Das Gewicht der Zwillinge übt besonders starken Druck auf Ihren Beckenboden aus. Durch die Stärkung der Muskeln beugen Sie ungewolltem Urinaustritt vor. Um herauszufinden, welche Muskeln Sie kräftigen müssen, spüren Sie nach, welche Sie einsetzen würden, um den Urinstrahl zu unterbrechen; dann üben Sie mehrmals am Tag, diese Partie anzuspannen. Wenn Sie dabei keine Grimassen schneiden, wird es niemand merken!

Gehen

Flottes Gehen stärkt das Herz und wirkt gegen geschwollene Fußknöchel. Tragen Sie dabei flache Schuhe und wählen Sie ebenes Gelände. Nehmen Sie ein Getränk mit.

Schwimmen

Beim Schwimmen werden Sie im Wasser mit einem Gefühl der Schwerelosigkeit belohnt. Dieser Sport schont somit die Gelenke und Bänder und beugt einer Überwärmung vor. Schwimmen wirkt gegen Schwellungen und lindert die Beschwerden bei Krampfadern. Passen Sie beim Hinein- und Heraus-

Ihre Schwangerschaft

gehen gut auf und trinken Sie vor und nach dem Sport viel Wasser.

Yoga und Pilates
Yoga und Pilates fördern Beweglichkeit und Muskeltonus. Teilen Sie Ihrer Kursleiterin frühzeitig mit, dass Sie Zwillinge erwarten, da bestimmte Positionen, wie die flache Rücken- oder Bauchlage, nicht geeignet sind.

Auf die Plätze, fertig, stopp!
Bei Gebärmutterkontraktionen, einer Vaginalblutung oder Flüssigkeitsaustritt während oder nach dem Sport wenden Sie sich an den Arzt. Er wird kontrollieren, ob alles in Ordnung ist. Trinken Sie vor, während und nach dem Training viel. Geraten Sie nicht zu sehr ins Schwitzen. Wird der Sport zum Stress, ist das auch für die Babys nicht gut.

Sportfanatiker sollten unbedingt kürzertreten! Verzichten Sie außerdem auf Kontaktsportarten und Aktivitäten mit hoher Sturzgefahr wie Reiten oder Skifahren. Machen Sie keine Sit-Ups, keine tiefen Kniebeugen und halten Sie niemals den Atem an.

Nach einer normalen Geburt kann man gewöhnlich nach etwa vier bis sechs Wochen wieder moderaten Sport treiben – und acht Wochen nach einem

Stretching im Sitzen
Schulterdehnen und Knöchelkreisen können Sie überall. Die Dehnübung im Liegen, die wegen der Rückenlage nur für das 1. Trimenon geeignet ist, wollen Sie sicher lieber zu Hause machen! Wenn Sie sich dank des regelmäßigen Stretchings besser fühlen, behalten Sie diese Angewohnheit vielleicht nach der Geburt bei.

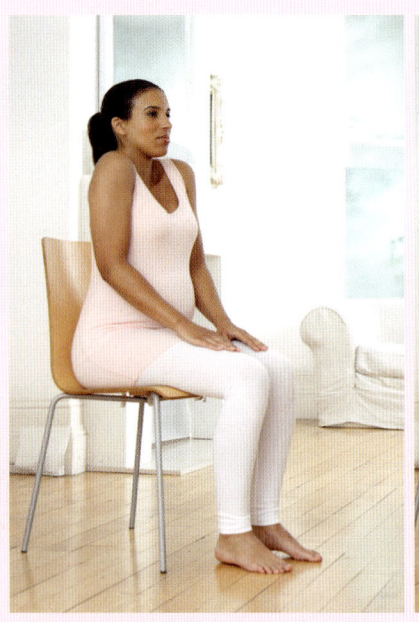

Schulterkreisen Im Stehen oder Sitzen kreisen Sie mit Ihren Schultern nach hinten und unten. Das fördert aufrechtes Sitzen.

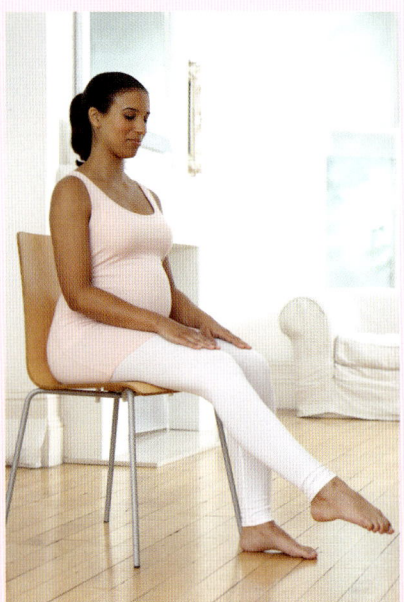

Knöchelkreisen Im Sitzen kreisen Sie mit einem Fußknöchel in beide Richtungen, dann mit dem anderen. Gut gegen geschwollene Füße.

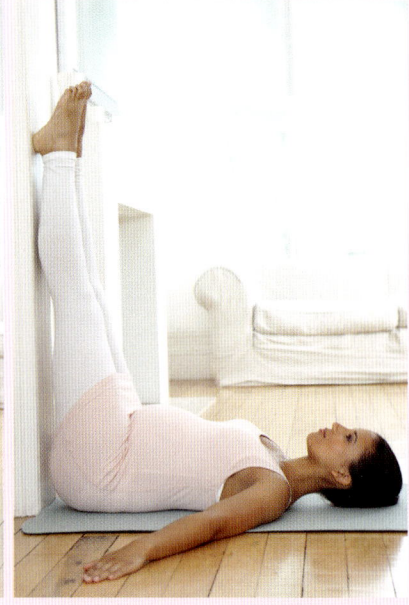

Entspannen Sie liegen auf dem Boden, die Beine an die Wand gestreckt. Den Po zur Wand schieben, langsam einatmen.

Kaiserschnitt. Hören Sie aber immer auf Ihren Körper und fragen Sie im Zweifelsfall den Arzt.

Die Grenzen kennen

Zwar ist Sport in der Schwangerschaft wichtig und – wenn er vernünftig betrieben wird – ungefährlich, doch müssen Sie natürlich darauf Rücksicht nehmen, dass Ihr Bauch schneller wächst als bei Frauen, die nur ein Kind erwarten. Daher werden manche Sportarten schon relativ früh unangenehm. Egal, welchen Sport Sie ausüben, hören Sie auf, wenn Sie sich unwohl fühlen. Bei folgenden Symptomen sollten Sie eine Pause machen und sich ausruhen:

- Schwindel
- Kopfschmerzen
- Kurzatmigkeit
- Herzklopfen
- Übelkeit
- verschwommenes Sehen

Wenden Sie sich an den Arzt, wenn die Beschwerden andauern oder eine Vaginalblutung auftritt. Da Zwillingsschwangerschaften meist vorzeitig enden, ist es ratsam, nach der 28. Woche keinen intensiven Sport mehr zu treiben – da das dritte Trimester ziemlich anstrengend ist, haben Sie vermutlich auch wenig Lust dazu!

Versuchen Sie nie, durch Sport abzunehmen oder sich plötzlich zum Fitnessfanatiker zu entwickeln. Während der Schwangerschaft wollen Sie Ihrem Körper helfen, sich selbst zu helfen. Nach sanfter, mäßiger Bewegung werden Sie sich fantastisch fühlen (dank der Endorphine), ohne das Risiko, sich selbst oder die Babys zu verletzen.

Setzen Sie sich auch nach der Schwangerschaft nicht unter Druck, um Ihre frühere Figur sofort wiederzuerlangen. Durch das Stillen und die Versorgung zweier Babys werden Sie überflüssige Schwangerschaftspfunde loswerden. Wenn Sie wieder Lust haben, etwas intensiver zu trainieren, setzen Sie sich realistische Ziele. Beginnen Sie mit sanften Übungen wie Gehen und steigern Sie sich langsam.

Ärztlicher Rat

Versteckter Nutzen

Bewegung in der Schwangerschaft ist mehr als nur Zeitvertreib. Sie hält fit und fördert neue Kontakte. Bei Aktivitäten mit anderen Müttern können Sie neue Freunde finden. Sport lindert auch all die kleineren Schwangerschaftsbeschwerden, wie Verstopfung und Schlafprobleme, und senkt vermutlich sogar das Risiko für Bluthochdruck und Schwangerschaftsdiabetes.

Und körperliche Aktivität nutzt Ihnen und Ihren Babys während der Wehen. Frauen, die regelmäßig Sport treiben, haben kürzere Wehen und weniger Komplikationen. Natürlich können Sie sich darauf nicht verlassen, besonders da Sie Zwillinge bekommen. Aber es ist gut zu wissen, dass etwas so Einfaches wie Bewegung zu einem guten Start Ihrer Babys beitragen kann.

Sie müssen Ihren Zwillingsbauch dabei nicht in Lycra zwängen oder einen Kurs absolvieren – Bewegung können Sie in Ihren Alltag integrieren: Gehen Sie zu Fuß zur Haltestelle und wieder nach Hause. Vielleicht steigen Sie auch mal eine Station früher aus. Achten Sie auf ein angenehmes Tempo und tragen Sie bequemes Schuhwerk.

Auch Ihr »Nestbauinstinkt« hilft Ihnen, fit und gesund zu bleiben. Das Hantieren mit den Schachteln mit Babyausstattung, das Ein- und Ausräumen der Schränke und das Putzen sind Aktivitäten, die Ihren Pulsschlag erhöhen. Achten Sie unbedingt darauf, sich nicht zu überanstrengen, denn bei Hausarbeit merkt man oft gar nicht, wie anstrengend sie ist. Seien Sie vor allem vorsichtig beim Heben, Bücken und Schieben.

Ihre Schwangerschaft

Ihr Körper verändert sich

Bestimmt wird sich jeder zu Ihrem Bauch äußern. Mal wird er als zu groß, mal als zu klein erachtet. Aber eins ist sicher: Für die beiden kleinen Menschen, deren Zuhause er ist, ist er genau richtig.

Von jetzt bis zur Mutterschaft

Vielleicht fühlen Sie sich in der Schwangerschaft nicht immer besonders attraktiv. Dennoch sollten Sie mit Fotos, Videos und Gipsabdrücken dokumentieren, wie Ihr Bauchumfang wächst. Auch wenn Sie es heute noch nicht glauben – später denken Sie bestimmt nostalgisch an diese Zeit zurück.

Packen Sie Ihre Röhrenjeans weg und gönnen Sie sich eine neue Garderobe. In ein paar Monaten können Sie Ihre geliebten Jeans wieder herausholen. Aber jetzt quälen Sie sich besser nicht, indem Sie immer nach Ihren früheren Kleidungsstücken schielen.

Nutzen Sie die Gelegenheit, einen neuen Stil auszuprobieren. Vielleicht haben Sie gern Streifen getragen und stellen nun fest, dass Blumenmuster zu Ihrer neuen, femininen Figur passen. Vielleicht werden Sie sogar nach der Schwangerschaft eine neu gefundene Liebe zu Tupfen weiterpflegen.

Im zweiten und dritten Trimester werden Sie über Ihren Bauch staunen – er wächst anscheinend über Nacht. Seien Sie darauf vorbereitet. Sorgen Sie mit Umstandsmode vor, damit Sie nicht eines Morgens nichts »Passendes« mehr zum Anziehen haben.

Gehen Sie kreativ mit Ihrer Garderobe um. Selbst für Umstandsmode ist Ihr Tandembauch eine Herausforderung – schließlich ist sie für ein Baby, nicht für zwei geschneidert. Schneiden Sie Säume auf, bringen Sie Gummibänder an oder stecken Sie Teile mit Sicherheitsnadeln und Broschen zusammen.

Sie werden Ihre frühere Figur nicht sofort wiedererlangen. Stellen Sie sich darauf ein, Ihre Schwangerschaftsgarderobe nach der Geburt noch einige Zeit zu tragen.

Trimester für Trimester

Bei all den Veränderungen fragen Sie sich vielleicht, wann Sie eigentlich das sprichwörtlich blühende Aussehen einer Schwangeren erlangen. Hier einige grobe Richtlinien, was Sie in jedem Trimester erwarten können:

- **Erstes Trimester** Die Schwangerschaftssymptome können lästig sein, sind aber in der Regel gut erträglich (s. S. 32 ff.).
- **Zweites Trimester** Es geht Ihnen vermutlich richtig gut – Sie blühen auf. Genießen Sie es. Auch wenn Sie schon rundlicher sind als eine werdende Einlingsmutter, können Sie nun auch noch wichtige Dinge erledigen.
- **Drittes Trimester** Viele Frauen fühlen sich in der Spätschwangerschaft unwohl. Beruf, Haushalt und die Versorgung bereits vorhandener Kinder sind sehr anstrengend, besonders wenn ein Kleinkind da ist. Nehmen Sie alles leicht; denken Sie daran, dass Ihr letztes Trimester wahrscheinlich kürzer ist als bei nur einem Kind.

Ihr Körper verändert sich

Umstandsmode

Dank gut gewählter Umstandsmode fühlen Sie sich trotz Ihres Bauchs wohl. Folgende Kleidungsstücke sind praktische und preiswerte Begleiter. Gewöhnen Sie sich an elastische Gummibänder in der Taille und dehnbare Einsätze. Sie gehören bald zu Ihren Lieblingsstücken!

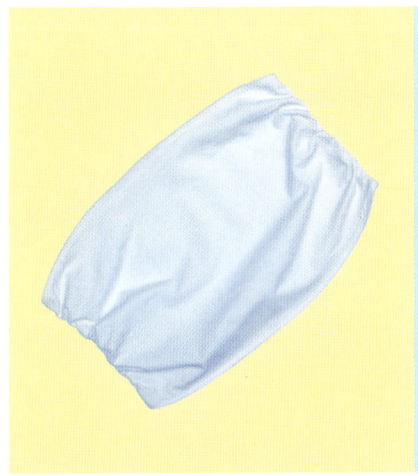
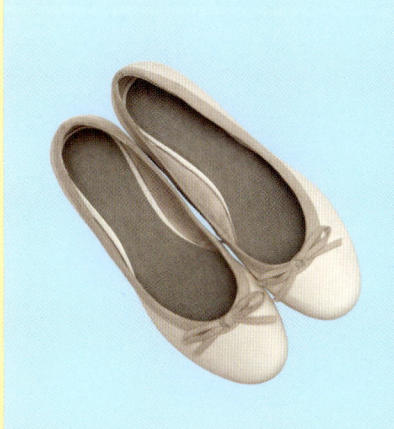
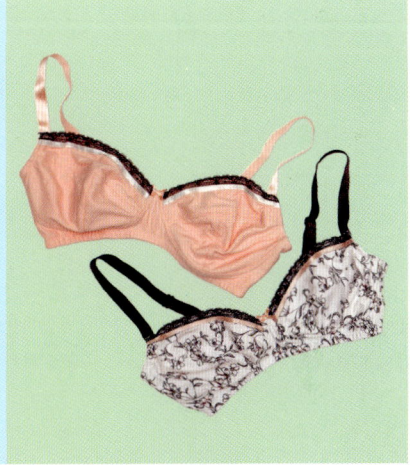

✽ Bauchbänder
Das elastische Bauchband bedeckt den Bauch und ermöglicht, normale Oberteile länger zu tragen.

✽ Schuhe
Die Füße werden oft breiter. Ein guter Grund, flache, bequeme und hübsche Schuhe zu kaufen!

✽ Büstenhalter
Lassen Sie die Brustgröße regelmäßig messen und wählen Sie ein bequemes Model ohne Bügel.

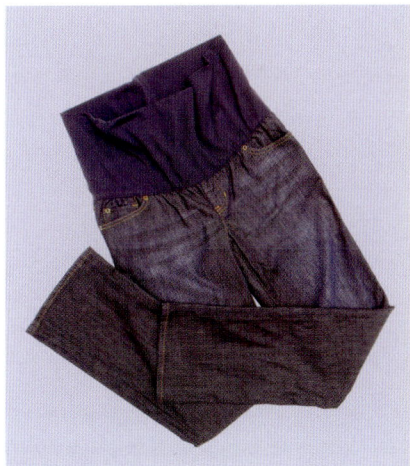
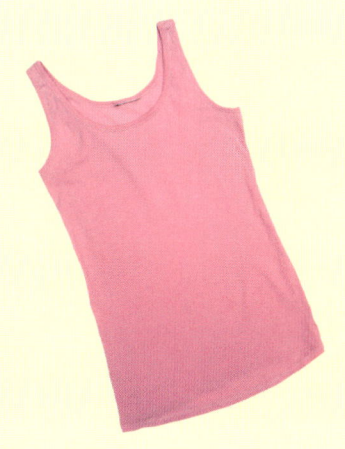
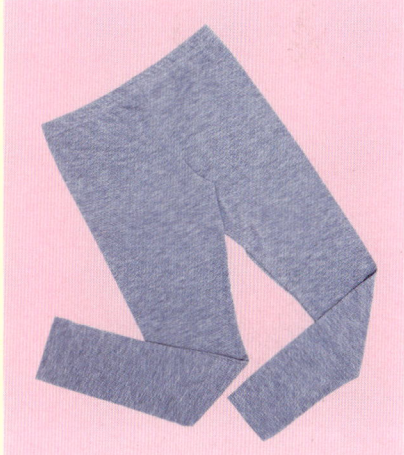

✽ Jeans
Umstandsjeans haben dehnbare Einsätze vorn oder an den Seiten. Schauen Sie, was am besten passt.

✽ Hemdchen
Sie sind super dehnbar und extra lang und können unter Oberteilen und Kleidern getragen werden.

✽ Leggings
Ein Gummizug in der Taille ist sehr bequem; so bekommen Sie gut Luft, wenn Sie runder werden.

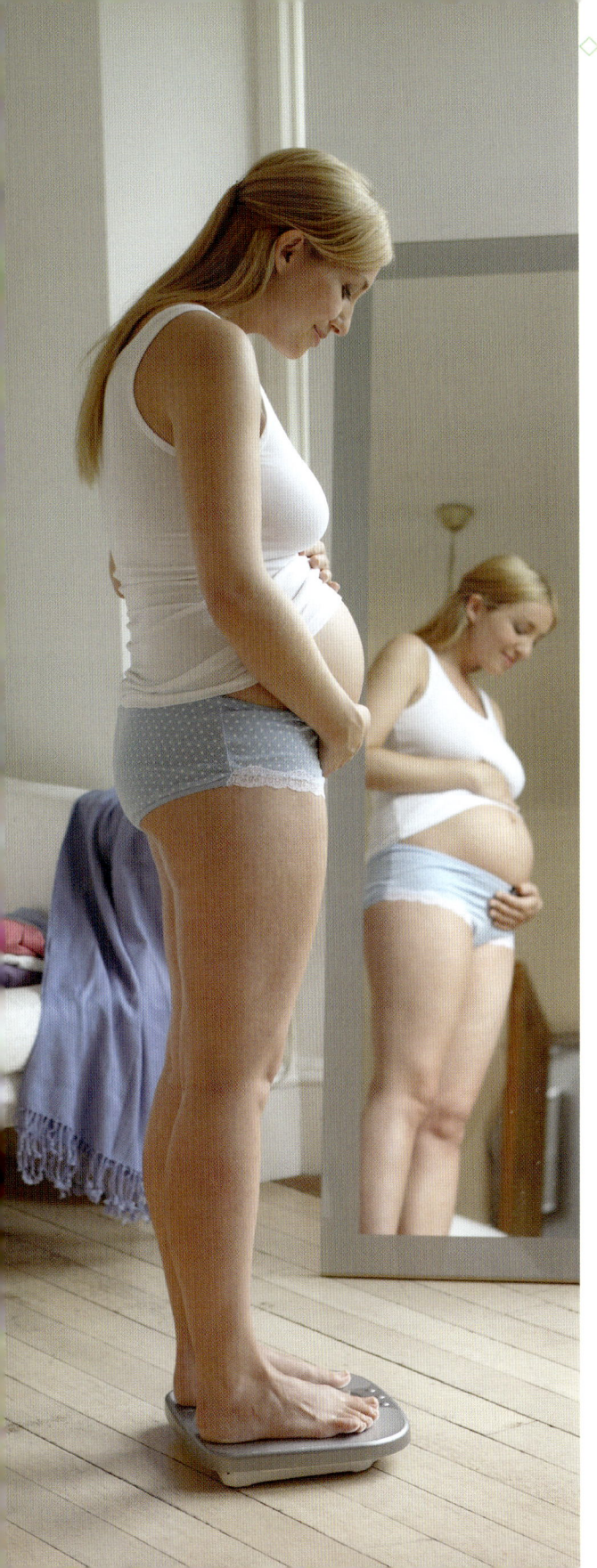

Rund ums Gewicht

Nicht nur Ihre Gebärmutter wird größer, sondern auch der übrige Körper. Die Babys, die Plazentas und das Fruchtwasser werden schwerer, aber auch das Brustgewebe und die Fettpolster an Hüften und Oberschenkeln wachsen. Insgesamt nehmen Sie daher viel mehr zu als bei einem Baby.

Bei einem Baby beträgt die Gewichtszunahme insgesamt etwa 10–15 kg, bei Zwillingen können es 18 bis 23 kg oder mehr sein – das entspricht etwa einem vollgepackten Ferienkoffer.

Die ideale Gewichtszunahme hängt in erster Linie davon ab, wie viel Sie vor der Schwangerschaft gewogen haben. In jedem Fall gilt es als vorteilhaft, bei Zwillingen frühzeitig Pfunde anzusetzen (»24 Pfund in 24 Wochen«), denn in dieser ersten Zeit entwickeln sich die Babys am schnellsten.

Größe und Figur

Der Unterschied wird am deutlichsten, wenn man sich mit schwangeren Freundinnen oder Fotos aus einer früheren Einzelschwangerschaft vergleicht.

Ihre Gebärmutter steigt schon in den ersten drei Monaten aus dem Becken auf. In der zwölften Woche ist Ihr Bauch vermutlich so groß wie sonst in der 16. Woche.

Von diesem Zeitpunkt an liegt der obere Rand der Gebärmutter (»Fundusstand«) etwa 10 cm höher als bei einem einzelnen Baby. Doch Ihr Bauch ist nicht nur größer, sondern er hat auch eine andere Form und wölbt sich seitlich aus.

Mit 20 Wochen wirken Sie bereits sehr schwanger und mit 28 Wochen könnte man vielleicht meinen, Sie würden jeden Moment niederkommen. Dennoch sollten Sie weiter zunehmen. Auch wenn Sie nicht sehr glücklich über Ihren Umfang sind – er

Die Figur verändert sich Die Schwangerschaft zeigt sich vielleicht früher als erwartet, Ihr Bauch kann rasant wachsen.

Ihr Körper verändert sich

garantiert Ihnen, dass die Mitmenschen rücksichtsvoll mit Ihnen umgehen. Setzen Sie sich hin, wann immer Sie können. Doch trotz Ihres Körperumfangs ist mäßige Bewegung gesund (s. S. 16 ff.).

Brüste, Herz und Lunge

Die Veränderungen Ihrer Körpermitte fallen deutlich ins Auge. Hier ein Überblick, was sonst noch alles vor sich geht.

Brüste Bei einer Zwillingsschwangerschaft haben Sie mehr Hormone im Körper. Eine Folge davon ist, dass Ihre Brüste frühzeitig wärmer, sehr empfindlich und größer werden. Etwa ab der 15./16. Woche werden Brustwarzen und Warzenhof dunkler und die kleinen Knötchen rund um die Brustwarzen (Montgomery-Drüsen) vergrößern sich.

Im dritten Monat brauchen Sie sicher einen neuen Büstenhalter (s. S. 21). Achten Sie auf eine gute Passform, vor allem, wenn die Brüste schwer sind oder schmerzen. Etwa alle zwei Monate werden Sie ein größeres Modell benötigen. Wichtig sind ein guter Sitz und breite Träger.

Herz und Kreislauf Auch Organe, die man äußerlich nicht sieht, werden belastet. Das Blutvolumen nimmt im ersten Trimester zu und vergrößert sich im zweiten Trimester noch mehr. Bei Zwillingen haben Sie am Ende der Schwangerschaft etwa zweimal so viel Blut wie zuvor.

In der Folge erhöht sich die Pumpleistung des Herzens und damit meist die Herzfrequenz. Für die meisten Frauen sind diese Veränderungen kein Problem, bei bereits bestehenden Herzproblemen bedeutet es aber eine zusätzliche Belastung.

Lunge/Atmung Nach der 20. Woche tritt infolge der Veränderungen von Herz und Kreislauf häufig Kurzatmigkeit auf. Auch eine Anämie ist möglich, da die beiden Babys einen Großteil Ihrer Eisen- und Folsäurespeicher aufbrauchen. Bei den Routine-Bluttests wird festgestellt, ob Sie ein Eisenpräparat benötigen. Da eine Anämie nicht zwangsläufig auftritt, wird es nicht routinemäßig verschrieben. Wenn der Geburtstermin naht, behindert auch Platzmangel die Atmung. Wegen des dicken Bauchs kann sich die Lunge nicht voll ausdehnen.

Ärztlicher Rat

Sex In der Regel ist Sex in der Schwangerschaft unbedenklich, sofern keine Blutungen oder andere Probleme auftreten. Im Zweifelsfall fragen Sie bitte Ihren Arzt. Das muss Ihnen keineswegs peinlich sein, schließlich wissen Frauenärzte, dass ihre Patientinnen ein Sexualleben haben!

Wenn der Geburtstermin naht, können Ihre Babys buchstäblich zwischen Ihnen liegen und Ihr Bauch verhindert allzu große Aktivität. Es wird dann schon recht schwierig, eine bequeme Stellung zum Sex zu finden. Oben zu liegen ist anstrengend, aber auf dem Rücken drückt das Gewicht auf die großen Blutgefäße und das führt zu Schwindelanfällen. Versuchen Sie stattdessen seitliche Positionen und polstern Sie Ihren Bauch mit Kissen ab. Und: Wenn dies Ihre erste Schwangerschaft ist, seien Sie beim Liebesspiel ruhig laut und ungehemmt. Sobald die Babys da sind, fühlen sich manche Eltern im Schlafzimmer ein wenig eingeschränkt. Also nutzen Sie die Zeit davor. Und wenn Ihnen alles zu umständlich wird, denken Sie daran: Intimität bedeutet nicht nur Penetration – Sie können Ihre Zuneigung auch anders ausdrücken.

Ihre Schwangerschaft

Wie sich Ihre Babys entwickeln

In Ihrem Bauch passiert eine ganze Menge und alles beginnt, bevor Sie wissen, dass da ein Baby drin ist – geschweige denn zwei.

Das erste Trimester (1.–4. Monat)

Offiziell heißen Ihre Babys bis zur neunten Woche »Embryo« und danach »Fötus«. Das ist der Zeitpunkt, zu dem die Plazentas vollständig ausgebildet sind und die Versorgung der Babys übernehmen.

Das Herz entwickelt sich ab der vierten Woche aus einer einfachen, pulsierenden Röhre. Sie können die Herztöne zwar noch lange nicht hören, doch der Ultraschall zeigt, wie das Herz etwa 150- bis 160-mal pro Minute schlägt.

Das Verdauungssystem entsteht in ähnlicher Weise aus einem Röhrengebilde, das mit dem Mund beginnt und nach unten verläuft. Während der nächsten Wochen dehnt sich diese Röhre aus, sie dreht und verschlingt sich zu einem hochkomplexen Verdauungstrakt – und das bei jedem Ihrer beiden Babys. Winzige Arm- und Beinknospen erscheinen mit etwa fünf Wochen. Mit sechs Wochen besitzt jeder Zwilling ein primitives Rückenmark mit einem »Kügelchen« am oberen Ende, das sich zum Kopf entwickelt.

Mit zwölf Wochen sind die meisten großen Organe angelegt; Ihre Babys haben eine papierdünne, rote, transparente Haut. Nun müssen alle Organe noch ausreifen, insbesondere Lunge, Haut und Gehirn.

Eierstöcke existieren bereits, auch Hoden liegen im Körperinneren. Nach der zwölften Woche bildet sich im Genitalbereich von Jungen eine Schwellung; daraus entwickelt sich ein Penis. Im Ultraschall kann man später die Genitalien der Babys deutlich sehen.

3-D-Aufnahme Bei dieser Ultraschalltechnik sind die Babys gut erkennbar: Ihre Gesichtszüge und Bewegungen wirken schon sehr »menschlich«.

Ultraschall Der übliche 2-D-Ultraschall vermittelt viele Informationen über Babys und Plazentas. Dabei können genaue Messungen vorgenommen werden.

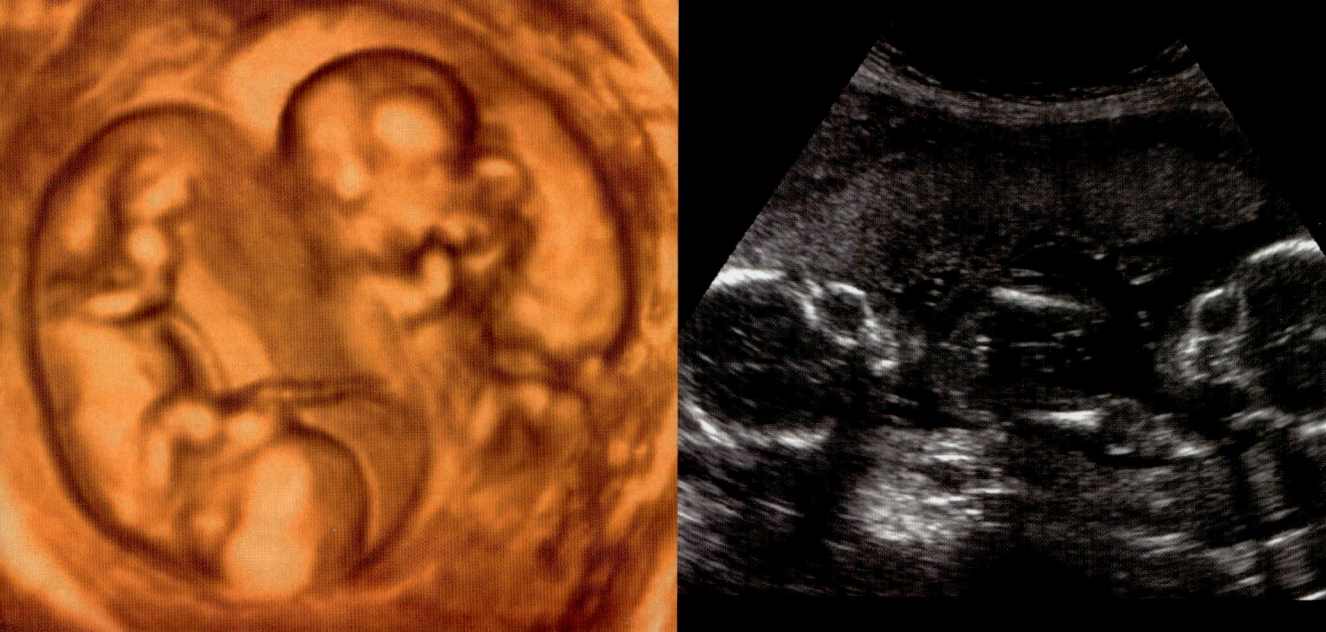

Wie sich Ihre Babys entwickeln

Das zweite Trimester (5.–7. Monat)

Die Gesichter Ihrer Babys wirken bereits viel »menschlicher«. Augenbrauen und Lider wachsen mit etwa 14 Wochen und mit 16 Wochen sind die Gesichtsknochen ausgebildet und die Gliedmaßen gut erkennbar. Ihre Babys besitzen bereits ihren individuellen Fingerabdruck, der auch bei eineiigen Zwillingen nie völlig identisch ist.

Auch die Fingernägel wachsen, die Zehennägel etwas später. Etwa zur gleichen Zeit beginnen Ihre Babys sich zu bewegen. Doch vor der 20.–22. Woche spüren Sie diese Bewegungen noch kaum, dann aber werden die Tritte kräftiger. Muskeln werden nun innerviert, sodass die Bewegungen zielgerichteter werden.

Die Brust jedes Zwillings hebt und senkt sich in einer Atembewegung, obgleich die Babys ihren Sauerstoff über die Plazenta erhalten und nicht beim Atmen. Mit 20 Wochen sind Ihre Babys überall mit feinem Flaum bedeckt, dem Lanugohaar. Es fällt gewöhnlich kurz vor der Geburt ab.

Die Sinne machen rasche Fortschritte. Ihre Babys können mit etwa 15–16 Wochen hören. In der 22.–24. Woche öffnen sich ihre Augenlider. Vermutlich können sie bereits mit 20 Wochen hell und dunkel unterscheiden.

Magen und Darm sind ausgebildet und reifen weiter aus. Ihre Zwillinge trinken ständig Fruchtwasser und scheiden es wieder aus. Dadurch »probieren« sie den Geschmack der Nahrungsmittel, die Sie essen. So entwickeln sich frühe Vorlieben und Abneigungen. Die Auskleidung der Eingeweide wird ständig abgestoßen, da sich die Zellen erneuern. (Später entsteht dabei ein dunkelgrünes Abfallprodukt – das Mekonium, der erste Stuhlgang nach der Geburt.)

Wie groß sind meine Zwillinge?

Das körperliche Wachstum jedes Zwillings entspricht etwa bis zur 28. Woche dem Wachstum von Einlingen, danach verlangsamt es sich etwas.

- Mit sechs Wochen ist jedes Baby vom »Schädel zum Steiß« etwa 4 mm lang – etwa so groß wie eine kleine Mungbohne.
- Mit zwölf Wochen ist jedes Baby auf 6 cm Länge angewachsen (etwa so groß wie ein Tennisball) und wiegt rund 14 g.
- Mit 16 Wochen sind Ihre Babys etwa 10 cm lang (so groß wie eine Avocado). Jedes wiegt etwa 100 g.
- Am Ende der 18. Woche ist jedes Baby rund 13 cm lang und wiegt 190 g – etwa so viel wie eine große Banane.
- Mit 20 Wochen ist jedes Baby 15 cm lang, etwa so groß wie eine Mango, und jeder Zwilling wiegt rund 250 g.
- Mit 22 Wochen sind die Babys gestreckter. Von nun an wird ihre Größe von Kopf bis Fuß angegeben, nicht mehr vom Schädel zum Steiß wie bisher. Jetzt könnte jedes 28 cm lang sein und 430 g wiegen.
- Mit 24 Wochen wiegt jedes Baby bis zu 600 g und könnte vom Schädel zur Ferse 30 cm lang sein.
- Mit 26 Wochen kann jedes Baby rund 36 cm lang sein und 875 g schwer. Nach der 28. Woche gibt es keine verlässlichen Wachstumstabellen mehr für Zwillinge, da sich die Größenentwicklung in jeder Schwangerschaft stark unterscheidet.

Ihre Schwangerschaft

Das dritte Trimester (8.–10. Monat)

Ab jetzt variiert das Wachstum stark. Zwillinge wachsen nun langsamer als Einlinge. Meist sind sie etwas leichter als Einzelbabys und haben weniger Fettgewebe. Die Babys können auch unterschiedlich groß und schwer sein. Wächst ein Baby in der Spätschwangerschaft mehr als das andere, empfiehlt der Arzt eventuell eine baldige Entbindung. Differiert das Wachstum in der frühen Schwangerschaft, werden in einer Fachpraxis Ursachen und Therapiemöglichkeiten geklärt.

Bestehen aber keinerlei Probleme, dann schwimmen Ihre Babys zufrieden in getrennten Fruchtblasen, schlucken Fruchtwasser und lauschen den Geräuschen, die von außen zu ihnen durchdringen. Sie blinzeln, machen Bewegungen, lutschen am Daumen und greifen sogar nach ihrer Nabelschnur. Manchmal haben sie auch Schluckauf, wie Sie von Zeit zu Zeit bemerken können. Das schadet ihnen nicht.

Etwa ab der 32. Woche wird es etwas eng, so dass sich Ihre Babys nicht mehr so frei bewegen. Sie sollten aber weiterhin häufige Bewegungen spüren, insbesondere im Liegen.

Manchmal ist der eine oder andere Zwilling ganz ruhig. Babys schlafen in der Gebärmutter viel; etwa ab der 34. Woche träumen sie sogar – was, das bleibt allerdings ihr Geheimnis.

Interaktion in der Gebärmutter

Früher dachte man, Babys könnten vor der Geburt gar nichts. Heute wissen wir, dass sie schon im Mutterleib sehen, hören und reagieren. Im Ultraschall ist zu erkennen, dass sich Zwillinge vor der Geburt berühren, einander Grimassen schneiden und, wenn sie dieselbe Fruchtblase teilen, sogar gegenseitig am Daumen lutschen.

Eine Studie zeigt, dass Zwillinge wohl etwa ab der 15. Woche interagieren. Diese Kommunikation weitet sich bis zur Spätschwangerschaft aus. Jedes Baby reagiert auf Berührung und Druck durch den anderen Zwilling. Mit 20–22 Wochen ist vermutlich ein Drittel der Bewegungen jedes Zwillings eine Reaktion auf seinen »Zimmergenossen«! Manchmal haben aber selbst kräftige Bewegungen eines Zwillings absolut keine Auswirkung auf den anderen – vermutlich dann, wenn der eine wach ist und der andere fest schläft.

Ob sie in der Gebärmutter tatsächlich eine Beziehung aufbauen, ist noch unbekannt. Vielleicht finden Wissenschaftler eines Tages einen Weg, um es herauszufinden. Schließlich ist es kaum anzunehmen, dass diese Nähe und diese gut entwickelten Sinne sich in keiner Weise auf die ungeborenen Babys auswirken.

Gesichtsausdruck Ultraschallaufnahmen zeigen, dass Babys lange vor der Geburt Grimassen schneiden.

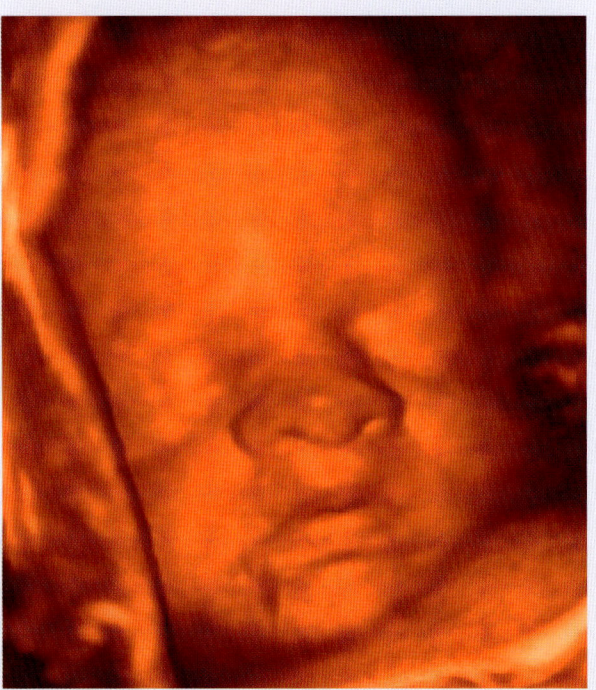

Kugelrund Wenn Ihr Bauch dicker wird, bereiten sich Ihre Babys immer emsiger auf den großen Tag vor.

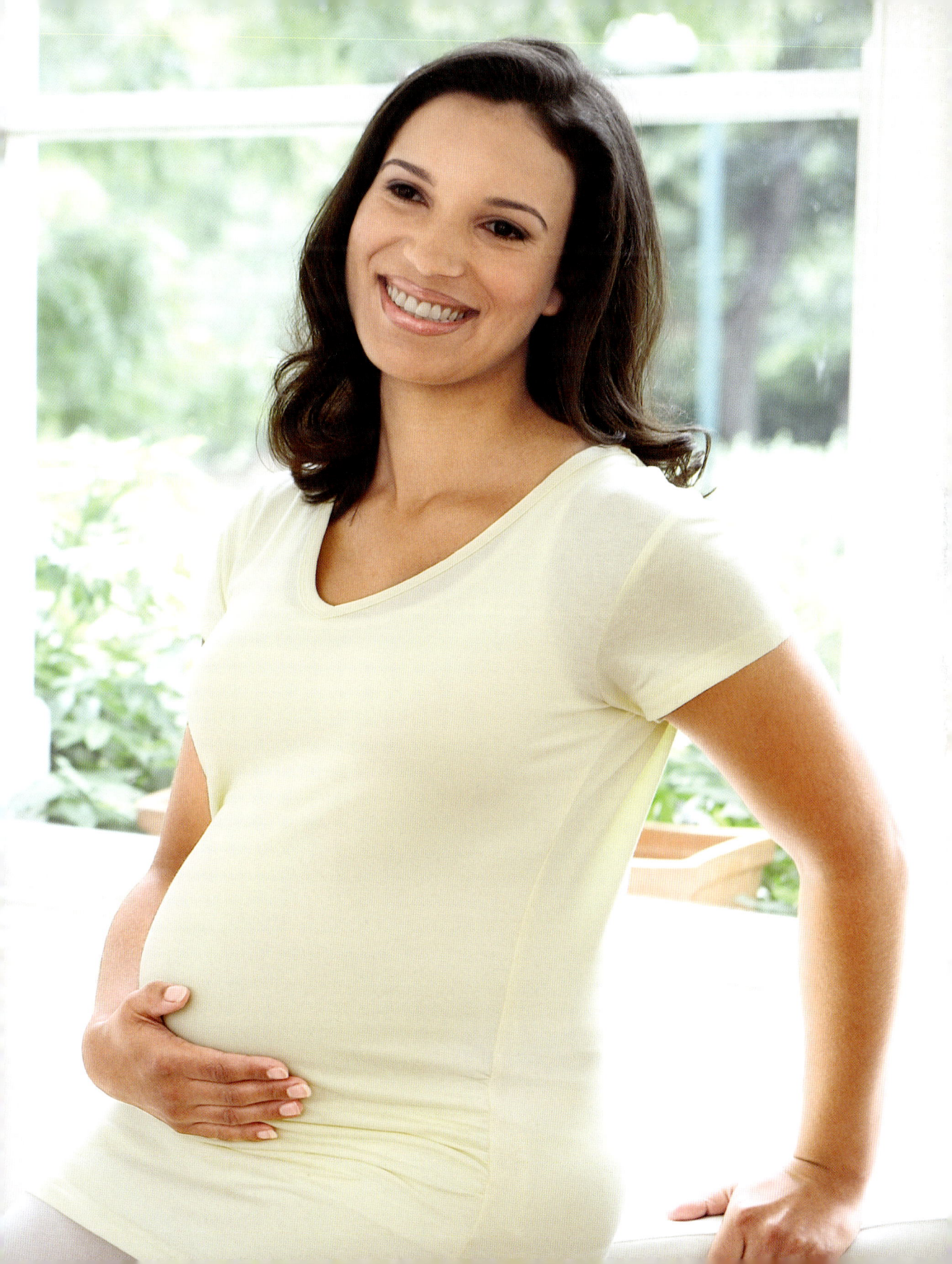

Ihre Schwangerschaft

Vorsorgeuntersuchungen und Tests

Ziel der Schwangerschaftsvorsorge ist es, ernsten Problemen vorzubeugen und einen guten Schwangerschaftsverlauf sicherzustellen. Zudem sind die Untersuchungen eine spannende Erfahrung.

Was ist bei Zwillingen anders?

Im Unterschied zu einer Frau, die nur ein Baby erwartet, kann bei Zwillingsmüttern niemand von der Größe des Bauches darauf schließen, wie gut es dem einzelnen Kind geht. Aus diesem Grund werden mehr Ultraschalluntersuchungen durchgeführt als bei einem Baby. Es besteht auch ein höheres Komplikationsrisiko. Am häufigsten sind Plazentaprobleme wie Placenta praevia und Präeklampsie (s. S. 36).

Natürlich muss nicht jede Frau mit Schwierigkeiten rechnen. Die Chancen stehen gut, dass Sie eine ruhige Schwangerschaft erleben, doch es ist sinnvoll, dass Ärzte auf Zwillingsmütter besonders achten.

Wenn Sie schon ein Kind haben, kennen Sie die Vorsorge bereits. Vielleicht haben Sie sich damals von einer Hebamme betreuen lassen. Dieses Mal sollten Sie sich in die Hände eines erfahrenen Frauenarzt begeben, der über moderne Geräte verfügt.

Beim ersten Termin werden Sie über vielfältige medizinische Einzelheiten aufgeklärt und beraten. Sprechen Sie dabei auch persönliche Ängste und Sorgen an und stellen Sie Fragen.

Die Vorsorgetermine finden alle zwei bis drei Wochen statt, Ultraschalluntersuchungen etwa vier- bis sechsmal. Die erste wird in der 10.–13. Woche vorgenommen. Dabei wird auf Wunsch die Dicke der Nackenfalte gemessen. Eine große Flüssigkeitsmenge weist auf Trisomie 21 hin, ist aber keine sichere Diagnose. Man erfährt bei dieser Untersuchung auch, ob es sich um eineiige Zwillinge handelt, die nur eine Chorionmembran besitzen (s. S. 29). Das ist bedeutsam für die Gesundheit und Entwicklung der Babys.

Mehr erfahren Ärzte und Helferinnen erklären Ihnen alle Tests. Sie erhalten auch Informationsbroschüren.

Bluttest Es werden verschiedene Bluttests durchgeführt. Wenn Sie Angst davor haben, sprechen Sie darüber.

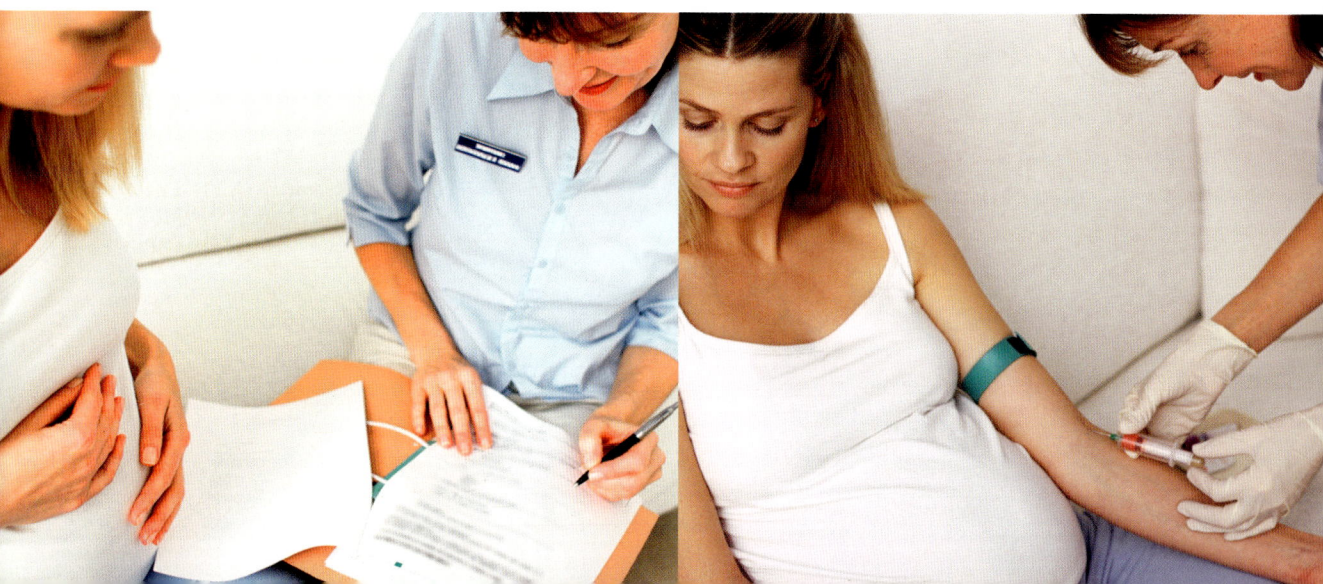

Vorsorgeuntersuchungen und Tests

Monochorial oder dichorial?

Die Plazenta und die Babys sind von Membranen umgeben – und zwar entweder monochorial oder dichorial. Dichoriale Zwillinge können ein- oder zweieiig sein. Entscheidend ist, dass bei ihnen kaum mehr Komplikationen auftreten als bei allen anderen Zwillingen.

Etwa zwei Drittel der eineiigen Zwillinge sind monochorial. Sie besitzen eine Plazenta und – wichtiger – gemeinsame Blutgefäße in der Plazenta, was zu einer ungleichmäßigen Blutversorgung der Babys führen kann (s. S. 37). Zwar muss es deswegen keine Komplikationen während der Schwangerschaft und der Geburt geben, doch ist es wichtig, diese Schwangerschaften besonders intensiv zu überwachen. Das gilt umso mehr für das eine Prozent von Zwillingen, die eine gemeinsame Fruchtblase besitzen. Man nennt sie monochorial-monoamniale Zwillinge, manchmal können sich ihre Nabelschnüre verwickeln.

Beim ersten Ultraschall erfahren Sie, welche Zwillinge Sie haben, was auch die Anzahl der Vorsorgeuntersuchungen beeinflusst. Jungen-Mädchen-Pärchen sind normalerweise zweieiig und damit dichorial.

Vorsorgeuntersuchungen

Es gibt drei wesentliche Arten von Vorsorgetests.

Routine-Blutuntersuchungen Bei den Vorsorgeuntersuchungen wird Ihre Blutgruppe bestimmt und Ihr Blut auf Eisenmangel (Anämie), Röteln, Syphilis, Chlamydien und Hepatitis B untersucht. Auf Wunsch kann auch ein HIV-Test durchgeführt werden. Im weiteren Verlauf der Schwangerschaft wird ein weiterer Test auf Eisenmangel vorgenommen.

Ultraschalluntersuchungen Bei der Nackenfaltenmessung wird die Dicke der Nackenfalte jedes Babys gemessen. Daraus ergibt sich eine

---

Ärztlicher Rat

Vorsorge-Zeitplan

Eine werdende Zwillingsmutter wird öfter zur Vorsorge gebeten – etwa alle zwei bis drei Wochen und ab dem dritten Drittel sogar jede Woche.

Ultraschalluntersuchungen
Sie erfolgen etwa vier- bis sechsmal. Dabei wird kontrolliert, wie die Babys in der Gebärmutter liegen, ob sie sich gut entwickeln oder ob sich eventuelle Komplikationen abzeichnen. Auch die Blutversorgung wird kontrolliert.

Weitere Untersuchungen
- Regelmäßige Blutdruck- und Urinkontrollen
- Gewichtskontrolle
- Bluttests
- Untersuchung auf Ödeme und Varizen (Krampfadern)
- Urinuntersuchung auf Zucker, Eiweiß, Nitrit und Blut
- Messung des Bauchumfangs
- Abtasten des Unterleibs, um die Höhe der Gebärmutter sowie die aktuelle Lage des Kindes zu ermitteln
- CTG-Untersuchung (Herzton-Wehenschreiber)

Sind die Zwillinge eineiig und teilen sich eine Plazenta, haben Sie wahrscheinlich noch häufigere Untersuchungen und Ultraschalls, einen Herzultraschall zur Untersuchung auf Fetofetales Transfusionssyndrom (FFTS, s. S. 37) eingeschlossen.

Bei Ihrem ersten Vorsorgetermin erhalten Sie Ihren Mutterpass, in den regelmäßig alle Untersuchungsergebnisse eingetragen werden. Sie sollten ihn unbedingt immer bei sich tragen.

Ihre Schwangerschaft

Wahrscheinlichkeitsberechnung, die das Risiko für Trisomie 21 angibt. Man kann dabei auch andere Probleme erkennen. Mit Ultraschall lässt sich das Wachstum der Babys und die Menge des Fruchtwassers bestimmen – und das Geschlecht der Babys!

Die Ultraschalluntersuchung auf Fehlbildungen findet gewöhnlich zwischen der 18. und 22. Woche statt. Sie dauert etwa 30–50 Minuten. Dabei werden die Babys genau unter die Lupe genommen. Seien Sie nicht besorgt, wenn der Arzt dabei kaum mit Ihnen spricht. Er konzentriert sich auf seine Arbeit und wird Ihnen die Ergebnisse nach der Untersuchung mitteilen.

Der Arzt schaut sich die Köpfe der Babys genau an, dabei kann er bestimmte Gehirnprobleme feststellen. Die Untersuchung des Gesichts kann eine Gaumenspalte ausschließen. Es wird geprüft, ob Gliedmaßen, Rückenmark und Bauch voll ausgebildet sind. Herz und Blutgefäße werden intensiv betrachtet, insbesondere bei monochorialen Zwillingen. Der Arzt sieht, wie sich jede Herzklappe rhythmisch öffnet und schließt. Auch Nieren und Harntrakt werden überprüft, ebenso wie Plazenta und Fruchtwasser. Die Menge des Fruchtwassers und die Lage der Plazentas sind sehr wichtig, die Plazenta kann sich allerdings im Laufe der Schwangerschaft verlagern.

Die Chancen stehen gut, dass alles in Ordnung ist. Die meisten Mütter sind nach dieser Untersuchung beruhigt, fühlen sich sicher und freuen sich auf ihre Babys. Stellen Sie aber unbedingt alle Fragen, die Sie haben.

Invasive Untersuchungen Sie sind nur selten nötig. Vielleicht erwägen Sie jedoch eine Amniozentese oder eine Chorionzottenbiopsie, falls die

Ultraschall Hier können Sie den ersten Blick auf Ihre Babys werfen – und der Bindungsprozess beginnt.

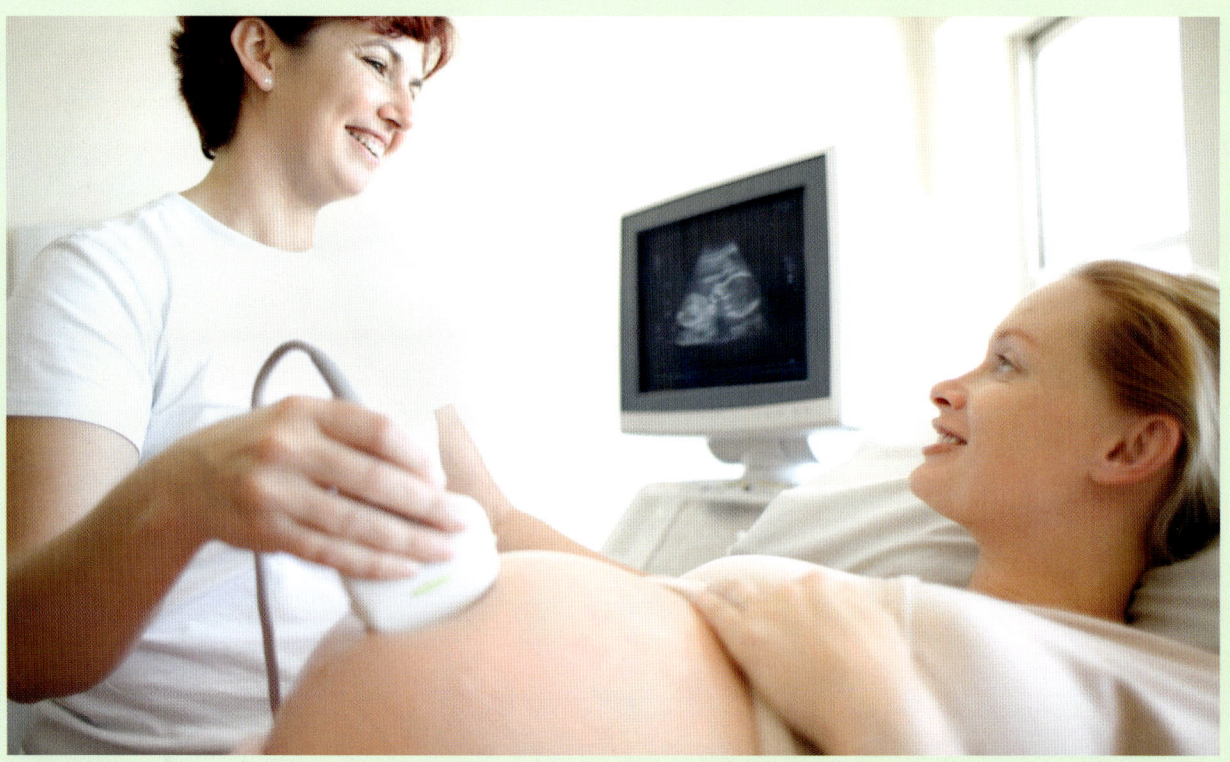

Vorsorgeuntersuchungen und Tests

Nackenfaltenmessung ergibt, dass ein Problem bestehen könnte, oder ein anderer Grund Anlass zur Sorge gibt (wenn Sie z. B. bereits ein Kind mit einer Chromosomenstörung haben). Diese Tests bergen ein gewisses Risiko für die Babys und sind daher keine Routineuntersuchungen.

Eine Chorionzottenbiopsie wird gewöhnlich in der 10.–13. Woche durchgeführt, ist aber auch später möglich. Dabei werden Zellen vom Rand der Plazenta abgenommen und auf Chromosomenabweichungen (wie Trisomie 21, Mukoviszidose und Muskeldystrophie) untersucht. Da es sich um einen Diagnosetest handelt, ist das Ergebnis zu über 99 Prozent genau. Der Test verrät auch das Geschlecht der Babys; Sie werden aber gefragt, ob Sie es wissen wollen.

Eine Amniozentese wird später in der Schwangerschaft, nach der 15. Woche, vorgenommen. Dabei wird aus der Umgebung jedes Zwillings etwas Fruchtwasser abgenommen. Es enthält Zellen des Babys in der jeweiligen Fruchtblase und ermöglicht so eine Chromosomenanalyse.

Chorionzottenbiopsie und Amniozentese werden unter Ultraschallkontrolle durchgeführt, damit die Punktionsnadel sicher geführt wird.

Für die meisten Frauen sind die Ergebnisse dieser Tests beruhigend. Überlegen Sie sich aber zuvor mit Ihrem Partner genau, was Sie tun würden, wenn die Untersuchungen ein mögliches Problem aufzeigen sollten.

Möglicherweise ist nur ein Zwilling von einer Störung betroffen. In diesem Fall kann auf Wunsch der Eltern die Schwangerschaft mit einem Kind beendet werden (selektiver Fetozid). Unter solchen Umständen werden Sie in eine Fachklink überwiesen, wo Sie sich mit Experten besprechen können, die viel Erfahrung mit dieser sehr schwierigen Situation haben.

Tipps von Eltern

Termine und Tests

Nicht jede werdende Zwillingsmutter liebt diese intensiven und häufigen Kontrolluntersuchungen. Wenn Sie sich vor einer Untersuchung oder einem Kontrolltermin ängstigen, versuchen Sie in diesen Terminen einen doppelten Nutzen zu sehen. Bei jedem Termin erfahren Sie mehr darüber, was in Ihrem Bauch vor sich geht. Die Ultraschalluntersuchungen können viel Freude machen, da Sie buchstäblich sehen, wie Ihre Babys heranwachsen und sich entwickeln.

Bei den Vorsorgeterminen wird der Urin auf Eiweiß untersucht. Dazu erhalten Sie in der Praxis einen Becher für eine Urinprobe.

Das flache Liegen während der Ultraschalluntersuchungen kann in der späteren Schwangerschaft Übelkeit oder Schwindel verursachen, weil das Gewicht des Bauchs auf die Blutgefäße in Ihrem Bauch drückt. Bitten Sie für die Untersuchung um ein Kissen, um Ihren Kopf leicht zu erhöhen, und entspannen Sie sich. Versuchen Sie die Untersuchung zu genießen.

Die meisten Ärzte erklären gern, was auf dem Ultraschall zu erkennen ist. In der Regel bekommt man auch ein Bild mit nach Hause. Die meisten verblassen mit der Zeit, also kopieren Sie sie, damit sie ein Leben lang halten.

Bitten Sie den Arzt immer, Ihnen medizinische Fachbegriffe zu erklären, die Sie nicht verstehen. Lassen Sie sich während der Termine von niemandem hetzen oder unter Druck setzen. Schreiben Sie sich Ihre Fragen vorher auf und bestehen Sie darauf, auf alles eine ausführliche Antwort zu bekommen.

Ihre Schwangerschaft

Häufige Symptome

Manche Beschwerden treten in einer Zwillingsschwangerschaft verstärkt auf, insbesondere Symptome, die Folge des besonders hohen Hormonspiegels oder Ihres Bauchumfangs sind.

Typische »Nebenwirkungen«
Es ist kaum möglich, dass in Ihnen in wenigen Monaten zwei neue Menschen heranwachsen, ohne dass es dabei einige Unpässlichkeiten gibt. Manche Beschwerden treten früh auf und lassen nach ein paar Wochen nach. Beruhigend ist, dass als grobe Richtlinie gilt: Je mehr frühe Symptome auftreten, umso besser gedeihen die Babys. Aber natürlich können Sie einiges für Ihr Wohlbefinden tun.

Müdigkeit tritt schon früh auf. Sie ist besonders belastend, wenn Sie berufstätig sind oder ältere Kinder versorgen müssen. Was tun? Es gibt keine einfache Antwort darauf, geschweige denn eine Lösung. Stellen Sie sich am besten möglichst darauf ein und ruhen Sie, wann immer es geht. Im zweiten Trimester lässt die Müdigkeit oft nach, nimmt gegen Ende der Schwangerschaft aber wieder zu. Bei ungewöhnlicher Kurzatmigkeit sprechen Sie mit dem Arzt. Es kann Eisenmangel bestehen.

Kopfschmerzen in der Stirnmitte treten bei manchen Frauen infolge der hormonellen Veränderungen schon bald auf. Dagegen können Sie nach Rücksprache mit dem Arzt gelegentlich Paracetamol nehmen. Kopfschmerzen in der zweiten Schwangerschaftshälfte können allerdings Symptom einer für Mutter und Kind gefährlichen Präklampsie sein (s. S. 36). Wenden Sie sich unverzüglich an den Arzt.

Übelkeit tritt oft schon zum Zeitpunkt der ersten ausbleibenden Blutung auf, vermutlich als Folge des

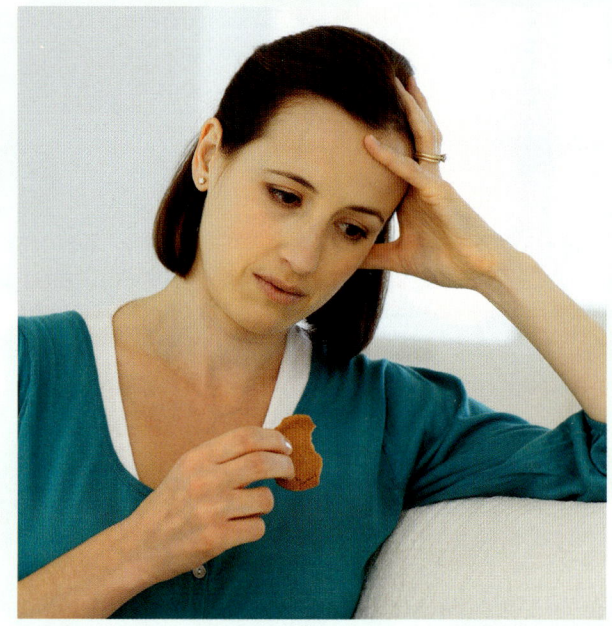

Übelkeit Ein Ingwerkeks kann helfen; echter Ingwer ist noch wirksamer und enthält weniger Zucker.

hohen Spiegels an HCG-Hormonen. Diese »morgendliche Übelkeit« kann in den ersten drei Monaten den ganzen Tag über anhalten. Verzichten Sie auf gewürzte und fette Speisen. Essen Sie wenig und oft und nehmen Sie bei jeder Mahlzeit Kohlenhydrate zu sich. Meiden Sie alles, was Ihre Symptome auslöst, seien es intensive Gerüche oder lange Autofahrten. Das Knabbern einer Ingwerwurzel (oder von Ingwerkeksen) kann die Übelkeit lindern. Meist legt sie sich nach drei Monaten. Bei Erbrechen oder Gewichtsverlust lassen Sie sich ärztlich behandeln. Manche Frauen bekommen ein Medikament gegen Übelkeit und Erbrechen verschrieben.

Häufige Symptome

Sodbrennen kann jederzeit auftreten. Das Hormon Progesteron lässt den Speiseröhrenschließmuskel schon früh in der Schwangerschaft erschlaffen. Später spielt auch der Druck durch den Bauch eine Rolle. Manche Tipps gegen Übelkeit helfen auch bei Sodbrennen. Betten Sie sich zum Schlafen mit Kissen hoch und tragen Sie keine enge Kleidung. Trinken Sie Milch, um die Magensäure zu neutralisieren. Wenn einfache Selbsthilfemaßnahmen nicht helfen, bitten Sie den Arzt um Antacida – sie sind in der Schwangerschaft meist unbedenklich, sofern keine Herzprobleme oder Bluthochdruck bestehen.

Vaginaler Ausfluss ist in der Frühschwangerschaft normal. Ursache sind Veränderungen in der Vaginalschleimhaut und die verstärkte Durchblutung. Ist der Ausfluss störend oder juckt, wenden Sie sich an den Arzt. Ebenso wenn das Sekret unangenehm riecht, gelblich, grünlich oder blutig ist. Dann kann eine Infektion vorliegen.

Verstopfung hat ebenfalls mit dem Progesteron zu tun, da dieses Hormon die Darmtätigkeit verlangsamt. Essen Sie mehr Obst und Gemüse, trinken Sie viel und bewegen Sie sich regelmäßig. Nehmen Sie Abführmittel nur auf Anraten des Arztes. Ballaststoffpräparate sind gewöhnlich unbedenklich. Ihr Arzt kann sie verschreiben. Diese Maßnahmen beugen auch Hämorrhoiden vor.

Hämorrhoiden sind Krampfadern im Bereich des Afters. Sie verursachen nicht immer Beschwerden, können aber auch Schmerzen, Juckreiz und Knötchenbildung hervorrufen oder bluten. Vorbeugend sollte man beim Toilettengang nicht pressen. Bei entsprechenden Symptomen wenden Sie sich an den Arzt, der eine Behandlung empfehlen wird. Meist bessern sich Hämorrhoiden nach der Geburt. Es können allerdings einige harmlose Hautanhängsel zurückbleiben.

Ärztlicher Rat

Schmerzmittel Paracetamol gilt als sicherstes Schmerzmittel in der Schwangerschaft. Nehmen Sie aber nie mehr als die empfohlene Dosis und nur nach Rücksprache mit dem Arzt. Auf Ibuprofen verzichten Sie besser. Nehmen Sie nie Aspirin ohne ärztliche Verordnung. Im Zweifelsfall fragen Sie den Apotheker, ob ein Medikament in der Schwangerschaft unbedenklich ist. Verschreibungspflichtige Medikamente setzen Sie nicht einfach ab, sondern lassen Sie sich vom Arzt beraten. Bei chronischen Erkrankungen muss die Medikation in der Schwangerschaft manchmal umgestellt werden.

Keine Selbstmedikation Seien Sie auch bei pflanzlichen Mitteln vorsichtig. Nicht alle Naturheilprodukte sind »sanft«.

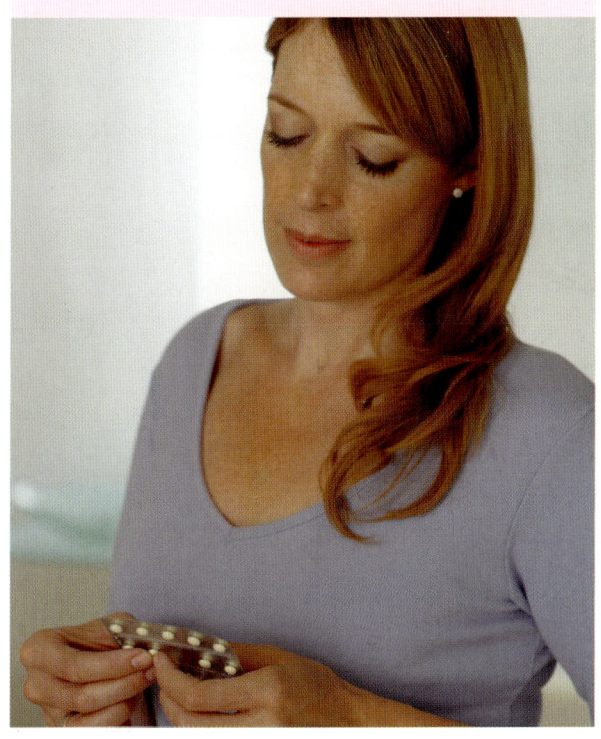

Ihre Schwangerschaft

Krampfadern treten vor allem bei familiärer Veranlagung häufig auf, zum einen, weil das Hormon Progesteron die Venen weitet, und zum anderen, weil die Babys auf die Venen im Beckenbereich drücken. Legen Sie beim Sitzen die Füße hoch und stehen Sie nicht lange. Regelmäßige Spaziergänge fördern die Durchblutung der Beine. Tragen Sie keine enge Kleidung, die die Venen an Oberschenkeln und Becken einschnürt. Stützstrümpfe, speziell für Schwangere, können hilfreich sein. Auch Krampfadern bilden sich nach der Geburt teilweise zurück, treten aber häufig später erneut auf.

Rückenschmerzen sind kein Wunder, wenn Sie bedenken, welches Gewicht auf Ihrer Wirbelsäule und später auch auf Ihrer Bauchmuskulatur lastet. Das Hormon Relaxin lockert zudem die Gelenke. Achten Sie auf Ihre Haltung, tragen Sie flache Schuhe, heben Sie nichts Schweres und bleiben Sie aktiv (s. S. 16ff.). Sanfte Dehnübungen können Rückenschmerzen lindern. Bei längerer Computer- oder Schreibtischarbeit pausieren Sie regelmäßig und strecken Sie sich, ebenso auf langen Autofahrten. Kontrollieren Sie, ob Schreibtisch und Autositz die richtige Höhe haben.

Karpaltunnelsyndrom (KTS) Taubheit oder Schmerzen in einer Hand oder beiden Händen treten auf. Geschwollenes Gewebe – eine Folge der Wassereinlagerung in der Schwangerschaft – drückt dabei auf den Mediannerv im Handgelenk. Dieser Nerv steuert Empfindungsvermögen und Beweglichkeit in bestimmten Teilen der Hand. Bei einem KTS können Daumen, Zeigefinger, Mittelfinger und Teile des Ringfingers kribbeln, taub sein oder schmerzen. Viele Frauen berichten, dass die Symptome morgens stärker sind und am schlimmsten bei kniffeligen Arbeiten wie Nähen. Möglich sind Schwierigkeiten beim Greifen und ein dumpfer Schmerz in Hand oder Unterarm.

Linderung verschaffen Schütteln oder Bewegen der Hand. Manche Frauen legen die betroffene Hand

Kopfschmerzen treten in den ersten Wochen häufig auf; in der Spätschwangerschaft wenden Sie sich bei Kopfschmerzen immer an den Arzt.

Rückenschmerzen Sie treten häufig auf, wenn der Bauch wächst und schwerer wird; eine gute Haltung und regelmäßige Bewegung bringen Linderung.

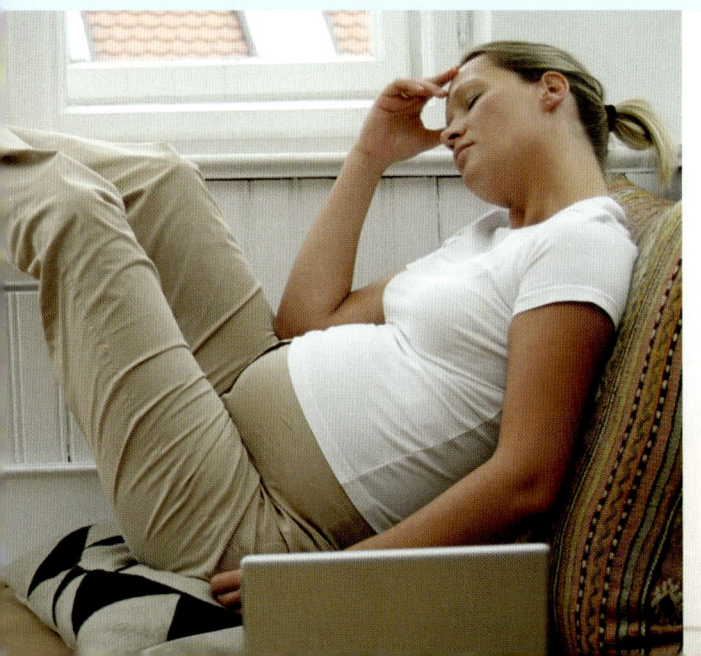
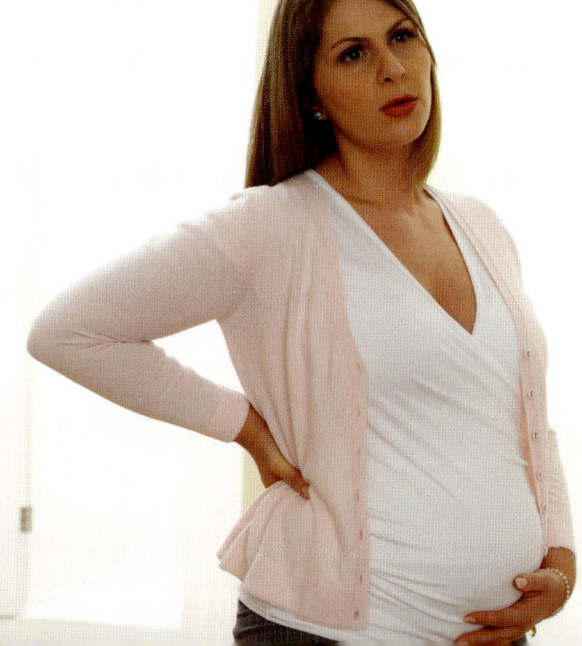

Häufige Symptome

beim Schlafen auf ein Kissen hoch, anderen hilft das Herabhängen der Hand. Wenn Sie häufig mit der Computertastatur arbeiten, machen Sie häufige Pausen und lockern Sie Ihre Finger. Ihre Hebamme kann Ihnen verschiedene Dehn- und Kreisübungen zur Verbesserung der Beweglichkeit und Durchblutung zeigen. Auch eine Handgelenksschiene aus der Apotheke kann helfen. Die Symptome halten während der Schwangerschaft sicherlich an, sollten sich aber innerhalb von drei Monaten nach der Geburt von alleine wieder bessern. Selten sind die Beschwerden sehr ausgeprägt mit Muskelschwund im Bereich des Daumens. Bei anhaltender Taubheit kann eine Injektion oder ein kleiner Eingriff den Druck auf den betroffenen Nerv lindern.

Beckenschmerzen oder Beckengürtelschmerzen werden durch die erhöhte Beweglichkeit der Schambeinfuge als Folge des Hormons Relaxin verursacht, zumal sie durch das Gewicht der Babys besonders stark belastet wird. Dieses Gelenk, das die beiden Hälften des Beckens verbindet, wird auch Symphysis genannt, die Beschwerden nennt man Symphysenlockerung. Die Schmerzen können während oder sogar nach der Schwangerschaft auftreten. Etwa 20–25 Prozent der schwangeren Frauen leiden an Beckenschmerzen, Zwillingsmütter sind überproportional betroffen. Sie können ein Knacken spüren oder Schmerzen beim Gehen, Treppensteigen, beim Umdrehen im Bett oder Anziehen. Sprechen Sie mit dem Arzt. Vielleicht überweist er Sie an eine Physiotherapeutin. Hilfreich sind Beckenaufzugsübungen und eine verbesserte Haltung. Ist ein Gelenk ausgerenkt, kann es durch eine manuelle Therapie wieder justiert werden.

Denken Sie aber auch daran, dass nicht jedes Ziehen durch die Schwangerschaft bedingt ist. Es kann durchaus einmal eine andere Erkrankung vorliegen. Bei ungewöhnlichen Symptomen wenden Sie sich deshalb unbedingt an Ihren Arzt.

Tipps von Eltern

Schlaf

Nach der Geburt erleben Mehrlingsmütter mit Sicherheit schlaflose Nächte, doch schon lange vor der Ankunft der Kleinen können körperliche Beschwerden und Ängste den Schlaf stören.

Es ist oft schwierig, im Bett eine bequeme Lage zu finden, insbesondere wenn der Bauch im späteren Schwangerschaftsstadium sehr groß ist. Stillkissen können den Bauch abstützen und das Gewicht von den Muskeln und der Wirbelsäule nehmen. Ruhen Sie möglichst auch während des Tages. Nickerchen helfen gegen die Müdigkeit nach einer ruhelosen Nacht.

Trinken Sie viel, um Kopfschmerzen vorzubeugen. Gegen Beinkrämpfe hilft prophylaktisch der Verzehr von Bananen. Warme Milch vor dem Einschlafen wirkt schlaffördernd und liefert zudem das so wichtige Kalzium.

Schlaf Versuchen Sie mithilfe von Kissen eine Position zu finden, die Halt bietet und bequem ist.

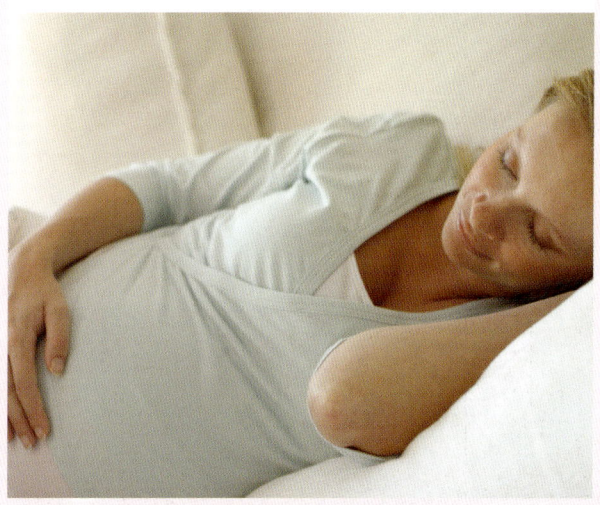

Ihre Schwangerschaft

Mögliche Komplikationen

Ernste Probleme sind in der Schwangerschaft selten, dennoch sollten Sie mögliche Komplikationen kennen. Dann können Sie auf frühe Symptome achten und Befürchtungen mit dem Arzt besprechen.

Blutungen

Sie treten bei Zwillingsschwangerschaften dreimal häufiger auf, vermutlich weil die Plazentas einen größeren Teil der Gebärmutterwand einnehmen. Das Blut stammt immer von der Mutter, nicht von den Babys. In der Frühschwangerschaft sind Blutungen am häufigsten, aber meist nicht ernst. Sie können aber auch Anzeichen einer Fehlgeburt sein. Auch später sind Blutungen möglich. Sprechen Sie daher immer mit dem Arzt. Er wird – vermutlich durch eine Ultraschalluntersuchung – kontrollieren, ob es den Zwillingen gut geht.

Bluthochdruck und Präeklampsie

Bluthochdruck und/oder Präeklampsie treten ebenfalls häufiger auf – in etwa 15 Prozent aller Zwillingsschwangerschaften, meist nach der 20. Woche. Die genaue Ursache ist unbekannt, es besteht dabei ein Problem mit der Plazenta. Symptome der Präeklampsie sind Ödeme, Bluthochdruck und Eiweiß im Urin. Folgen sind unzureichendes Wachstum der Babys, mögliche Totgeburt und Gesundheitsprobleme der Frau, bis hin zu Krampfanfällen und Tod.

Die Früherkennung einer Präeklampsie ist der wichtigste Grund für die regelmäßigen Vorsorgeuntersuchungen. Die Erkrankung kann jedoch zwischen den Terminen auftreten und schnell voranschreiten. Folgende Symptome können auftreten:
- schwere Kopfschmerzen mit oder ohne Erbrechen
- verschwommenes Sehen/Flimmern
- plötzliches Anschwellen von Händen oder Gesicht (leichte Schwellungen an Füßen oder Knöcheln oder festsitzenden Ringen sind meist unbedenklich)

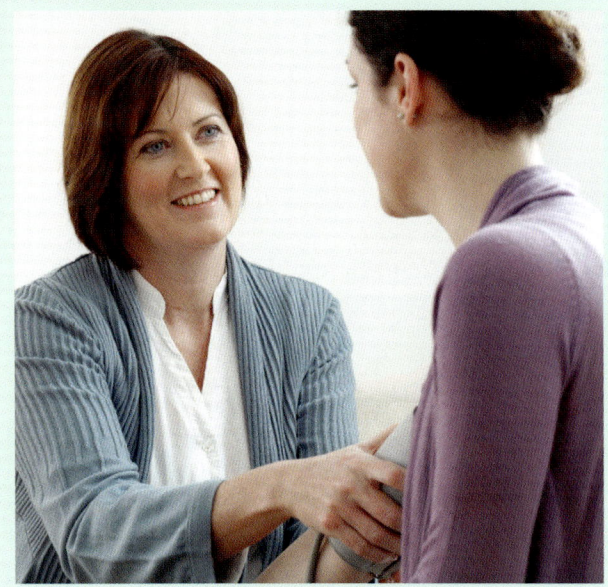

Vorsorgeuntersuchungen Bei jedem Termin kontrolliert der Arzt oder die Hebamme den Blutdruck, weil Bluthochdruck mögliche Probleme anzeigen kann.

- Schmerzen unter den Rippen, gewöhnlich rechts, aber auch in der Mitte
- Kurzatmigkeit
- Schwindel

Wenden Sie sich bei Symptomen unverzüglich an den Arzt. Bettruhe, Medikamente gegen Bluthochdruck und eine engmaschige Überwachung der Schwangerschaft können bereits ausreichen. Manchmal müssen die Babys jedoch vorzeitig entbunden werden. In diesem Fall wird Ihnen eine Kortisonspritze verabreicht, die die Lungen der Babys schneller reifen lässt. Nach der Geburt sinkt der Blut-

Mögliche Komplikationen

druck gewöhnlich innerhalb weniger Wochen von selbst wieder auf den normalen Wert, bei manchen Frauen steigt er dann allerdings erstmals an.

Schwangerschaftsdiabetes

Dabei steigt der Blutzucker (Glukose) in der Schwangerschaft an. Das ist möglich, weil die Plazentahormone die Wirkung des Insulins blockieren können. Symptome sind starker Durst oder Heißhunger, häufiges Wasserlassen, Müdigkeit und verschwommenes Sehen. Es ist aber durchaus möglich, dass gar keine Symptome auftreten, aus diesem Grund wird der Urin regelmäßig auf Glukose untersucht. Enthält er Glukose, werden weitere Bluttests erforderlich und es wird ein Glukose-Toleranztest gemacht. Die Behandlung von Schwangerschaftsdiabetes entspricht in etwa der Therapie des Diabetes mellitus Typ 1. Nach der Entbindung reguliert sich der Stoffwechsel wieder von selbst.

Zwillingstransfusionssyndrom

Bei 15 bis 20 Prozent der eineiigen Zwillinge, die sich eine Plazenta teilen, können die Blutkreisläufe der Kinder durch Gefäße verbunden sein (s. S. 29). Dann wird Blut von einem zum anderen Baby gepumpt. Dabei kann ein Zwilling chronisch unterversorgt werden. Er wächst dann nicht, uriniert kaum, hat wenig Fruchtwasser und kann sogar an Blut- und Sauerstoffmangel sterben. Der andere Zwilling wird durch den Blutüberschuss stark belastet und kann Herzprobleme entwickeln. Symptome sind ein schnell wachsender Bauch infolge der hohen Fruchtwassermenge sowie Kurzatmigkeit.

Es gibt Behandlungsmöglichkeiten wie eine Lasertherapie zur Trennung der verbundenen Blutgefäße. Dazu ist eine Überweisung in eine Fachklinik erforderlich. Je früher Sie also dem Arzt von entsprechenden Symptomen berichten, umso schneller kann Ihren Babys geholfen werden.

Tipps von Eltern

Sorgen thematisieren
Sprechen Sie über alle Sorgen und beunruhigenden Symptome, die während der Schwangerschaft auftreten, mit Ihrem Arzt. Mit Sicherheit werden Sie ein gewisses Unwohlsein und eine Reihe von Beschwerden erleben, gerade bei einer Zwillingsschwangerschaft. Doch meist sind all diese Unpässlichkeiten einfach Folge der dramatischen Veränderungen in Ihrem Körper und dessen Reaktion auf die wachsenden Babys. Zu Ihrer eigenen Beruhigung sollten Sie jedoch immer den Arzt oder die Hebamme um Rat fragen und gegebenenfalls um eine Untersuchung bitten. Vor allem, wenn plötzlich Schmerzen auftreten.

Sorgen besprechen Sprechen Sie mit dem Vorsorgeteam über Ihre Symptome oder Sorgen, damit sofort gehandelt werden kann.

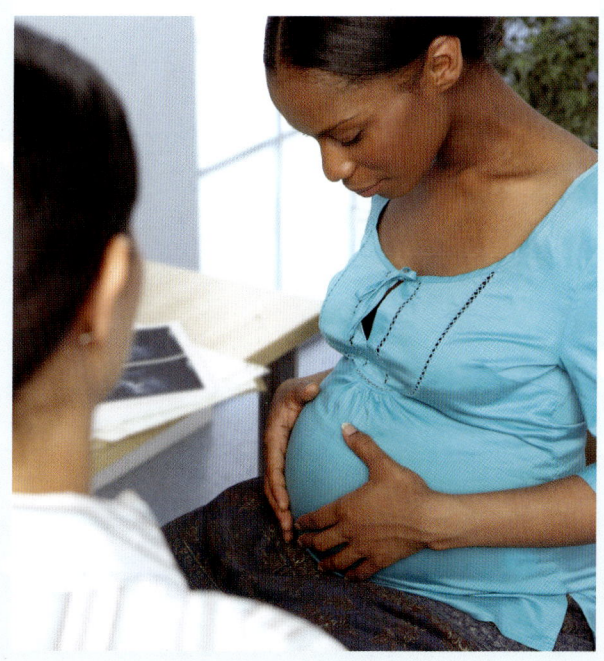

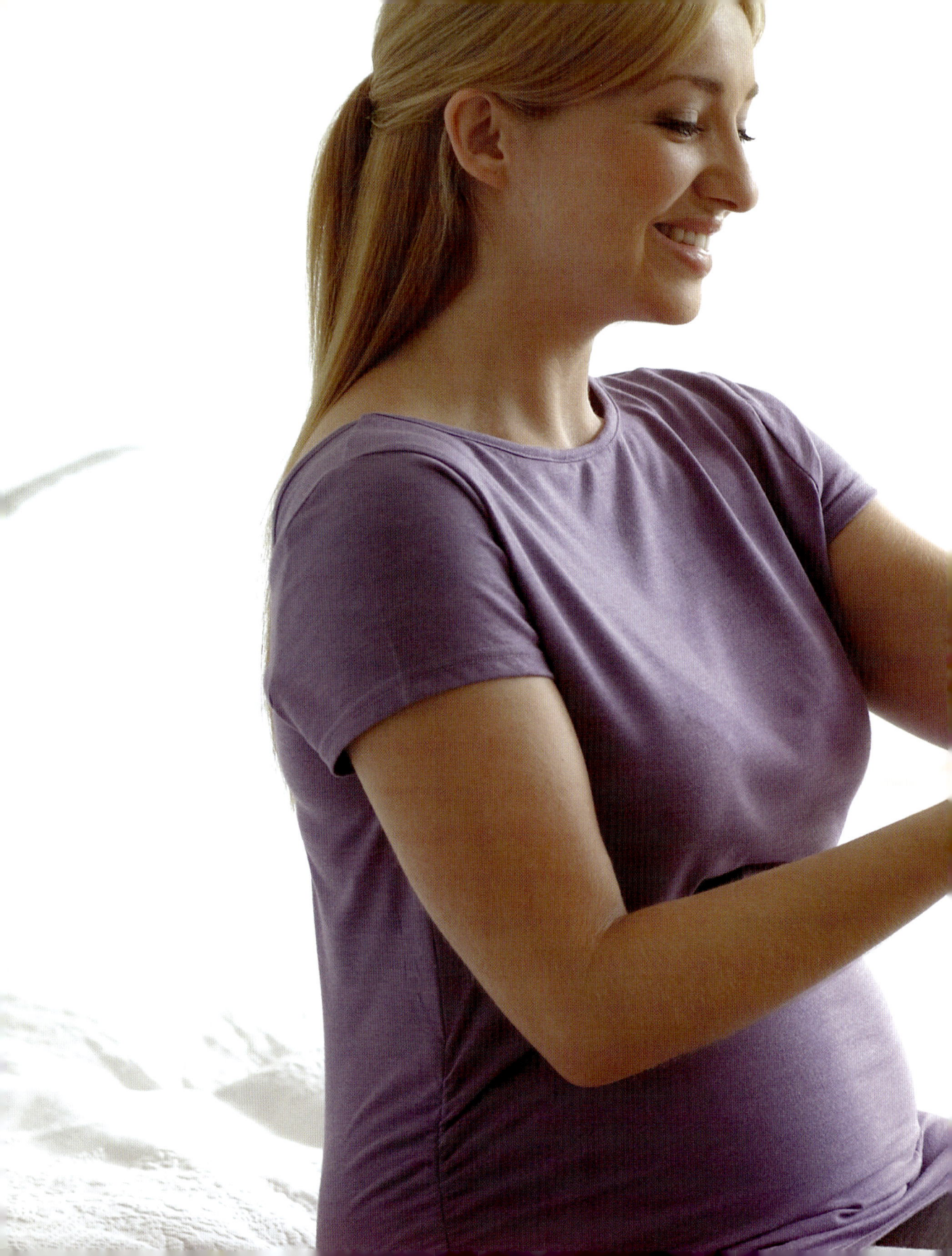

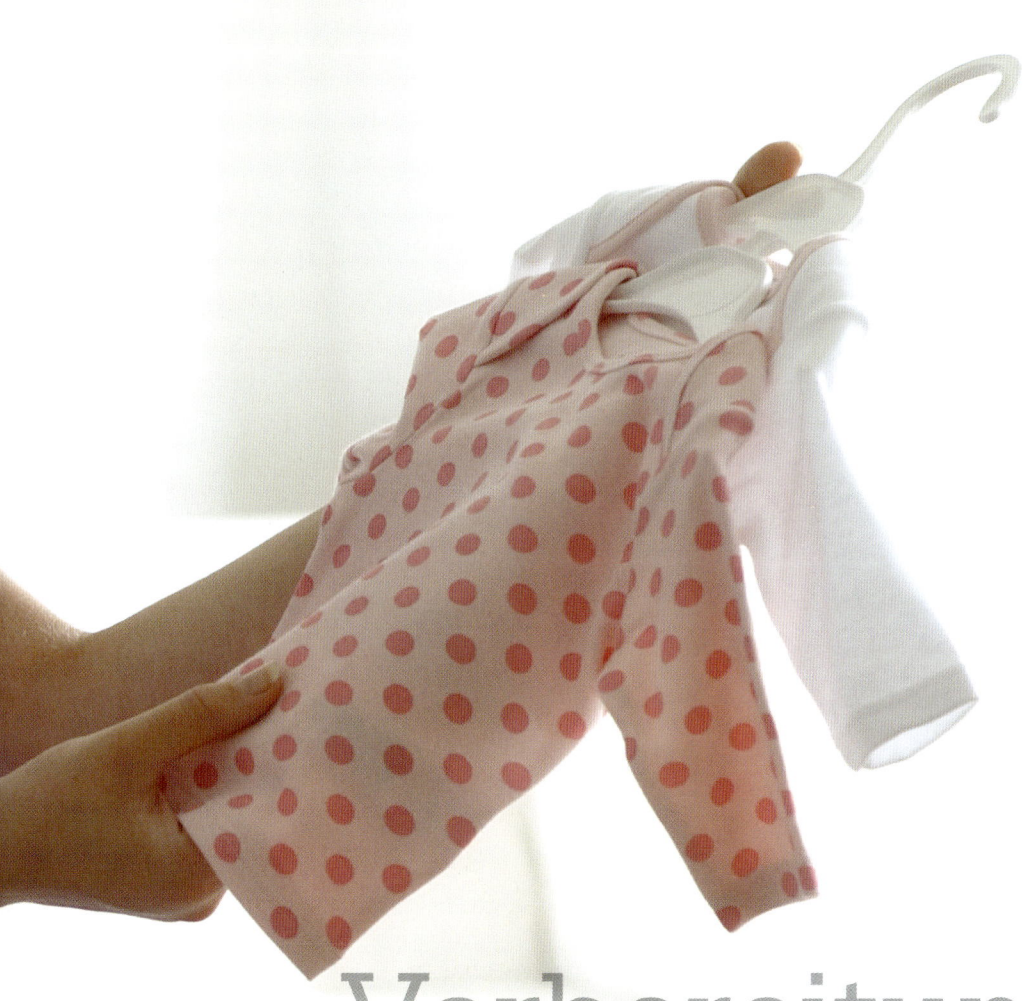

Vorbereitungen für die Ankunft Ihrer Babys

Vorbereitungen für die Ankunft Ihrer Babys

Ihre Krankenhaustasche

Zwillinge kommen oft zu früh, daher sollten Sie Ihre Tasche in der 26. Woche gepackt haben – am besten gemeinsam mit dem Partner.

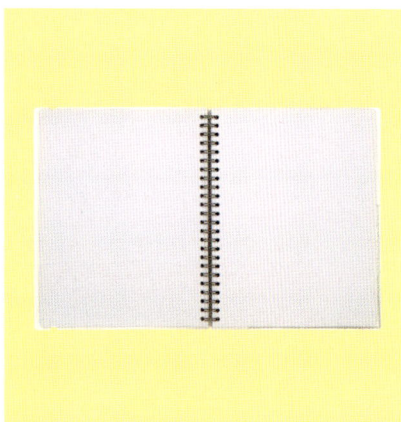
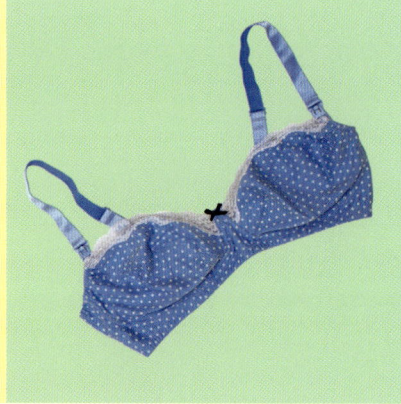
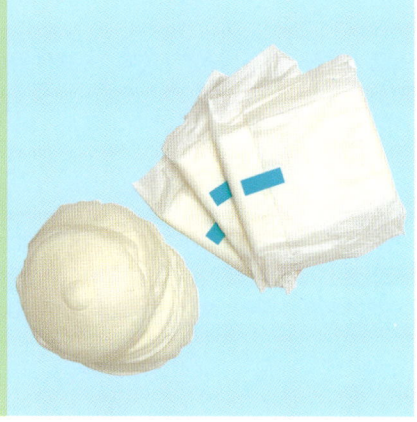

✱ Ihr Geburtsplan
Nehmen Sie eine zusätzliche Kopie mit, falls das Original während der Wehen nicht greifbar ist.

✱ Stillbüstenhalter
Leisten Sie sich ein paar gut sitzende Still-BHs, so dass Sie immer einen zum Wechseln haben.

✱ Hygiene-/ Stilleinlagen
Je eine Packung, Sie werden Blutungen haben und aus den Brüsten kann Milch austreten.

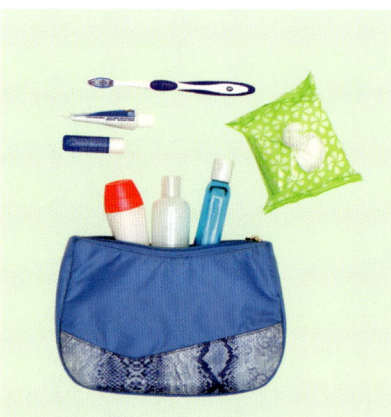
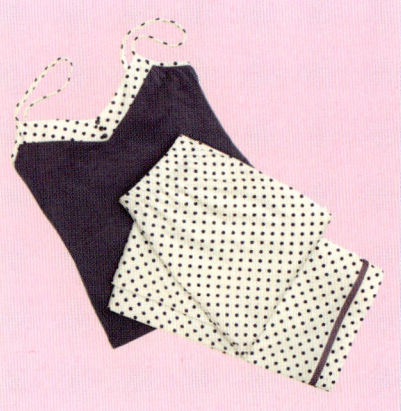
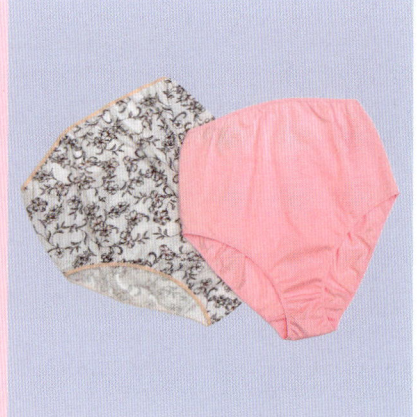

✱ Waschbeutel
Zahnbürste, Zahnpasta, Lippenbalsam, Shampoo, Haarbänder, Deodorant und Feuchttücher.

✱ Schlafanzüge
Weiche Baumwolle ist ideal beim Stillen und sanft bei einer eventuellen Kaiserschnittnaht.

✱ Bequeme Slips
Es gibt Einmalslips, doch wenn Sie sich wund fühlen, sind weite Baumwollschlüpfer am bequemsten.

Die Tasche für die Babys

Auch die Sachen für die Babys sollten in der 26. Woche gepackt sein. Und schließlich erhöht ihr Anblick immer wieder Ihre Vorfreude!

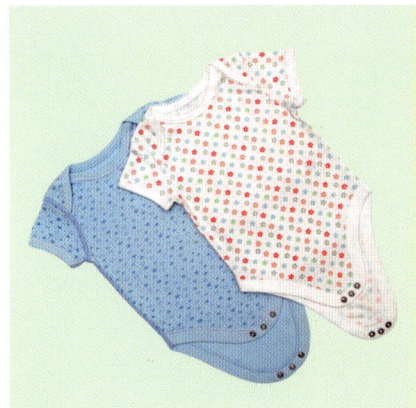

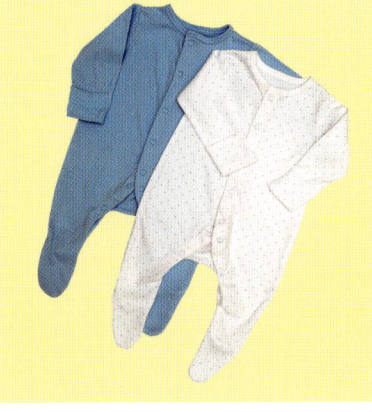

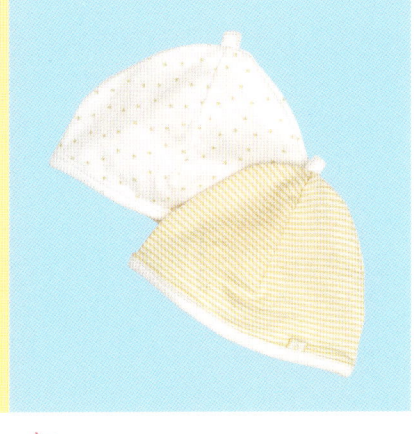

✱ Bodys
Kurzärmlige Bodys sind einfach an- und auszuziehen und werden unter dem Strampelanzug getragen.

✱ Strampelanzüge
Am einfachsten an- und auszuziehen sind Modelle mit einer Druckknopfleiste an der Vorderseite.

✱ Mützchen
Im Vergleich zu Ihrem Bauch ist die Luft draußen kühl; Mützen beugen Wärmeverlust vor.

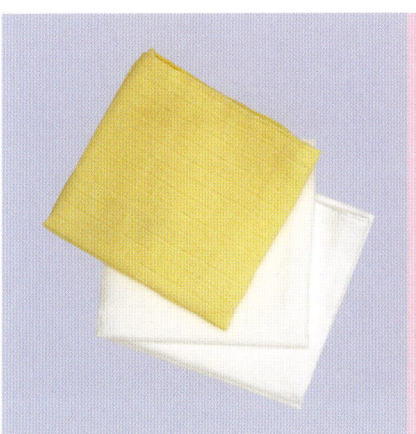

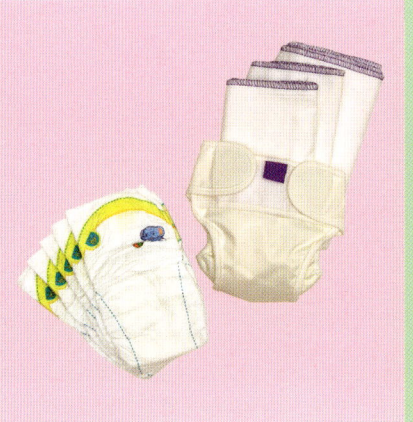

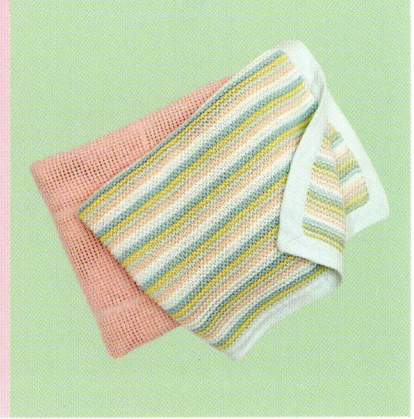

✱ Mulltücher
Babys spucken nach dem Trinken oft ein wenig; daher sind griffbereite Mulltücher praktisch.

✱ Windeln
Entscheiden Sie sich für Einmal- oder Stoffwindeln, nehmen Sie genug mit für zwei Babys.

✱ Zwei Decken
Vergessen Sie nicht zwei weiche, leichte Decken, um Ihre Babys auf der Heimfahrt warmzuhalten.

Vorbereitung auf die Ankunft Ihrer Babys

Einkäufe

Sie brauchen keineswegs von allem das Doppelte; aber mit der richtigen Ausstattung erleichtern Sie Ihrer neuen Familie einen optimalen Start.

Kinderwagen

Nebeneinander oder hintereinander sitzen, drei Räder oder vier? Auch bei Zwillingswagen gibt es eine große Auswahl und vor der Kaufentscheidung viel zu überlegen.

Tandemwagen sind kompakter und leichter. Durch verschiedenes Zubehör lassen sie sich an die sich verändernden Bedürfnisse der Babys anpassen. Modelle, die mit den Babys »wachsen«, sind zwar teurer, rentieren sich aber meist langfristig.

Ihr Lebensstil (und die Größe der Wohnungstür) wird Ihre Wahl beeinflussen. Überlegen Sie auch, ob Ihre Babys Sie anschauen oder die große, weite Welt betrachten sollen. Sollen die beiden ganz flach liegen können? Brauchen Sie robuste Räder für jedes Terrain? Passt der zusammengeklappte Wagen in Ihr Auto? Wenn Sie oft Auto fahren, erwägen Sie ein Travelsystem, bei dem die Autositze in das Wagengestell eingehängt werden.

Fragen Sie Mütter in Ihrer örtlichen Zwillingsgruppe nach ihren Erfahrungen. Welches Modell würden sie Ihnen empfehlen? Kaufen Sie den Wagen schon in der Schwangerschaft, damit Sie von Anfang an mobil sind – und den Umgang mit dem Wagen üben können, um ihn dann sicher benutzen zu können. Da Zwillinge oft zu früh kommen, sollte der Wagen eine Ihrer ersten Anschaffungen sein.

Autokindersitze

Anfangs benötigen Ihre Babys Sitze, die entgegen der Fahrtrichtung angebracht werden; mit etwa

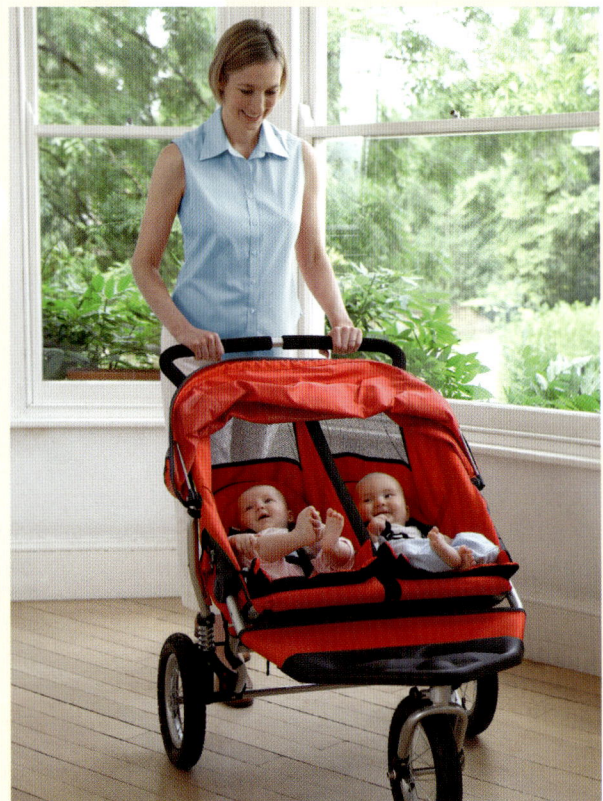

Zwillingskinderwagen Trotz ihrer Größe – Zwillingswagen sind schick und gut zu lenken.

neun Monaten (ab etwa neun Kilogramm) können sie Sitze in Fahrtrichtung bekommen. Üben Sie das Anschnallen mit den leeren Sitzen!

ISOFIX-Autositze verfügen über ein eigenes Gurtsystem wie Hosenträgergurte oder Fangkörper und werden über zwei Schnappverschlüsse, die unterhalb des Sitzes angebracht sind, an Rastbügeln zwischen Sitzlehne und Sitzpolster des normalen Autositzes befestigt. So ist der Kindersitz fest mit der Fahrzeugkarosserie verbunden. Alternativ wird der Sitz mit dem Sicherheitsgurt des Autos befestigt.

Halten Sie Ihre Babys niemals im Auto auf Ihrem Schoß – das ist nicht sicher. Bei einem Unfall können sie schwer verletzt werden.

Einkäufe

Kinderbetten

Ihre Zwillinge können zufrieden in einem Zimmer schlafen – anfangs sogar in einem Bettchen. Nach drei Monaten beginnen sie allerdings, sich zu drehen und stören sich dabei gegenseitig. Dann braucht jedes ein eigenes Bettchen.

Betten mit einer herabklappbaren Seite schonen Ihren Rücken. Empfehlenswert sind Betten, die später zum Kinderbett umgebaut werden können. Wenn Sie gebrauchte Kinderbetten kaufen, sollten Sie sie mit neuen Matratzen ausstatten.

Sie benötigen Matratzenschoner und passende Leintücher. Legen Sie sich mehrere zu, um immer trockene griffbereit zu haben. Auch große, leichte Baumwolldecken zum Einwickeln und Pucken der Kinder lohnen sich. Wenn die Babys etwas größer sind, sind Schlafsäcke empfehlenswert. In Schlafsäcken schlafen Babys oft länger und sie können sich nicht frei strampeln. Legen Sie Ihre Babys immer mit den Füßen ans Bettende.

Ein praktisches und sicheres Kinderzimmer

Richten Sie im Kinderzimmer oder anderswo in der Wohnung einen Wickelplatz ein. Sie benötigen dazu keinen Tisch, sondern einen freien Platz mit einer Wickelunterlage, außerdem Wischtücher oder warmes Wasser und Watte, Wundschutzcreme, Windeln und Windeleimer.

Ein Nachtlicht oder ein Dimmschalter ermöglicht Ihnen, nach Ihren Babys zu schauen, ohne sie aufzuwecken. Wichtig ist ein Babyfon, damit Sie die beiden auch in anderen Räumen hören können.

Es wird empfohlen, dass Eltern und Babys im ersten Lebensjahr im selben Zimmer schlafen. Vielleicht lässt das Ihr Raumangebot bei Zwillingen nicht zu. In diesem Fall benutzen Sie immer das Babyfon.

Ein Stillsessel im Kinderzimmer ermöglicht ruhige Nachtmahlzeiten. Wenn Sie das Kinderzimmer ruhig und dunkel halten, lernen Ihre Babys den Unterschied zwischen Nacht und Tag.

Richten Sie das Kinderzimmer schon beizeiten ein, da Zwillinge oft früher kommen. Es sollte pflegeleicht sein. In Teppichen können sich Hausstaubmilben einnisten, daher sind Holzböden oft geeigneter.

Denken Sie daran: Ihr Kinderzimmer muss ebenso sicher wie hübsch sein! Legen Sie keine Kissen, Federbetten, dicke Bettwaren oder viele Spielsachen in die Betten. Achten Sie darauf, dass keine Kabel, Schnüre oder andere Dinge herunterhängen, die Ihre Babys strangulieren könnten oder die sie verschlucken könnten.

Füße ans Bettende Schlagen Sie die Decke unter die Füße, legen Sie die Babys ans Bettende, damit sie nicht unter die Decke rutschen können.

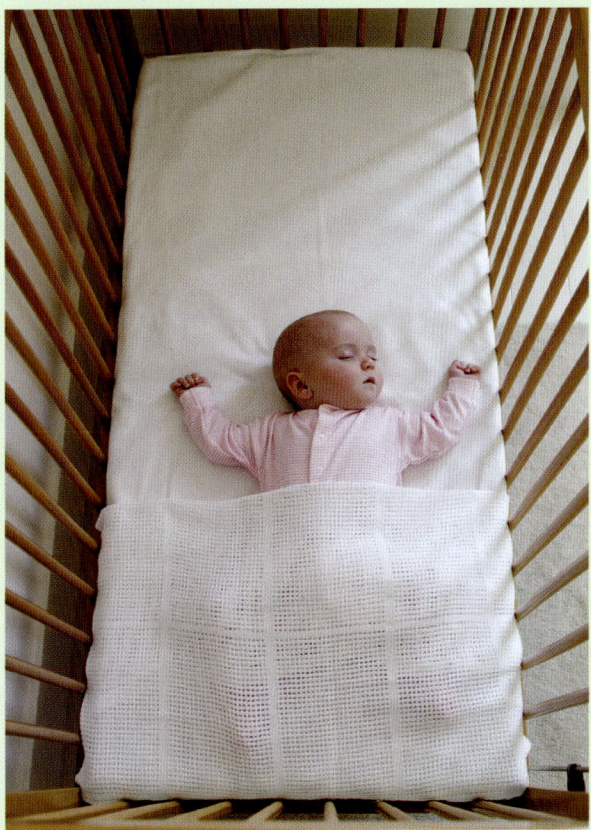

Vorbereitung auf die Ankunft Ihrer Babys

In der Wohnung

In der Schwangerschaft richtet sich Ihr Blick vor allem auf das Kinderzimmer, doch Sie werden sich mit den Babys auch in anderen Bereichen der Wohnung aufhalten. Ein paar Dinge erleichtern Ihnen den Alltag.

Kissen Stillkissen sind bereits in der Spätschwangerschaft praktisch und später beim Stillen sehr hilfreich. Sie bieten Halt und beugen damit einer schlechten Haltung und den dadurch entstehenden Schmerzen vor.

Legen Sie Ihre Babys beim Stillen auf spezielle Stillkissen, damit sie auf der Höhe der Brustwarze liegen und gut an die Brust heranreichen. Mit jeweils einer Hand umfassen Sie dann jeweils den Kopf eines Babys. Ihre Unterarme liegen ebenfalls auf dem Kissen, damit sich Hals und Schultern entspannen können.

Natürlich können Sie auch normale Kissen verwenden, die allerdings gerne beim Stillen wegrutschen. Zwillinge zu stillen ist nicht einfach, daher lohnt sich die Investition in Stillkissen.

Wippen Sie sind unglaublich praktisch – und tragbar. Kaufen Sie zwei Wippen, am besten mit einem abnehmbaren Bügel für Spielsachen.

Sie dürfen Ihre Babys niemals unbeaufsichtigt lassen. Wenn die Babys für eine kurze Zeit in der Wippe sind, haben Sie die Hände frei, um etwas zu essen oder eine Tasse Kaffee zu trinken. Wird ein Baby unruhig, lässt es sich häufig durch das Schaukeln der Wippe mit dem Fuß beruhigen.

Wenn Ihre Zwillinge zunehmend mobil werden, stellen die Wippen sicher, dass Zwilling eins nicht in Gefahr gerät, während Sie sich mit Zwilling zwei abgeben.

Sobald Ihre Babys über Kopfkontrolle verfügen, können Sie Ihnen in der Wippe das Fläschchen geben. Natürlich lieben Sie und Ihre Babys die

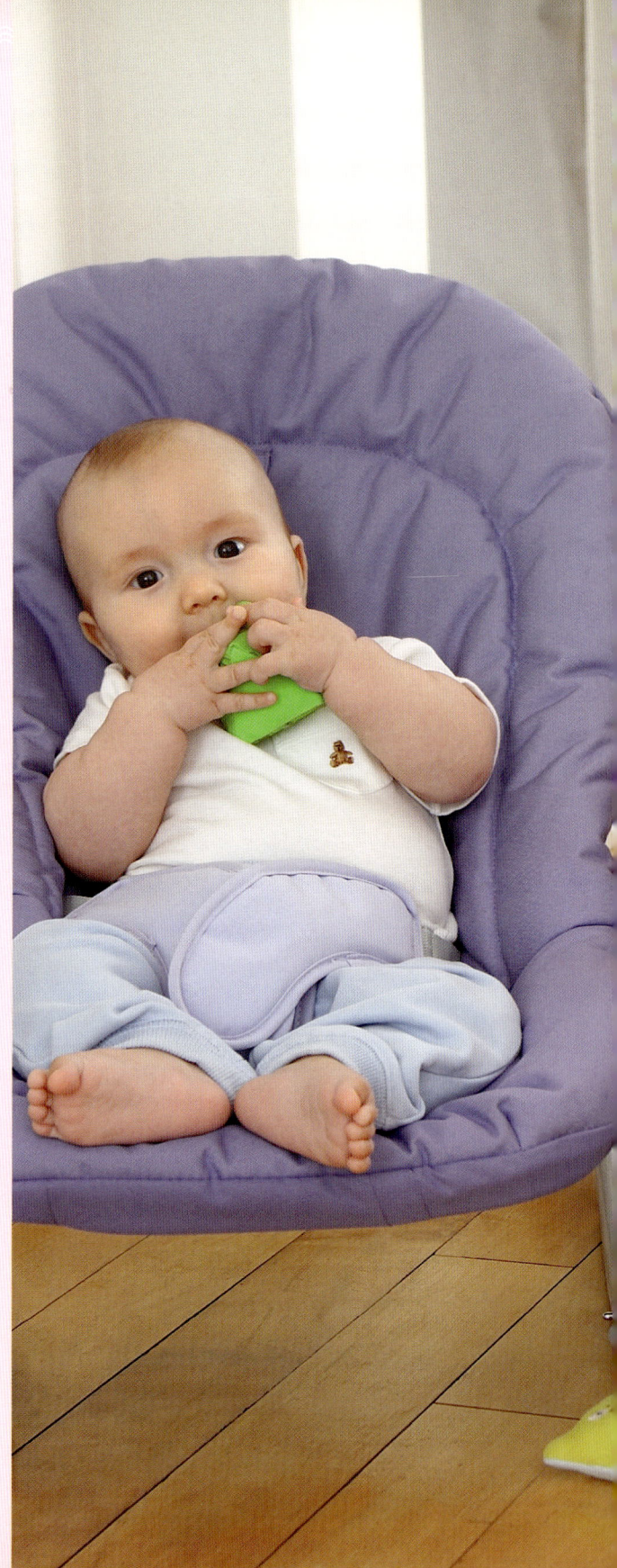

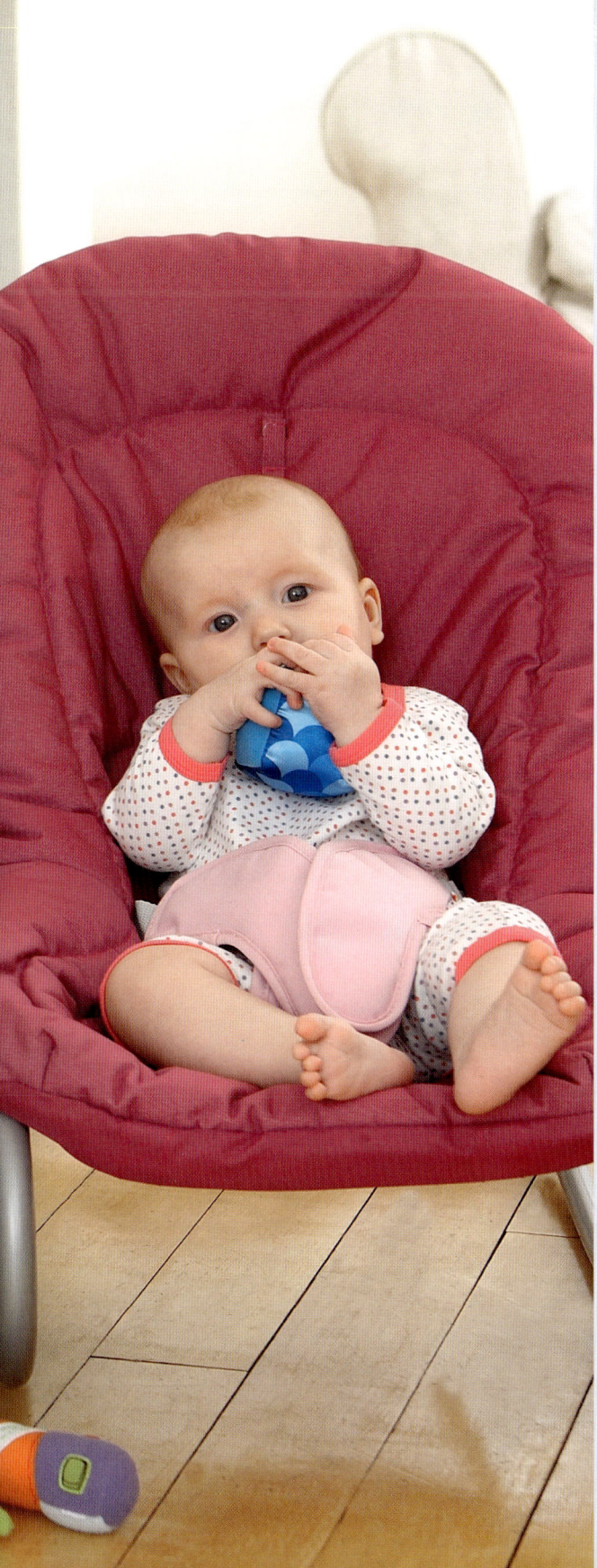

Einkäufe

Nähe beim Füttern in Ihrem Arm. Die Wippe ist aber eine praktische Alternative an Tagen, an denen dies nicht möglich ist. In der Wippe können Sie Ihren Babys auch die erste Beikost geben, bevor sie später im Hochstuhl sitzen.

Babys lieben es, die Eltern zu beobachten: Lassen Sie die beiden in ihren Wippen zuschauen, wie Sie die Hausarbeit erledigen.

Baden und saubermachen Anfangs bevorzugen Sie vielleicht eine »Katzenwäsche« auf dem Wickelplatz. Sie brauchen zwei Schüsseln Wasser und etwas Watte, eine Schüssel fürs Gesicht, die andere für den Po. Verwenden Sie für jedes Baby frisches Wasser und neue Watte.

Wenn Sie dann so weit sind, dass Sie Ihre Kleinen auch baden wollen, brauchen Sie dazu weder eine Babybadewanne noch einen Badesitz – aber anfangs vielleicht Unterstützung. Fragen Sie andere Zwillingsmütter, welche Hilfsmittel sie empfehlen. Praktisch sind Badethermometer, Babynagelschere, Babybadezusatz und Babyshampoo sowie Kapuzenhandtücher.

Stillen/Füttern Für die Flaschenernährung benötigen Sie Flaschen, Sauger, Flaschenbürste und Sterilisiergerät. All das brauchen Sie auch, und zusätzlich eine Pumpe, wenn Sie Muttermilch abpumpen wollen. Abgepumpte Muttermilch können Sie im Kühlschrank oder in der Tiefkühltruhe aufbewahren.

Halten Sie die Fütterzeiten und Trinkmengen jedes Zwillings auf einem Notizblock fest. Das ist kein unnötiger Aufwand, denn Schlafmangel beeinträchtigt das Gedächtnis und es ist stressig, ständig zu überlegen, wer das letzte Mal wann, wie viel und an welcher Brust getrunken hat.

Bequem und zufrieden In der Wippe können Ihre Babys Sie und ihre Umgebung beobachten.

Vorbereitungen für die Ankunft Ihrer Babys

Geburtsvorbereitungskurse

Es gibt eine Vielzahl an verschiedenen Kursen. Sie bereiten auf Wehen, Geburt und die ersten Wochen vor. Diese Informationen und die dabei entstehenden Freundschaften sind gleichermaßen wertvoll.

Über die Kurse

Da Zwillinge oft früher kommen, ist es sinnvoll, beizeiten einen Geburtsvorbereitungskurs zu besuchen. In einem »normalen« Kurs erfahren Sie alles Wichtige über den Schwangerschaftsverlauf, den normalen Geburtsverlauf mit seinen einzelnen Phasen sowie über unterschiedliche Gebärpositionen und Gebärmöglichkeiten. Fragen Sie immer auch, was für Sie als Zwillingsmutter anders ist. Weitere Themen sind:

- Möglichkeiten der Schmerzlinderung sowie Vorbereitung auf Sonderfälle wie Entbindung durch Kaiserschnitt
- Erlernen von speziellen Atemtechniken und Entspannungsübungen
- Durchführung von Schwangerschaftsgymnastik
- Vorbereitung auf das Stillen
- Umgang mit den Babys und Babypflege
- Anleitung zur Partnermassage für die Geburt
- Veränderungen der Lebensweise sowohl in körperlicher wie emotionaler Hinsicht.

Die Geburtsvorbereitungskurse werden in der Regel von Hebammen geleitet. Auch eine Besichtigung des Kreißsaals gehört oftmals mit zum Programm. Diese Kurse empfehlen sich nicht nur für Erstgebärende, sondern sind auch in weiteren Schwangerschaften sinnvoll, da sie Zeit geben, sich gezielt auf die Ankunft dieses Kindes vorzubereiten.

Neue Babys und neue Freunde In Vorbereitungskursen entstehen oft lebenslange Freundschaften. Hier können Frauen ihre Erfahrungen mit anderen austauschen, die zur gleichen Zeit dasselbe erleben.

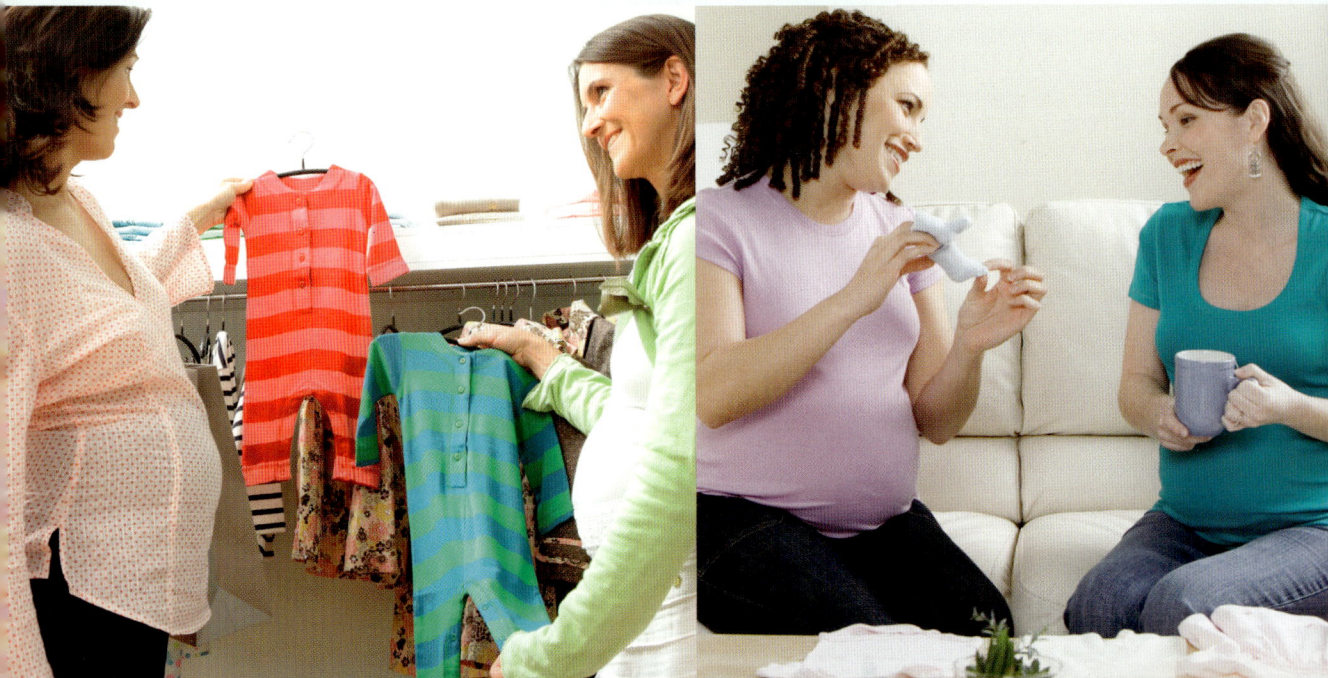

Geburtsvorbereitungskurse

Kurse: sehr zu empfehlen

Ein Geburtsvorbereitungskurs lohnt sich in jedem Fall – hier können Sie »Experten« befragen und andere Frauen in derselben Situation treffen. Er bietet regelmäßig Gelegenheit, sich ganz auf Ihr neues Leben einzustellen.

Kurse werden u. a. von Geburtskliniken, Volkshochschulen, Familienbildungsstätten oder Hebammenpraxen angeboten. Erkundigen Sie sich bei der Krankenkasse nach dem Angebot vor Ort.

Geburtsvorbereitungskurse werden entweder nur für Frauen oder als Partnerkurs ausgeschrieben. Möchte der werdende Vater (oder eine andere Begleitperson) mit in den Kreißsaal, so ist seine Teilnahme sehr wünschenswert. Er lernt, wie er seine Partnerin während der Wehen unterstützen kann. Geburtsvorbereitungskurse finden üblicherweise einmal wöchentlich abends über einen längeren Zeitraum verteilt oder als Kompaktseminar an einem Wochenende statt. Die gesetzlichen Krankenkassen übernehmen für die Schwangeren die Kursgebühr für maximal 14 Stunden, wenn eine Hebamme diesen Kurs leitet. In größeren Städten gibt es manchmal auch spezielle Kurse für werdende Zwillingsmütter.

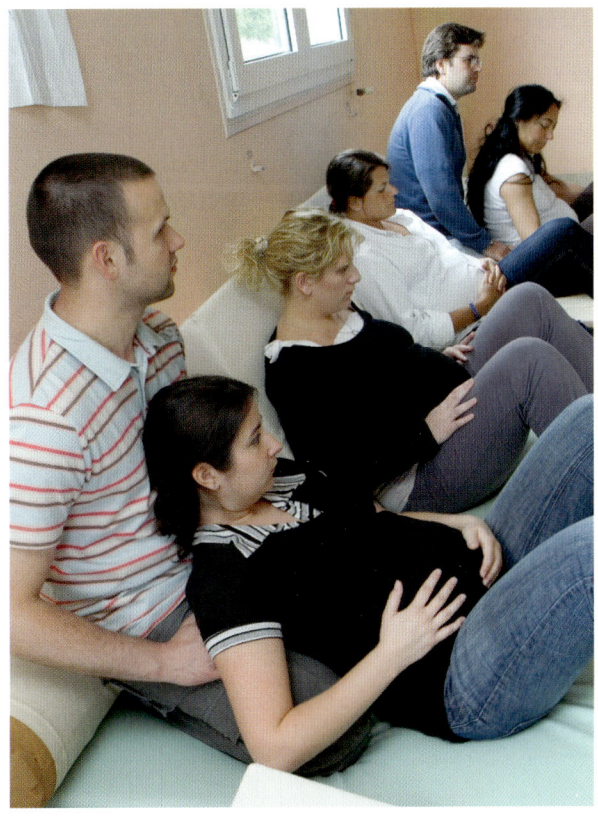

Kurse Eine tolle Gelegenheit, andere Schwangere kennenzulernen, Wissen zu erwerben und Fragen zu stellen.

Tipps von Eltern

Ein breites Angebot – das Richtige finden

Neben den »Basiskursen« gibt es verschiedene spezielle Geburtsvorbereitungskurse, z. B. Yogakurse für Schwangere. Hier stehen Entspannung und Körpererfahrung im Vordergrund. Ein Angebot für Frauen, die gerne tanzen, sind Bauchtanzkurse.

Kurse zur Schwangerschaftsgymnastik werden entweder in einem Gymnastikraum angeboten oder, als Sonderform, die Schwangerengymnastik im Wasser. Wasser ist – vorausgesetzt, man fühlt sich generell im Wasser wohl – ein ideales Medium für Schwangere. Wassergymnastik erfreut sich großer Beliebtheit, denn sie tut Körper und Psyche gut.

Daneben gibt es auch die Geburtsvorbereitung im Wasser, die oft als Paarkurs angeboten wird. Grundbedingung ist, dass man gerne taucht, denn viele Abtauchübungen dienen der Atemtechnik und Entspannung.

Hypnobirthing bereitet mithilfe von Visualisierungen, Atemübungen und Entspannungstechniken auf eine sanfte und natürliche Geburt vor.

Vorbereitungen für die Geburt Ihrer Babys

Emotionale Vorbereitung

Frauen, die nur ein Baby erwarten, haben manchmal schon ein wenig Angst vor dem, was vor ihnen liegt – und mit zwei Babys im Bauch ist es nur normal, wenn Ihnen auch ein wenig bange ist.

Schock, Panik und Stolz

Zwillingsmutter zu werden ist ein Unterfangen, bei dem Sie von Schock über Panik bis zum Gefühl des Auserwähltseins alles erleben. Sprechen Sie mit einem vertrauten Menschen über Ihre Sorgen und Ängste. Oft fühlt man sich danach besser.

Natürlich dürfen Sie sich eingestehen, dass Sie sich überfordert fühlen und nicht wissen, wie Sie das alles bewältigen sollen. Sprechen Sie mit anderen Zwillingsmüttern, die das alles kennen.

Positive Pläne

Beim Schreiben eines Geburtsplans (s. S. 58f.) können Sie sich mit Ihrem Status einer Zwillingsmutter auseinandersetzen. Sie gewinnen dabei wieder ein Gefühl der Kontrolle. Bleiben Sie aber flexibel: Es kann sein, dass die Ärzte vom Plan abweichen müssen.

Sich den Ängsten stellen

Zwillinge werden oft zu früh geboren und kommen auf die Intensivstation (s. S. 88f.). Das ist für die Eltern immer belastend. Vielleicht wollen Sie die Klinik während der Schwangerschaft bereits besichtigen. Das nimmt die Angst vor dem Unbekannten und Sie sind weniger verunsichert, falls Ihre Babys nach der Geburt medizinisch betreut werden müssen.

Auf Befürchtungen in der bestehenden Familie reagieren

Ein Baby kann die robusteste Beziehung belasten – Zwillinge natürlich umso mehr. Organisieren Sie im

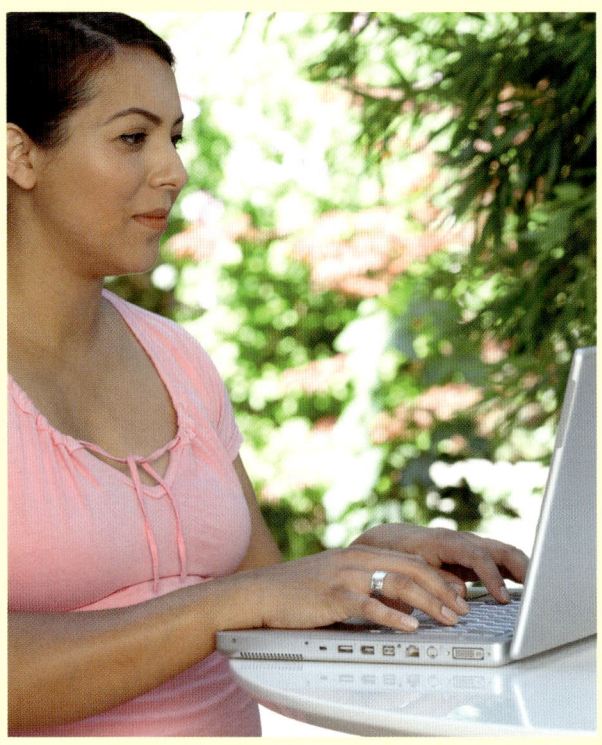

Geburtsplan Ein Geburtsplan gibt die Möglichkeit, genau zu überlegen, wie die Wunschgeburt verlaufen sollte, und sich mental darauf einzustellen.

Voraus Hilfe, damit Sie nach der Geburt nicht auf sich allein gestellt sind. Bleiben Sie immer miteinander im Gespräch und starten Sie Ihre Reise als Zwillingseltern im Team.

Ihre Schwangerschaft und die neuen Familienmitglieder werden sich auf jedermann im Haushalt auswirken. Beziehen Sie ältere Geschwister unbedingt in altersgerechter Weise in das Ereignis ein, damit Sie sich geliebt und nicht ausgeschlossen fühlen.

Umgang mit unerwünschter Aufmerksamkeit

Ihr Zwillingsbauch gibt Ihnen einen Vorgeschmack auf die Aufmerksamkeit, die Ihre Kinder später auf sich ziehen werden. Es ist anstrengend, immer wieder dieselben Fragen wohlmeinender Außenstehender zu beantworten. Ein freundliches »Danke für Ihre Anteilnahme, aber wir müssen weiter« verhilft Ihnen zur Flucht.

Willkommen im Club

Nicht alles ist nur doppelte Mühe! Es gibt auch Vorteile, Mehrlinge zu haben: Großpackungen im Supermarkt zum Beispiel. Und man fragt Sie nicht ständig, wann denn ein Geschwisterchen kommt. Man geht davon aus, dass Sie Ihre Familie mit einem Mal komplett gemacht haben.

Im Zwillingsclub finden Sie neue Freunde. Hier ernten Sie Verständnis für Ihre Probleme. Und: Sie fahren nur einmal zur Schule, werden aber mit zweimal Lächeln und abends mit zwei Gute-Nacht-Küssen belohnt. Es gibt doch nichts Besseres.

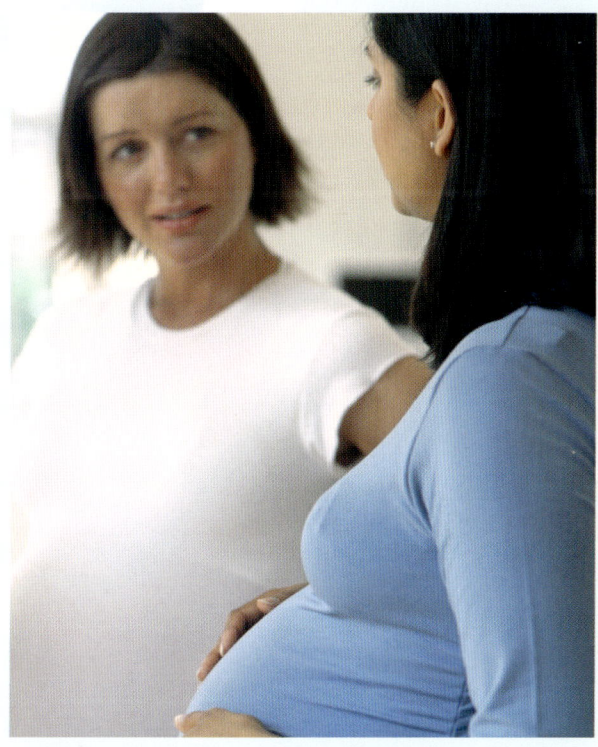

Emotionale Unterstützung Sprechen Sie mit verständnisvollen und hilfsbereiten Menschen über Ihre Sorgen.

Ärztlicher Rat

Nehmen Sie Unterstützung in Anspruch Jede Frau ist anders und Sie durchleben sicher nicht genau dieselben Gefühle wie andere Schwangere. Wenn Sie niedergeschlagen oder besorgt sind, verschließen Sie sich nicht. Bestimmt gibt es jemanden, der Ihnen helfen kann. Wenden Sie sich zunächst an Ihren Arzt oder die Hebamme. Sie können Sie ggf. an einen Fachmann überweisen.

Sind Alkohol oder Medikamente in Ihrem Haushalt ein Thema, wenden Sie sich an eine Selbsthilfeorganisation. Bei familiären Problemen finden Sie bei einer Beratungsstelle Hilfe. Sie können dort direkt selbst anrufen oder Ihr Arzt kann es tun.

Viele werdende Mütter haben zwiespältige Gefühle gegenüber ihren Zwillingen und fragen sich, wie sie das schaffen werden. Auch negative Gedanken sind in einer Schwangerschaft normal – hinsichtlich Beruf, Finanzen oder Lebensweise. Manchmal gibt es nichts Besseres, als mit jemandem zu sprechen, der auch Zwillinge hat. Versuchen Sie es im Zwillingsclub oder bei einer Zwillings-Selbsthilfegruppe online. Hier hört man Ihnen zu und Sie erhalten Unterstützung. Ignorieren Sie emotionale Probleme keinesfalls: Es ist in jedem Fall besser, sich ihnen jetzt sofort zu stellen.

Vorbereitungen für die Ankunft Ihrer Babys

Schwangerschaft und Beruf

Die Mutterschutzfrist beginnt sechs Wochen vor dem errechneten Geburtstermin. Bei Beschwerden wird Sie der Arzt schon früher krankschreiben. Achten Sie am Arbeitsplatz auf sich und Ihre Babys.

Die Risiken kennen

Im Rahmen der Mutterschutzrichtlinien ist genau festgelegt, welche Arbeiten Schwangere verrichten dürfen und wo sie besonderen Schutz genießen, um ihre Babys nicht zu gefährden. Wenn Sie Bedenken wegen beruflicher Aufgabengebiete haben, sprechen Sie mit Ihrem Arbeitgeber oder der Mitarbeitervertretung.

Tiere Bei der Arbeit mit Tieren können Sie mit Toxoplasmen, E.-Coli-Bakterien und anderen Krankheitserregern in Berührung kommen.

Nahrungsmittel Rohes Fleisch birgt ein Infektionsrisiko mit Salmonellen, E. Coli und Listerien.

Chemikalien Lesen Sie auf Verpackungen die Sicherheitshinweise für Schwangere.

Virusinfektion In medizinischen und pädagogischen Berufen ist man Infektionskrankheiten ausgesetzt, die für Ungeborene gefährlich sein können.

Strahlung Wiederholte Röntgen- oder andere Strahlung ist für die Gesundheit Ihrer Babys schädlich.

Sicherheit an oberster Stelle

Ihre Arbeitsumgebung muss für Sie und Ihre Babys ungefährlich sein. Stellen Sie sicher, dass nirgends Rutschgefahr besteht. Sie dürfen auch nichts Schweres heben. Bei Bedenken sprechen Sie mit Ihrem Arbeitgeber bzw. Arzt.

Schwanger und professionell

Gute Organisation erleichtert professionelles Arbeiten. Protokollieren Sie laufende Projekte, falls Sie sie vorzeitig übergeben müssen. Vermeiden Sie Stress, aber fordern Sie auch keine Spezialbehandlung ein. Bleiben Sie mit Ihrer Arbeit auf dem Laufenden.

Energie bewahren

Vor allem im ersten und dritten Trimester sind Sie sicher ziemlich müde. Trinken Sie viel, um einem Flüssigkeitsmangel vorzubeugen. Regelmäßige, nährstoffreiche Snacks helfen, den Energiepegel konstant zu halten.

Trinken Stellen Sie ein Glas Wasser auf den Schreibtisch, damit Sie regelmäßig trinken.

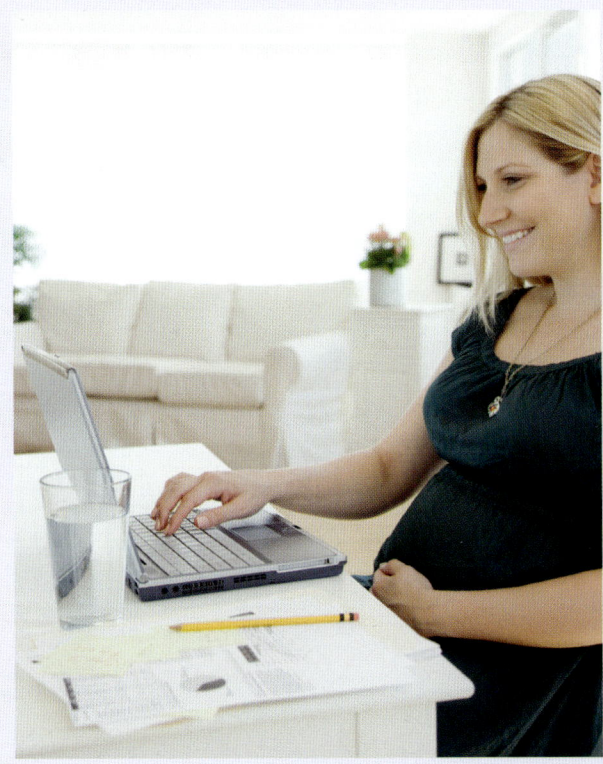

Am Schreibtisch heben einfache Dehnübungen den Energiespiegel, sorgen für Wohlbefinden und beugen Schwellungen, eine häufige Schwangerschaftsbeschwerde (s. S. 18), vor. Kreisen Sie Schultern und Handgelenke, heben Sie jeweils ein Bein und kreisen Sie es.

Legen Sie Ihre Füße auf einen Schemel, um Knöchelschwellungen zu verhindern. Vermeiden Sie langes Sitzen oder Stehen. Regelmäßige kurze Pausen, um die Beine zu strecken und frische Luft zu schnappen, tun Kreislauf und Stimmung gut.

Mutterschaftsurlaub und Rückkehr zur Arbeit

Die Mutterschutzfrist beginnt auch bei Mehrlingsschwangerschaften sechs Wochen vor der Entbindung. Sie endet bei Frühgeburten und Mehrlingsgeburten zwölf Wochen nach der Entbindung. Konnte die Mutterschutzfrist vor der Entbindung aufgrund einer Frühgeburt nicht in voller Höhe in Anspruch genommen werden, verlängert sich die Mutterschutzfrist nach der Geburt um die nicht in Anspruch genommenen Tage vor der Entbindung. In dieser Zeit erhalten Sie Mutterschaftsgeld und den Arbeitgeberzuschuss zum Mutterschaftsgeld. Die Elternzeit, die normalerweise bis zu drei Jahren genommen werden kann, kann bei Zwillingen mit Zustimmung des Arbeitsgebers bis auf fünf Jahre verlängert werden. Denken Sie daran, die Elternzeit rechtzeitig zu beantragen.

Mütter von Zwillingen empfinden es oft als sehr viel schwieriger, wieder ins Berufsleben zurückzukehren. Sprechen Sie in diesem Fall mit Ihrem Chef über Teilzeit oder Heimarbeit. Bitte denken Sie immer daran: Die Entscheidung, mit der Sie sich am wohlsten fühlen, ist die beste.

Ein gesundes Gleichgewicht Es ist wichtig, die richtige Work-Life-Balance zu finden. Machen Sie tagsüber regelmäßige Pausen und entspannen Sie abends.

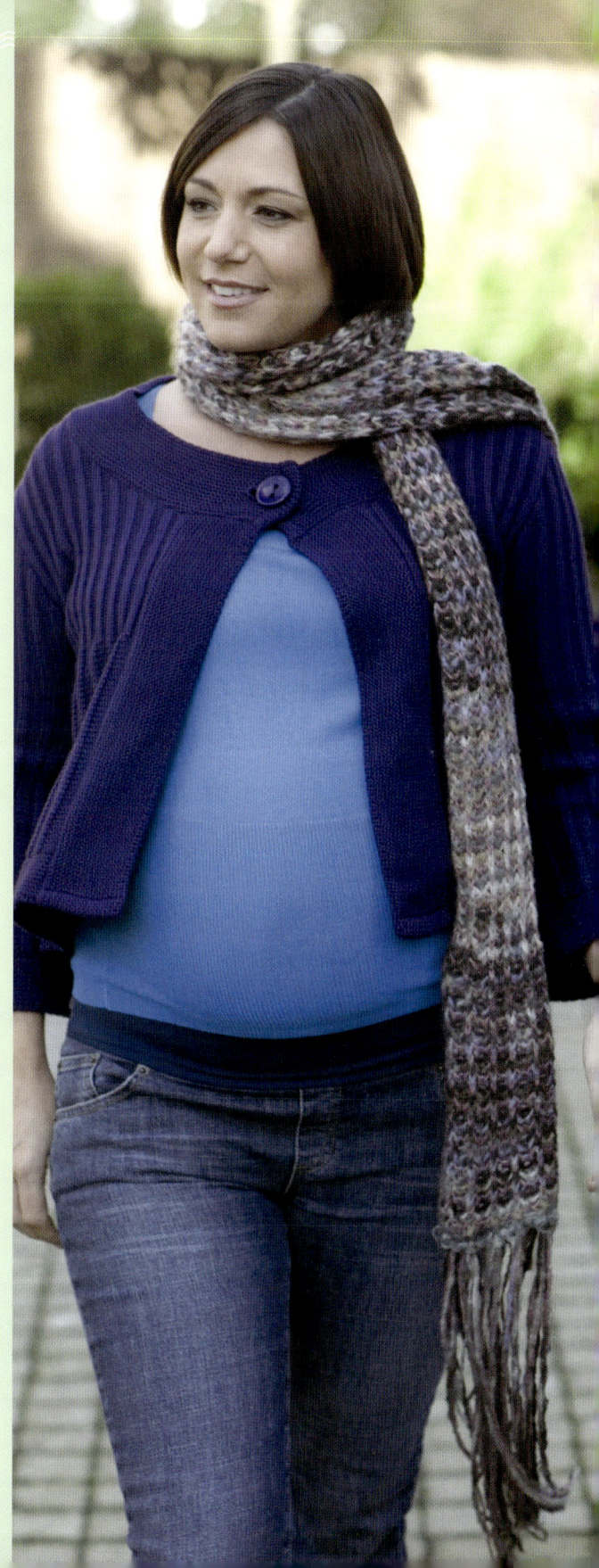

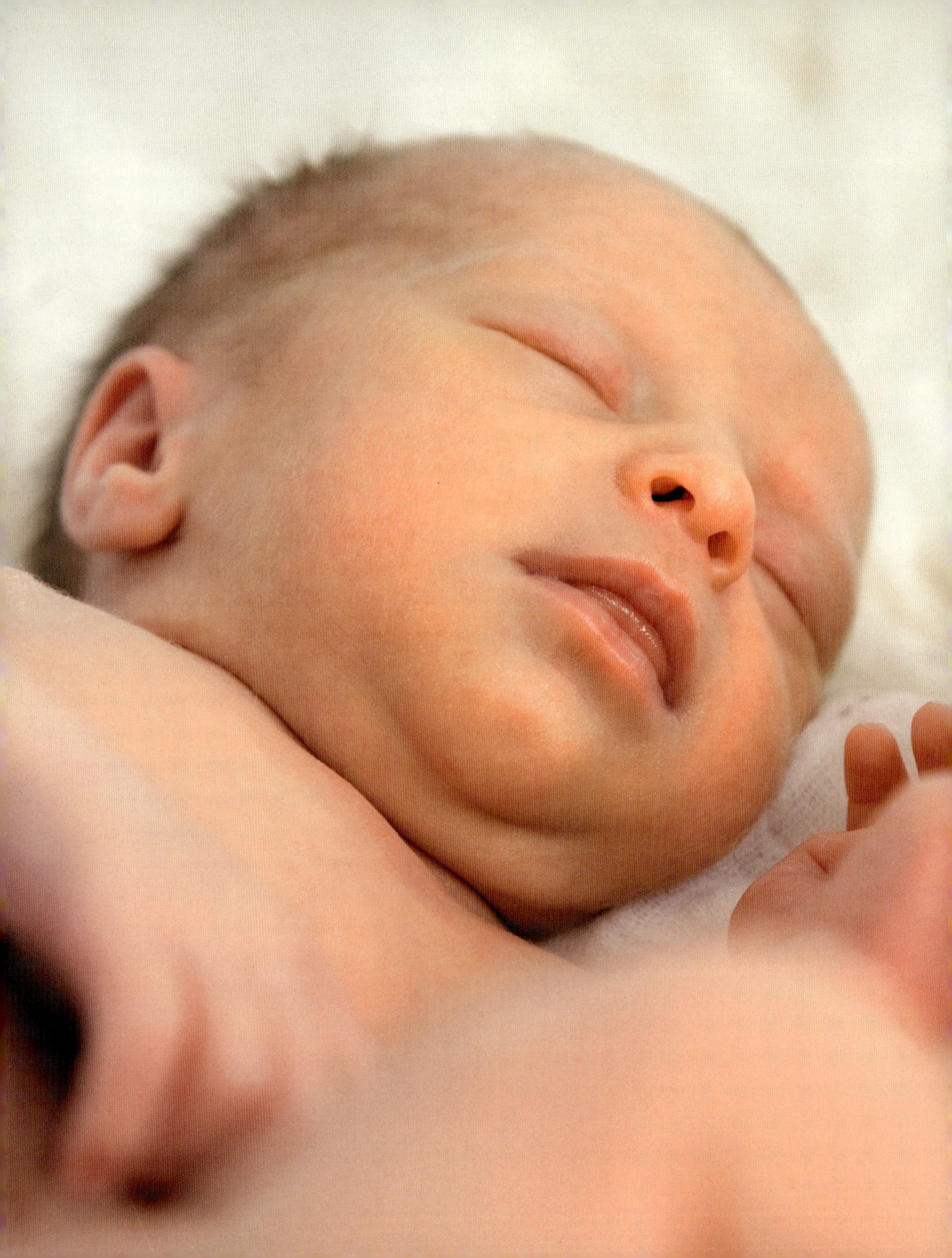

Wehen und Geburt

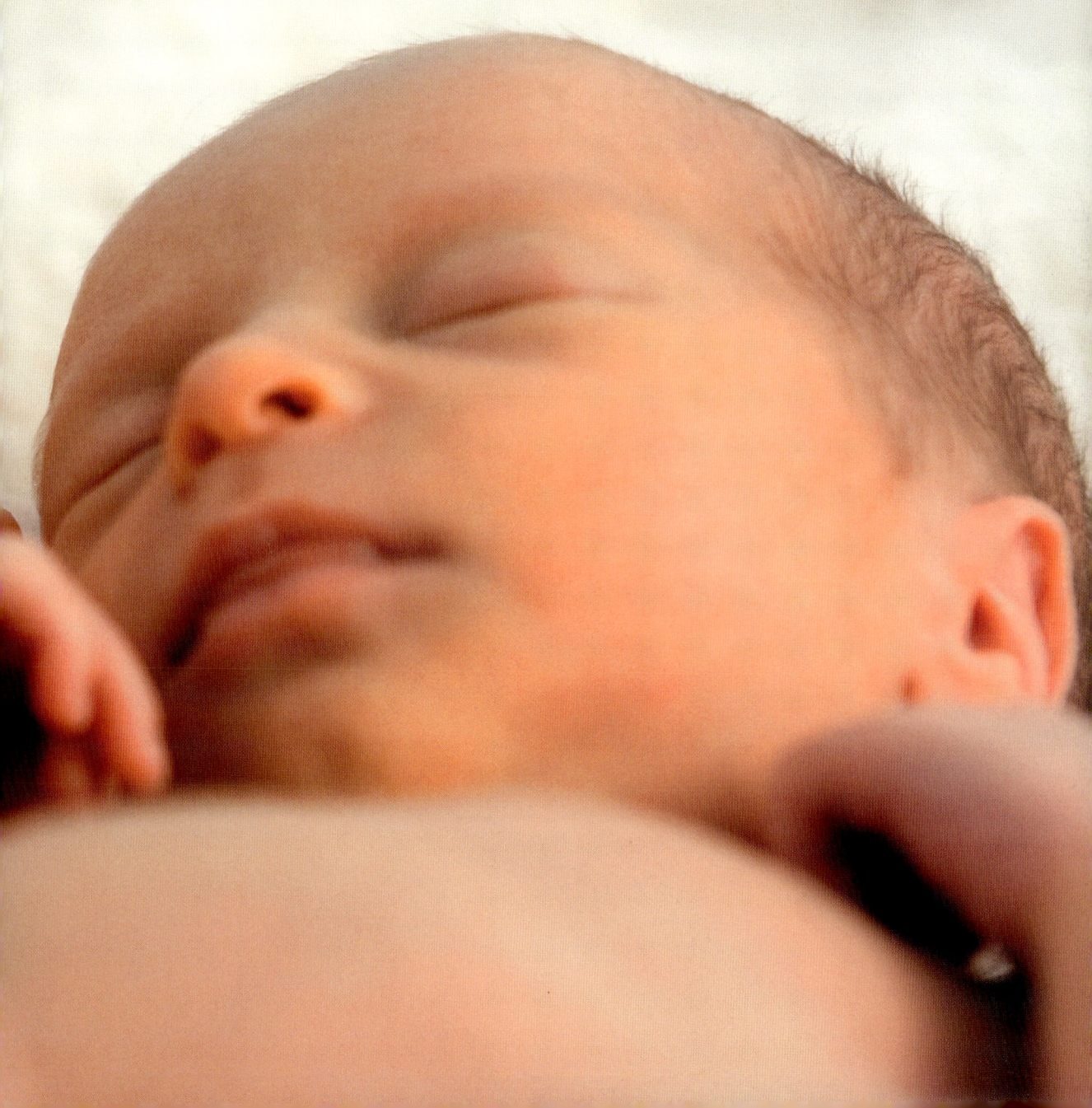

Wehen und Geburt

Geburt: die Fakten

Sie freuen sich darauf, endlich Ihre Babys im Arm zu halten – wann immer das auch sein mag. Hier zunächst ein paar Fakten zur Geburt, die Sie vor dem großen Tag kennen sollten.

Wann wird die Geburt sein?

Der Arzt hat Ihren Geburtstermin errechnet. Sie haben ihn bestimmt genau im Kopf, doch Ihre Zwillinge müssen sich nicht unbedingt an diesen Termin halten. Selbst bei Einlingen bietet er nur einen groben Anhaltspunkt – etwa die Hälfte kommt früher, die Hälfte hat es überhaupt nicht eilig. Bei Zwillingen ist dieses Datum besonders vage: Sie konkurrieren um Raum und Nahrung und kommen häufig zu früh. Die beiden können sich aber durchaus auch einmal Zeit damit lassen, auf die Welt zu kommen. Man kann wirklich nicht vorhersagen, wann genau sie sich einstellen werden.

Nestbauinstinkt Sie verspüren den Drang, vor den Wehen die Wohnung zu putzen oder aufzuräumen.

Anzeichen der Geburt

Selbst wenn feststeht, dass Sie per Kaiserschnitt entbinden werden, ist es gut, die Anzeichen der Wehen zu kennen. Folgende Symptome kündigen die baldige Geburt an.

Nestbauinstinkt Wie in jeder Schwangerschaft bricht der Nestbauinstinkt oft ein oder zwei Tage vor den Wehen aus. Sie haben einen Energieschub, räumen die Wohnung auf, waschen gar Vorhänge und stauben Regale ab. Er kann sehr ausgeprägt sein, zeigt sich aber nicht bei jeder Frau – und ist kein verlässliches Anzeichen.

Wehen Die Kontraktionen können anfangs leicht und unregelmäßig sein, werden dann stärker und häufiger.

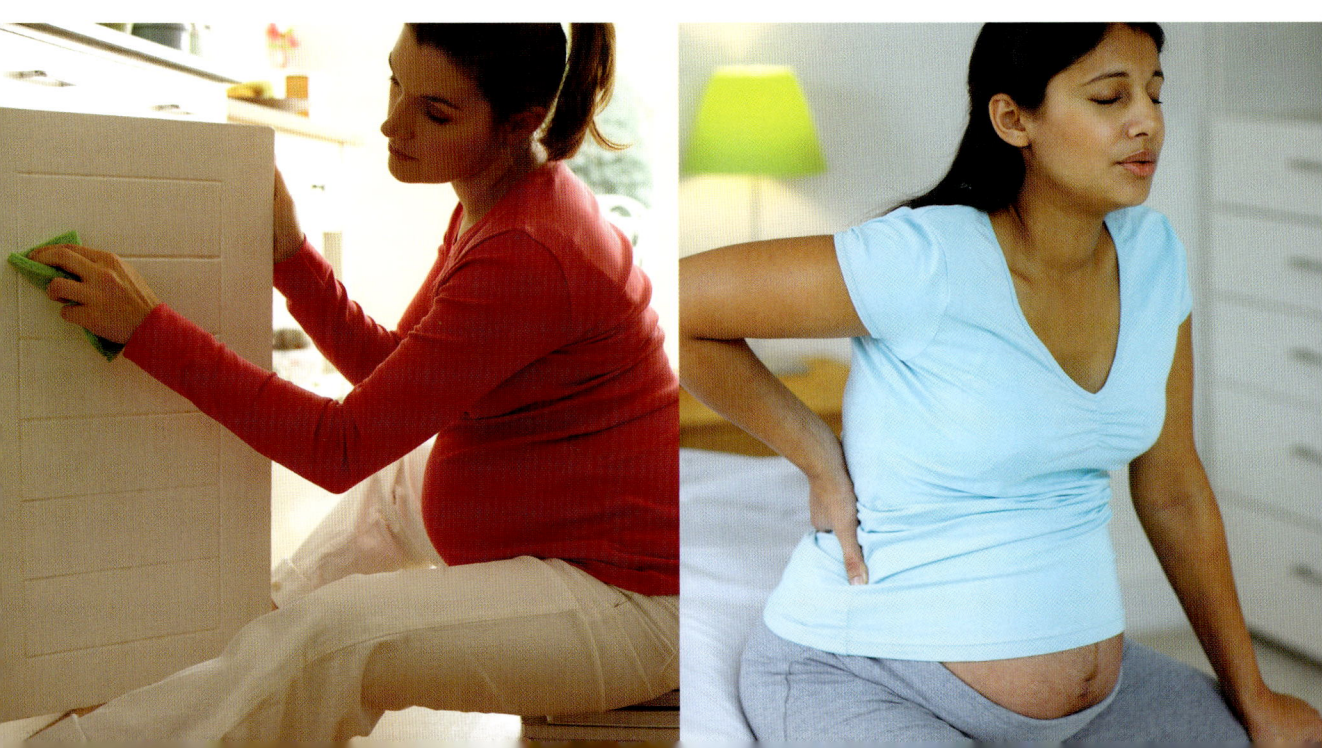

Geburt: die Fakten

Das »Zeichnen« Während der Schwangerschaft ist der Muttermund durch einen Schleimpfropf verschlossen. Er schützt die Gebärmutter und die Babys vor Infektionen. Gegen Ende der Schwangerschaft wird der Muttermund weicher und weitet sich. Der leicht blutige Schleimpfropf geht ab – man nennt dies »Zeichnen«. Das kann bis zu zehn Tage vor Wehenbeginn sein, allerdings passiert es nicht bei jeder Frau. Bei einer stärkeren Blutung wenden Sie sich unverzüglich an den Arzt. Eine Blutung in diesem Stadium ist zwar selten, kann aber vorkommen – auch mit hohem Blutverlust, gerade bei Zwillingen. Wiederum gilt: Es ist Ihr Blut, nicht das der Babys. Wenden Sie sich aber sofort an den Arzt.

Wehen Sie sind das sicherste Zeichen, dass der Geburtsprozess eingesetzt hat, insbesondere, wenn jede Wehe länger als 40 Sekunden dauert und sie etwa dreiminütlich auftreten. Die Wehen setzen gewöhnlich langsam ein, oft mit unregelmäßigen, schmerzfreien Senkwehen. Sobald die Wehen regelmäßig kommen oder schmerzhaft sind, rufen Sie im Krankenhaus an – bei Zwillingen sollten Sie das beizeiten tun, noch bevor drei Wehen innerhalb von zehn Minuten auftreten.

Blasensprung Wenn die Fruchtblase platzt, geht das Fruchtwasser ab. Es kann das erste Wehenzeichen sein oder erst später im Krankenhaus geschehen. Das Wasser kann in einem plötzlichen Schwall abgehen oder durch schwaches Tröpfeln, sodass Sie sich fragen, ob beim Husten etwas Urin abgegangen ist. Auf jeden Fall ist es bedeutsam. Legen Sie eine Slipeinlage ein und gehen Sie sofort in die Klinik. Dort wird man feststellen, ob es sich um Urin oder um Fruchtwasser gehandelt hat. Außerdem wird man den Herzschlag der Babys und den Muttermund kontrollieren.

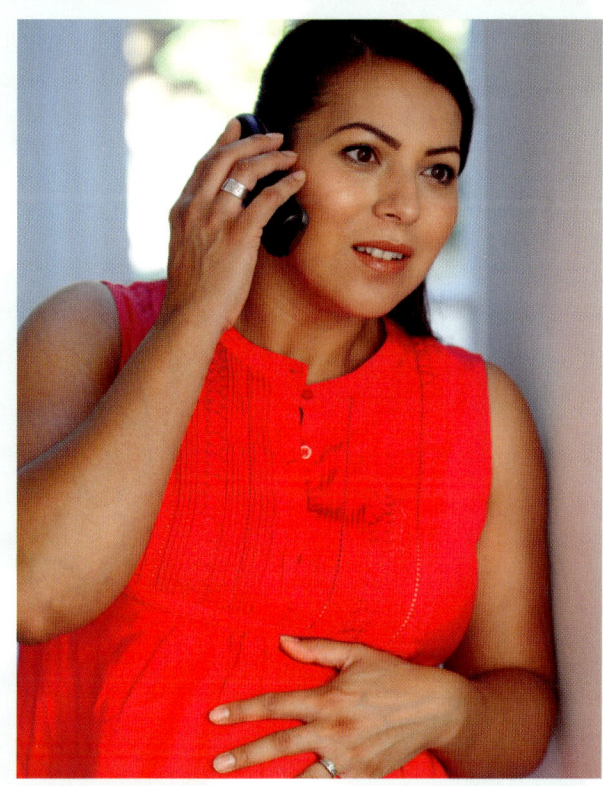

Nicht abwarten! Bei deutlichen Wehen oder einem Blasensprung rufen Sie sofort in der Klinik an.

Es gibt hauptsächlich zwei Gründe, warum Sie bei einem Blasensprung unbedingt sofort handeln sollten. Zum einen besteht die Gefahr, dass die Nabelschnur vor den Muttermund fällt. Ein Nabelschnurvorfall kommt bei Zwillingen etwas häufiger vor, vor allem bei einer Steißlage. Er ist gefährlich, weil durch das Zusammenpressen der Nabelschnur die lebenswichtige Blutzufuhr zum Baby unterbrochen wird. Zum anderen können nun Bakterien eindringen und eine Infektion auslösen. Ärzte raten deshalb bei einem Blasensprung häufig zu einer Entbindung innerhalb von 24 Stunden. Alternativ werden Sie in der Klinik behalten, um Sie genau beobachten zu können. Auf jeden Fall sollten Sie bei Verdacht auf einen Blasensprung unverzüglich ins Krankenhaus gehen.

Wehen und Geburt

Andere Symptome der Wehen

Es können noch weitere Geburtsanzeichen auftreten. Jede Geburt ist einzigartig, der Geburtsverlauf hängt von der Lage der Babys und von Ihren individuellen Körpermerkmalen ab.

Rückenschmerzen Jede Frau erlebt die Wehen anders und die Geburtssymptome können sich unterscheiden. Der Druck auf das Becken und die Nerven kann Rückenschmerzen verursachen oder das Gefühl, Wasser lassen zu müssen. Sie wollen sich daher vielleicht wenig bewegen und immer in der Nähe einer Toilette bleiben. Diese Rückenschmerzen können die Wehen über anhalten.

Gefühle Sie können müde sein oder energiegeladen, Übelkeit oder Hunger verspüren oder angespannt und ängstlich sein. Versuchen Sie sich zu entspannen, Anspannung erschwert die Wehen und verzögert die Geburt. Natürlich sind Emotionen verständlich. Sie müssen noch die weitere Geburt durchstehen – doch bald werden Sie reich belohnt!

Was bei Zwillingen anders ist

Bei jeder normalen Geburt gibt es drei Phasen:
- Die Eröffnungsphase: die Öffnung des Muttermundes.
- Die Austreibungs- und Pressphase: die Geburt des Kopfes des Babys (gefolgt vom Körper).
- Die Nachgeburtsphase: die Ausstoßung der Plazenta.

In der ersten Phase weitet sich der Muttermund auf einen Durchmesser von 10 cm. Jede Wehe unterstützt dabei die Arbeit der Gebärmuttermuskeln. Als Daumenregel gilt, dass sich der Muttermund pro Stunde etwa 1 cm öffnet. Insbesondere bei Zwillingen geht diese Rechnung nicht immer auf. Der Muttermund kann sich anfangs auch sehr langsam öffnen und später schneller – oder andersherum. Aus diesem Grund ist eine Geburt nicht nach der Uhr planbar.

Nun die gute Nachricht

Bei Zwillingen erleben Sie auch nur eine Eröffnungsphase – aber natürlich zwei Austreibungsphasen, eine für jedes Baby. Da Zwillinge gewöhnlich etwas

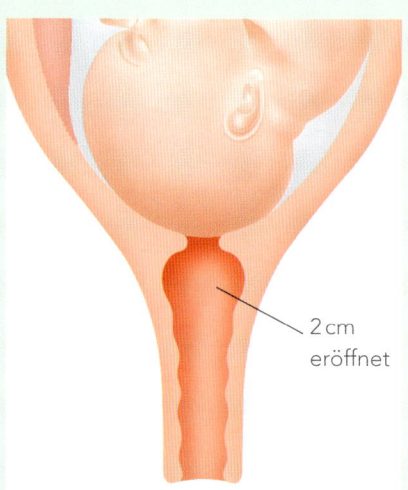

2 cm eröffnet

Frühes Wehenstadium Auch unregelmäßige Wehen tragen zur Öffnung des Muttermundes bei.

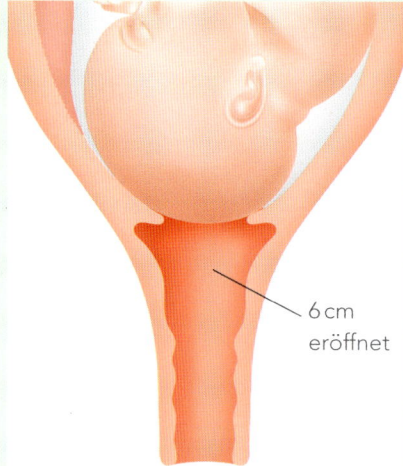

6 cm eröffnet

Aktive Wehenphase Bei regelmäßigen Wehen hat die Geburt eingesetzt. Nun kann alles schnell gehen.

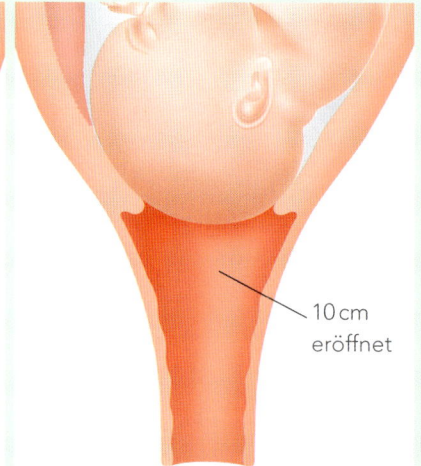

10 cm eröffnet

Austreibungsphase Der Muttermund ist voll verstrichen, bald können Sie den ersten Zwilling herauspressen.

Geburt: die Fakten

kleiner sind als Einlinge, verläuft die Geburt oft leichter und schneller. Allerdings können die Kleinen unter der Geburt stärker gestresst werden, das gilt insbesondere für Frühgeburten. Zudem muss der zweite Zwilling die Austreibungswehen zweimal durchstehen – beim ersten Zwilling erlebt er sie auch mit.

Die Nachgeburtsphase unterscheidet sich bei Zwillingen kaum, außer dass oft zwei Plazentas ausgestoßen werden – in der Regel geschieht dies nach der Geburt der Babys ohne weitere Komplikationen (s. S. 69).

Ihre Geburt

Diese Geburtsphasen erleben Sie nur bei einer vaginalen Geburt (s. S. 68f.). Etwa die Hälfte aller Zwillinge wird auf diese Weise geboren, die andere Hälfte kommt durch einen Kaiserschnitt auf die Welt. Das gilt insbesondere bei monochorialen Zwillingen wegen ihrer gemeinsamen Blutgefäße (s. S. 29) als sicherer. Erfährt ein Zwilling unter der Geburt starken Druck, besteht die Gefahr, dass der andere zu viel Blut erhält.

Sie werden die Optionen für die Geburt mit Ihrem Arzt in Ruhe besprechen. Meist besteht keine Eile, sich frühzeitig festzulegen. Die Geburtsmethode wird im dritten Trimester besprochen. Üblicherweise wird eine vaginale Geburt angestrebt, wenn sich das erste Kind in Schädellage befindet und das zweite in Schädel- oder Beckenendlage (Steißlage). Bei einer Steißlage des ersten Kindes wird gewöhnlich ein Kaiserschnitt durchgeführt.

Der Kopf erscheint.

Kontrahierende Gebärmutter

Austreibungsphase
Hier liegen beide Babys in Kopflage, als der Kopf des ersten Babys austritt.

Wehen und Geburt

Ihr Geburtsplan

Im Geburtsplan schreiben Sie auf, wie Sie sich Wehen und Geburt wünschen. Dieser Reflexionsprozess hilft Ihnen, sich auf die kommenden Ereignisse einzustellen und sich vorzubereiten.

Wenn nicht alles nach Plan läuft

Bitte bleiben Sie flexibel und seien Sie nicht enttäuscht, wenn die Geburt anders verläuft als geplant. Der Geburtsverlauf ist unvorhersehbar und die Gesundheit der Babys hat immer oberste Priorität.

Ihr Geburtsplan richtet sich auch danach, ob eine natürliche Geburt oder ein Kaiserschnitt geplant ist. Folgende Punkte gilt es in jedem Fall zu bedenken:

Vaginale Entbindung

Ihr Geburtsplan soll dazu beitragen, dass das Geburtserlebnis für Sie, Ihren Partner und Ihre Babys so angenehm wie möglich wird. Sie möchten vielleicht Folgendes berücksichtigen:

- Wer soll während Wehen und Geburt bei Ihnen sein: Partner, Mutter, Freundin …?
- Soll Ihr Geburtspartner die ganze Zeit über bei Ihnen bleiben?
- Welche Form der Schmerzlinderung wünschen Sie?
- Möchten Sie Geburtsball oder Geburtswanne?
- Möchten Sie sich möglichst bewegen?
- Wären Sie auf eine Öffnung der Fruchtblase vorbereitet (Amniotomie)?
- Wünschen Sie Musik?
- Wäre Ihnen ein Dammriss oder ein Dammschnitt lieber?
- Wer soll die Nabelschnur durchtrennen?
- Möchten Sie Ihr erstes Baby zuerst im Arm halten, bevor das zweite geboren wird?
- Möchten Sie Ihre Babys sofort halten oder sollen sie erst gewaschen und Ihrem Partner gegeben werden?

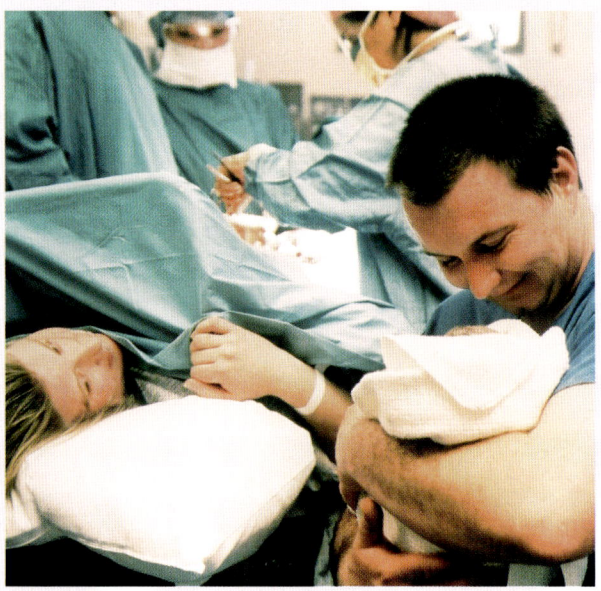

Geburtstag Ein Tag, der das Leben verändert. Sie haben ihn herbeigesehnt – genießen Sie ihn miteinander!

- Soll die Nachgeburt natürlich ausgestoßen werden oder medikamentös unterstützt?
- Sollen Ihre Babys bei Ihnen bleiben, sofern sie keine medizinische Versorgung benötigen?
- Wären Sie gern einige Zeit mit Ihrer Familie allein, wenn alles in Ordnung ist?
- Stört es Sie, wenn Medizinstudenten anwesend sind?

Kaiserschnitt

Auch wenn ein Kaiserschnitt ein höheres Maß an medizinischer Intervention mit sich bringt, können Sie dennoch eine persönliche Geburtserfahrung erleben.

Ihr Geburtsplan

Bedenken Sie folgende Punkte bei der Aufstellung Ihres Geburtsplans:

- Soll Ihr Partner dabei sein? Wenn nicht, wen wünschen Sie als Geburtspartner?
- Wollen Sie, dass Ihre Babys im Operationssaal gewogen und gewaschen werden und somit bei Ihnen bleiben können?
- Möchten Sie gerne Musik im Hintergrund? Wenn ja, klären Sie im Vorfeld mit der Klinik ab, ob es erlaubt ist und ob die technischen Voraussetzungen vorhanden sind.
- Möchten Sie, dass Ihre Babys als Erstes Ihre Stimme hören?
- Möchten Sie, dass fotografiert wird?
- Möchten Sie, dass Ihre Babys sauber gemacht werden, bevor Sie sie bekommen?
- Möchten Sie das erste Baby im Arm halten und es dann Ihrem Partner geben, damit Sie das zweite nehmen können?
- Möchten Sie, dass Ihr Partner die Babys zuerst nimmt?
- Wollen Sie als Familie zusammenbleiben, während Sie genäht werden?
- Wollen Sie bei einer Vollnarkose bei den Babys sein, bis Sie aufwachen?
- Könnten die Babys nach der Geburt in der Klinik medizinisch versorgt werden oder müssten sie verlegt werden?
- Möchten Sie versuchen, Ihre Babys noch im Kreißsaal zu stillen oder erst, wenn Sie sich von der Narkose erholt haben?
- Wünschen Sie Hilfe beim Stillen?

Geburtsplan: vaginale Geburt

Die Gesundheit Ihrer Babys hat oberste Priorität. Bleiben Sie daher flexibel und positiv eingestellt, wenn nicht alles nach Plan verläuft.

Mein Geburtsplan

- Ich weiß, dass meine Babys überwacht werden sollten, aber ich würde mich während der Wehen gern frei bewegen.
- Ich möchte meinen Partner bei mir haben.
- Nachdem ich Zwilling eins gehalten habe, geben Sie ihn meinem Partner, während der zweite geboren wird.
- Ich hätte gern Schmerzmittel zur Auswahl, anfangs nur ein krampflösendes Medikament. Ich möchte beraten werden, wenn eine Periduralanästhesie ratsam wäre.
- Wenn möglich, möchte ich meine Babys ohne Zangen gebären.

Geburtsplan: Kaiserschnitt

Diskutieren Sie Ihren Plan vorher mit dem Arzt oder der Hebamme. Fragen Sie auch, ob es etwas Wichtiges gibt, das Sie noch berücksichtigen sollten. Nehmen Sie mehrere Kopien in die Klinik mit.

Mein Geburtsplan

- Wir würden gern im Operationssaal Fotos machen.
- Es wäre schön, wenn man auf Zangen verzichten und die Babys per Hand herausheben könnte.
- Ich möchte die Babys sofort nehmen und sie sehen, bevor sie gewaschen werden.
- Wenn möglich, möchte ich die Babys halten, während ich genäht werde, damit wir Körper- und Blickkontakt haben, bevor sie auf die Säuglingsstation kommen.

Wehen und Geburt

Frühgeborene Babys

Ihre »Geburtsreife« haben Zwillinge in der 37. Woche erlangt, dann sind die meisten am gesündesten. Aber viele Babys werden vor diesem Termin geboren und manche kommen viel zu früh.

Warum kommen Zwillinge zu früh?

Bei etwa 30 Prozent der Zwillingsmütter setzen die Wehen vor der 36. Woche ein. Oft gilt Platzmangel in der Gebärmutter als Ursache, doch wäre das der einzige Grund, dann würde jede Zwillingsmutter um die 28. Woche entbinden. Es ist vielmehr so, dass die Planzentas die Bedürfnisse beider Babys nicht mehr stillen können.

Weitere Gründe für (vorzeitige) Wehen bei Einlings- wie Zwillingsschwangerschaften sind z. B. Vaginal-, Muttermund- oder sogar Blaseninfektion.

Ein Blasensprung, Gesundheitsprobleme eines Babys oder zu viel Fruchtwasser können ebenso Wehen auslösen wie die Lebensweise der Frau (vor allem wenn sie raucht oder Drogen konsumiert). Aus bislang ungeklärten Gründen haben sehr junge oder ältere Frauen ebenfalls eher Frühgeburten.

Was bei zu früh geborenen Babys anders ist

Von Vorteil ist, dass frühgeborene Zwillinge oft schneller reifen als gleichaltrige Einlinge. Zwillinge überleben oft schon von der 24. Woche an. Vieles hängt aber von den jeweiligen Umständen ab, allgemeingültige Grenzen gibt es nicht. Offenkundig

Frühankömmlinge Frühgeborene sind kleiner, sie haben weniger Fettgewebe, holen aber meist bald auf.

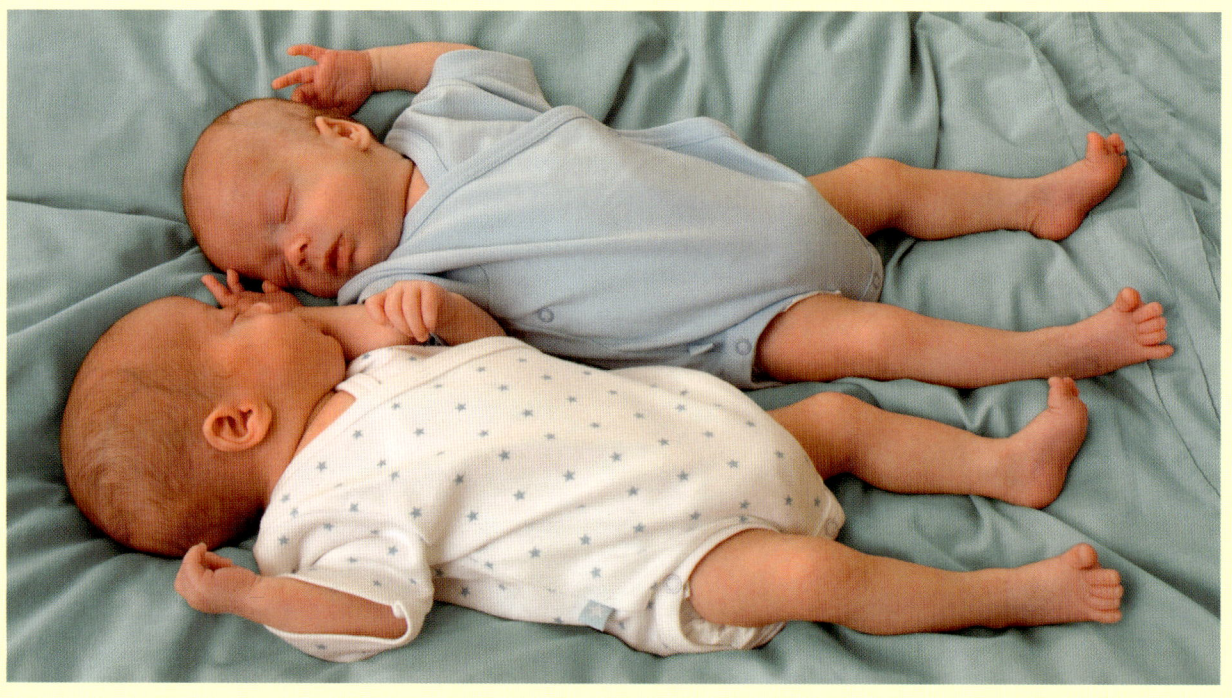

Frühgeborene Babys

ist: Je früher Ihre Zwillinge kommen, umso mehr Probleme stellen sich. Aber auch das ist individuell verschieden.

Frühgeborene sind kleiner und sehen, weil sie kaum Fettpolster haben, sehr dünn aus. Die Lungen sind unreif und sie haben Atemprobleme, vor allem vor der 34. Woche. Dieses Atemnotsyndrom kann durch ein Beatmungsgerät sowie die Gabe von Surfactant, einer Substanz, die die Entfaltung der Lunge und die Aufnahme von Sauerstoff fördert, behandelt werden.

Der Saugreflex ist bei Frühgeborenen oft wenig ausgeprägt und ihr Verdauungssystem zu unreif für Muttermilch. Folge kann eine Darmentzündung sein. Auch diese lässt sich behandeln.

Bei Frühgeborenen kommt es, vor allem vor der 32. Woche, oft zu leichten Hirnblutungen. Glücklicherweise sind sie nicht immer so schlimm, wie es sich anhört.

Eine Geburt vor der 32. Woche stört die Entwicklung der Blutgefäße. Eine mögliche Folge ist die sogenannte Frühgeborenen-Retinopathie. Es handelt sich dabei um Gefäßwucherungen in der Netzhaut. Sie sind mit Laser therapierbar.

Vorzeitige Wehen vorhersehen und verhindern

Leider kann man nicht vorhersagen, welche Zwillinge einmal zu früh auf die Welt kommen werden. Daher müssen Sie die Anzeichen einer Frühgeburt kennen und darauf vorbereitet sein. Bei Kontraktionen oder anderen Wehensymptomen (s. S. 54ff.) während der Schwangerschaft wenden Sie sich immer unverzüglich an den Arzt. Er kann Tests durchführen, wie z. B. eine Ultraschallkontrolle des Muttermunds und einen Fibronektintest (dieses Eiweiß ist ein guter Indikator für eine bevorstehende Frühgeburt).

Bei vorzeitigen Wehen wird gewöhnlich als erste Maßnahme Bettruhe verordnet, dadurch lässt

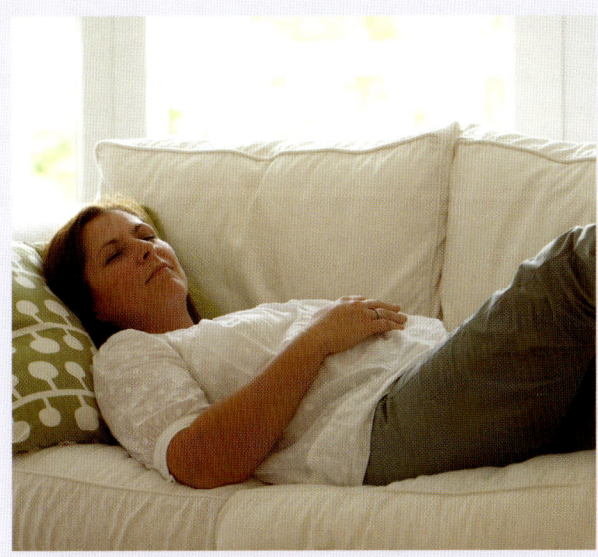

Füße hochlagern Ruhe wirkt vorzeitigen Wehen entgegen, da die Blutversorgung der Babys verbessert wird.

der Druck der Babys auf den Muttermund nach und die Plazenta wird besser durchblutet. Auch Flüssigkeitszufuhr hilft, weil Dehydrierung Wehen auslösen kann.

Darüber hinaus gibt es verschiedene Maßnahmen, die das Fortschreiten der Wehen verzögern können. Dazu gehören Wehenhemmer wie Magnesiumsulfat (intravenös verabreicht), Ibuprofen und Nifedipin. Wegen möglicher Nebenwirkungen werden Sie und Ihre Babys eng überwacht. Manchmal sind die Nebenwirkungen sogar positiver Natur: Studien zeigen, dass Magnesiumsulfat Krankheiten wie Zerebralparese bei Frühgeborenen vorbeugt. Allerdings ist der Nachweis nicht so eindeutig, dass Magnesium vorbeugend verschrieben werden kann.

Wissenschaftliche Studien konnten noch nicht klären, ob die Verzögerung der Wehen tatsächlich die langfristigen Aussichten der Babys verbessert. Entscheidend ist, dass dadurch Zeit gewonnen wird. Durch zwei Kortisonspritzen im Abstand von 12 bis 24 Stunden wird die Lungenreife der Babys beschleunigt.

Wehen und Geburt

In der Klinik

Zwillingsgeburten erfordern mehr medizinisches Personal, aber dennoch ist ein individuelles und unvergessliches Geburtserlebnis möglich.

Viele Gründe sprechen für die Klinikgeburt

Die meisten Zwillingsmütter bekommen ihre Babys in einer Klinik. Dort ist die medizinische Versorgung besser, es sind Spezialisten anwesend und die Neugeborenen können nach der Geburt, wenn nötig, auf der Neugeborenenstation medizinisch versorgt werden.

Die Größe des Klinikteams hängt auch von der Art der Entbindung ab. Da zwei Babys entbunden werden, sind jedoch in jedem Fall auch mehr Geburtshelfer anwesend. Das mag zwar abschreckend klingen, ist aber eigentlich beruhigend!

Oft sind bei Zwillingsgeburten auch Medizinstudenten anwesend, die beobachten und lernen sollen. Wenn Ihnen das alles zu viel ist und Sie auf keinen Fall so viele Menschen dabei haben wollen, machen Sie dies schon vorher klar!

Wer wird bei der Geburt dabei sein?

In der Regel sind während der Geburt folgende Personen im Kreißsaal anwesend:
- **Geburtshelfer** Ein Frauenarzt, der auf Wehen und Geburt spezialisiert ist.
- **Narkosearzt** (Anästhesist) Facharzt für Schmerzlinderung.
- **Zwei Hebammen** Sie holen gemeinsam mit dem Geburtshelfer Ihre Babys auf die Welt.
- **Zwei Kinderärzte** Spezialisiert auf Neu- und Frühgeborene. Einer für jedes Baby.
- **Medizinstudenten** Vor allem in einer Universitätsklinik kann es sein, dass Sie gefragt werden, ob Medizinstudenten bei der Geburt anwesend sein dürfen. Für sie sind Zwillingsgeburten beson-

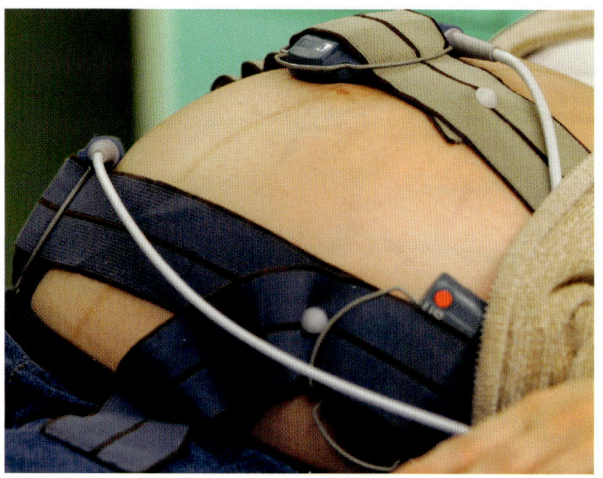

Elektronische Herztonüberwachung Die Herztöne der Babys werden während der Wehen über Elektroden aufgezeichnet, die an Ihrem Bauch befestigt sind.

ders interessant. Sie brauchen die Erfahrung, um sich fortzubilden.

Zweimal Herztöne, einmal Wehen

Bei einer vaginalen Geburt werden die Herztöne beider Babys kontinuierlich aufgezeichnet. Beim CTG für beide Babys wird für jedes ein eigener Gurt um Ihren Bauch geschnallt. Es kann auch ein Baby per CTG überwacht und am Kopf des anderen eine Sonde angebracht werden. Das ergibt eindeutigere Werte, wenn die Herztöne nur schwer feststellbar sind (s. S. 68f.)

Es ist wichtig, dass die Geburtshelfer den Gesundheitszustand beider Babys zu jedem Zeitpunkt genau kennen. Ergibt die Herztonkontrolle, dass der zweite Zwilling in Schwierigkeiten gerät, wird die Geburt des ersten Kindes durch Hilfsmittel wie Zangen oder

In der Klinik

Saugglocke beschleunigt. Bestehen keine Probleme, kann alles seinen normalen Gang gehen.

Sobald Zwilling eins geboren ist, durchtrennt die Hebamme die Nabelschnur. Die Plazenta bleibt in der Gebärmutter, bis das zweite Baby geboren ist. Vielleicht können Sie Ihr Baby in den Arm nehmen, bevor das zweite Kind entbunden wird.

Die Lage des zweiten Zwillings wird kontrolliert und die zweite Fruchtblase kann geöffnet werden, um die Wehen zu intensivieren. Nun sollte das Kind normal geboren werden. Nur selten wird es nötig, dass nach einer vaginalen Geburt des ersten Zwillings der zweite per Kaiserschnitt entbunden werden muss.

Bei Zwillingsgeburten besteht ein erhöhtes Risiko einer Nachblutung, daher wird die Nachgeburt oft aktiv eingeleitet. Dazu erhalten Sie eine Injektion in den Oberschenkel. Das Medikament fördert das Zusammenziehen der Gebärmutter und das schnelle Ausscheiden der Plazentas und Fruchtblasen.

Und nun können Sie zusammen mit Ihrem Partner und den Babys die ersten gemeinsamen Momente erleben.

Kaiserschnitt

Bei einem geplanten Kaiserschnitt besprechen Sie bereits im Vorfeld der Operation mit einem Narkosearzt die Möglichkeiten der Schmerzlinderung. Er erklärt Ihnen auch, wie die Operation verläuft. Die meisten Frauen sind während des Eingriffs bei Bewusstsein.

Nach der Geburt werden die Babys sofort von Kinderärzten untersucht. Ist alles in Ordnung, können Sie Ihre Babys nun im Arm halten, wenn Sie das möchten.

Bestehen keinerlei Komplikationen, kommen Sie mit den Babys auf die Wöchnerinnenstation. Hebammen werden Ihnen dort zur Seite stehen. Sie werden angeleitet, bereits am Tag nach der Operation aufzustehen. Die meisten Frauen können nach etwa einer Woche die Klinik verlassen.

Hausgeburt

Manche Frauen wünschen sich eine Hausgeburt, weil sie meinen, dass sie in ihrer vertrauten Umgebung während der Wehen und der Geburt entspannter seien. Natürlich steht Ihnen diese Entscheidung frei und es gibt Hebammen, die mit Hausgeburten hinlänglich Erfahrung haben. Doch bei Zwillingsgeburten können sich die Dinge während der Wehen schneller ändern als gewöhnlich. Man sagt, dass die 10 cm lange Reise durch das mütterliche Becken die gefährlichste Reise sei, die ein Mensch jemals mache. Das gilt für Zwillinge in ganz besonderer Weise. Zu Hause ist es nicht möglich, die Zwillinge intensiv zu überwachen, eine Periduralanästhesie anzulegen oder notfalls Zangen einzusetzen oder gar einen Kaiserschnitt vorzunehmen. Auch eine Nachblutung muss medizinisch versorgt werden. Und: Es sind keine Kinderärzte anwesend, die notfalls Hilfe leisten können.

Geburtszimmer In der Klinik ist es weniger gemütlich als zu Hause, dafür aber sicherer.

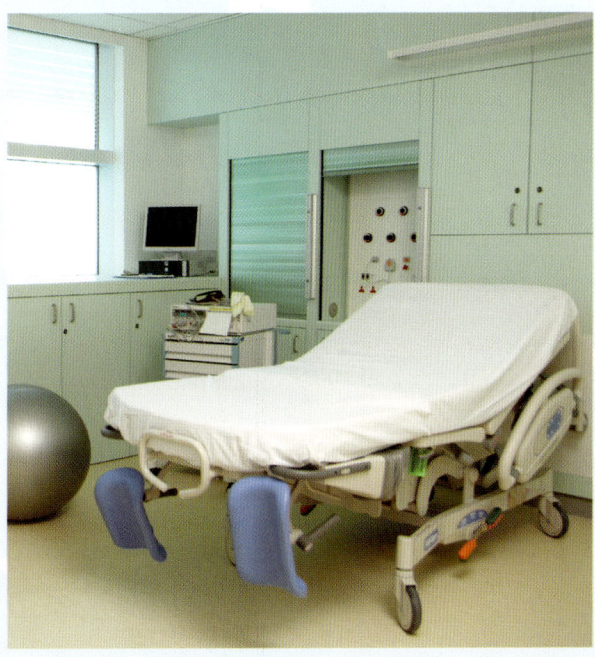

Wehen und Geburt

Geburtslage von Zwillingen

Sie werden oft hören, wie die Ärzte die »Lage« der Babys erwähnen, besonders gegen Ende der Schwangerschaft. Diese Kindslage hat großen Einfluss darauf, wie Ihre Zwillinge geboren werden.

Was bedeutet »Kindslage«?

Die Kindslage bezeichnet die Position der Babys in der Gebärmutter. Bei einer problemlosen Schwangerschaft ist diese Lage der entscheidende Einzelfaktor für die Art der Geburt.

Ihre Zwillinge schwimmen im Fruchtwasser. Ihre Bewegungen spüren Sie als Tritte. Die Fruchtwassermenge nimmt etwa bis zur 32.–34. Woche zu. Danach wird weniger Fruchtwasser gebildet, doch die Babys wachsen weiter. Ihre Lage kann sich, je nach Fruchtwassermenge, bis zur 36. Woche ändern.

Bei komplizierten Schwangerschaften ist die Kindslage für die Geburtsmethode weniger von Bedeutung, da in der Regel ohnehin ein Kaiserschnitt gemacht wird (s. S. 70ff.).

Was die verschiedenen Begriffe bedeuten

Die Kopflage bedeutet, dass das Baby mit dem Kopf nach unten liegt. Steißlage bzw. Beckenendlage bedeutet, das Baby liegt mit dem Po nach unten. Kopf- und Steißlage sind die häufigsten Kindslagen. Bei zwei Babys kann es verschiedene Kombinationen von Kopf- und Steißlage geben. Zwillinge können auch in Querlage (quer in der Gebärmutter) oder diagonal liegen.

Wie Ihre Zwillinge liegen können

In etwa drei Viertel der Schwangerschaften liegt der erste Zwilling mit dem Kopf nach unten (Kopflage). In etwa 40 Prozent der Fälle liegen beide Zwillinge mit dem Kopf nach unten. In etwa 35 Prozent liegt der erste Zwilling in Kopf-, der zweite aber in Steißlage. In etwa einem Viertel aller Zwillingsschwangerschaften liegt der erste Zwilling in Steißlage und der zweite in Steiß- oder Kopflage.

Nur selten, z. B. bei Gebärmutterfibromen, liegen Zwillinge diagonal in der Gebärmutter. Auch bei einer Placenta praevia, bei der die Plazentas tief unten im Uterus liegen, können die Babys ungewöhnliche Lagen einnehmen. Im Vergleich zu Einlingen haben Zwillinge im Uterus weniger Platz.

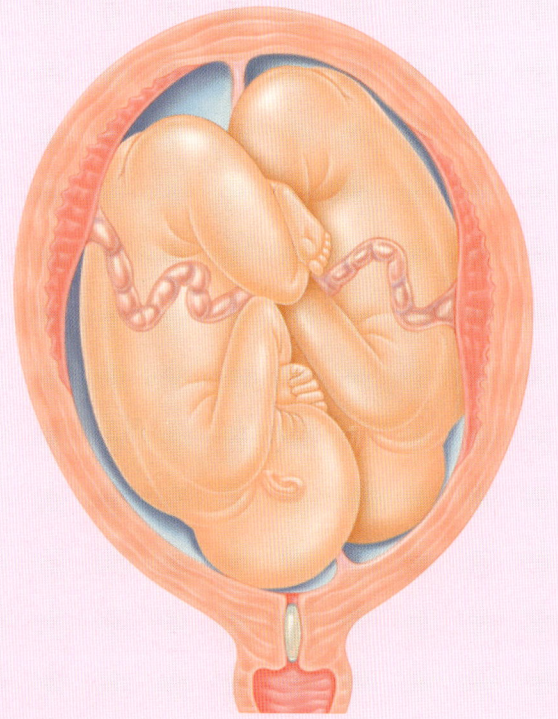

Kopflage Wenn beide Babys mit dem Kopf nach unten liegen, ist eine vaginale Geburt wahrscheinlicher.

Lage der Zwillinge

In wenigen Fällen verändert sich die Lage der Babys bis gegen Ende der Schwangerschaft mehrmals. Das kann gelegentlich vorzeitige Wehen auslösen.

Die Kindslage feststellen

Die Form des Bauchs vermittelt eine gute Vorstellung von der Lage der Zwillinge. Dort, wo der Rücken eines Babys ist, ist er glatt und rundlich. Tritte unter den Rippen bedeuten, dass das Baby auf dieser Seite mit dem Kopf nach unten liegt. Vielleicht fühlen oder »sehen« Sie sogar einen Fuß. Liegt ein Baby in Steißlage, spüren Sie vielleicht den harten Kopf hoch oben in Ihrem Bauch. Doch auch der Po kann klein, rund und hart sein. Selbst der Arzt hat oft Mühe, die Kindslage zu bestimmen. Nur ein Ultraschall gibt klare Auskunft.

Was das bedeutet

Liegen beide Babys in Kopflage, bestehen gute Chancen auf eine vaginale Entbindung, solange keine Schwangerschaftskomplikationen (s. S. 36f.) bestehen und während der Wehen keine unvorhergesehenen Probleme auftreten. Bei einer tiefliegenden Plazenta kann oft erst in der Spätschwangerschaft geklärt werden, ob sie eine vaginale Geburt ausschließt.

Bei einer Steißlage des ersten Zwillings raten beinahe alle Ärzte zu einem Kaiserschnitt, da eine vaginale Geburt in diesem Fall ein größeres Risiko birgt. Da der Kopf als größter Teil des Körpers erst am Ende geboren wird, verzögert sich die Geburt. Der Körper drückt dabei gegen die Nabelschnur und unterbricht die Sauerstoffzufuhr – eine kritische Situation.

Kniffelig ist es, wenn Zwilling eins in Kopf- und Zwilling zwei in Steißlage liegt. Viele Ärzte halten auch dann eine vaginale Geburt für möglich. Es hängt allerdings von den Umständen ab, z.B. der Größe der Babys. Wenn Sie eine vaginale Geburt wünschen, kann der Arzt versuchen, den zweiten Zwilling während der Wehen zu drehen.

Sie selbst können die Lage Ihrer Babys kaum verändern. Bestimmte Stellungen wie der Vierfüßlerstand, der zum Drehen der Babys manchmal empfohlen wird, funktionieren bei Zwillingen kaum. Ärgern Sie sich nicht. Entspannen Sie sich und genießen Sie Ihre Schwangerschaft.

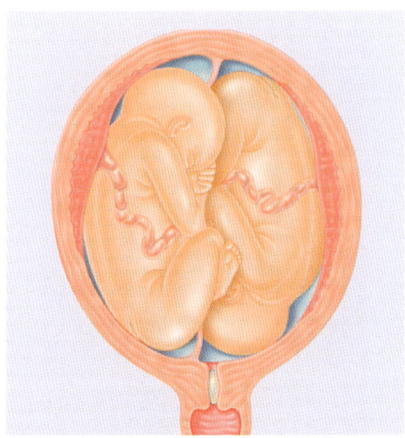

Einer in Steißlage Wenn der erste Zwilling in Steißlage liegt, werden die Ärzte wohl zu einem Kaiserschnitt raten.

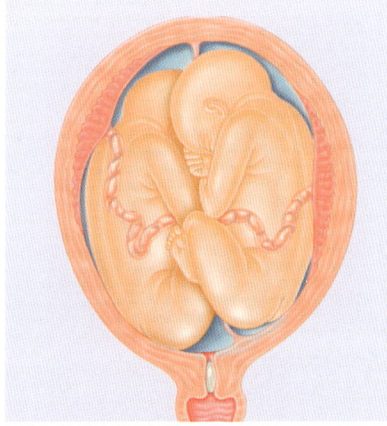

Beide in Steißlage Eine vaginale Geburt ist sehr schwierig, sodass Sie wohl einen Kaiserschnitt haben werden.

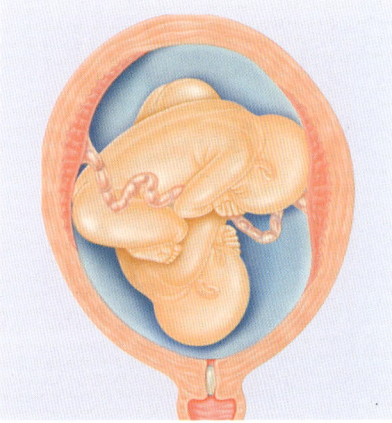

Einer in Querlage Die ungewöhnliche Querlage eines Zwillings erfordert sehr wahrscheinlich eine Kaiserschnittgeburt.

Wehen und Geburt

Schmerzlinderung

Sie gewinnen keinen Preis, wenn Sie die Geburt ohne Medikamente durchstehen – also überlegen Sie im Voraus, welche Schmerzlinderung infrage kommt.

Ist eine Schmerzbehandlung nötig?

Sofern Sie nicht genau wissen, wie Ihre Zwillinge geboren werden, können Sie nicht wissen, welche Form der Schmerzlinderung für Sie am besten sein wird. Jede Frau hat Ihre eigenen Präferenzen. Denken Sie jedoch daran, dass sich die Umstände insbesondere während der Wehen verändern können. Bleiben Sie daher offen.

Wehen sind schmerzhaft. Im Verhältnis zur Beckengröße ist der menschliche Kopf viel größer als bei jeder anderen Gattung. Es ist in Ordnung, Hilfe in Anspruch zu nehmen. Viele Frauen hoffen, es »so zu schaffen«. Doch die Schmerzen erschweren es, die Wehen zu kontrollieren, was die Geburt verzögert – und das ist nicht im Interesse Ihrer Babys.

Optionen der Schmerzlinderung

Üben Sie eine Entspannungsmethode ein, selbst wenn Sie einen Kaiserschnitt haben werden, sie wirkt auch nach der Geburt großartig gegen Stress. Im Geburtsvorbereitungskurs lernen Sie mehr über Entspannung.

TENS (Transkutane elektrische Nervenstimulation) ist eine elektromedizinische Reizstromtherapie durch die Haut hindurch. Die Maschine gibt elektrische Impulse ab, die Schmerzsignale vom Unterleib an das Gehirn unterdrücken. Sie ist in den frühen Wehen am wirksamsten.

Häufig werden unter der Geburt Spasmoanalgetika verabreicht. Das sind Kombinationspräparate mit entkrampfender und schmerzstillender Wirkung. Auch Entonox (Lachgas) kommt gelegentlich zum Einsatz.

Das in der Geburtshilfe am häufigsten verwendete Schmerzmittel ist Dolantin (Pethidin). Es wird meist als Spritze verabreicht. Die Wirkung tritt nach rund 15 Minuten ein und hält zwei bis vier Stunden an. Diese Medikamente haben auch eine beruhigende Wirkung. Die Frauen werden danach allerdings häufig müde und schlafen in den Wehenpausen ein, dadurch werden Mitarbeit und Erleben der Geburt beeinträchtigt.

Periduralanästhesie und Spinalanästhesie bieten die wirksamste Schmerzbehandlung, müssen aber von einem Narkosearzt gesetzt werden. Eine Periduralanästhesie wird durch eine Injektion in Ihr Kreuz

TENS Wirksam in den frühen Wehen; später kann eine weitere Schmerzbehandlung erforderlich sein.

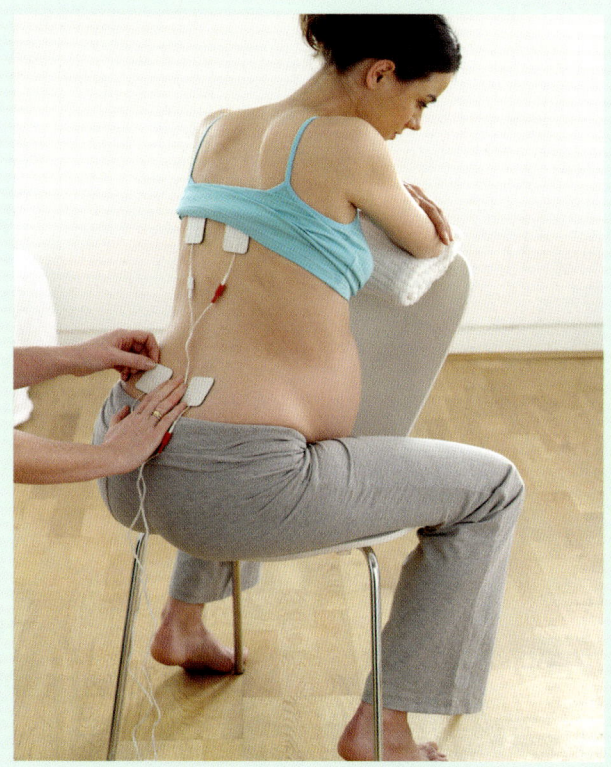

Schmerzlinderung

durchgeführt. Die Spritze betäubt Sie ab dem Nabel bis in die Beine und Füße. Es wird ein Katheter zwischen zwei Wirbel in die Nähe der Rückenmarkshaut (Dura) eingeführt (Epiduralraum), über den nach Bedarf wiederholt Schmerzmittel gegeben werden. Bei einer Mobilen PDA haben Sie noch Gefühl in den Beinen und das erleichtert die Geburt.

Bei der Spinalanästhesie wird eine geringe Menge eines lokalen Betäubungsmittels direkt in die Rückenmarkflüssigkeit gespritzt.

Periduralanästhesie: Vor- und Nachteile

Bei Zwillingen lohnt es sich, eine PDA in Erwägung zu ziehen. Bei einer PDA wird der Schmerz dort gelindert, wo es nötig ist. Sie führt nicht zu Benommenheit oder Kontrollverlust und hat keine Auswirkung auf die Babys.

Das Anlegen einer PDA verursacht kaum Schmerzen. Sie ist für die meisten Frauen geeignet. Entgegen der landläufigen Meinung besteht kein erhöhtes Risiko für spätere Rückenschmerzen, allerdings in seltenen Fällen ein geringes Risiko für Kopfschmerzen. In wenigen Fällen wirkt die PDA nicht hundertprozentig.

Bei einem geplanten Kaiserschnitt ist eine PDA ideal. Ihr größter Vorteil bei einer Zwillingsgeburt liegt darin, dass diese Methode so flexibel ist. Wenn während der Wehen ein Eingriff nötig wird, z. B. weil der zweite Zwilling in eine Notlage gerät, kann die Dosis problemlos erhöht werden.

Mit einer schwachen Medikamentendosis können Sie die Geburt beider Babys aktiv gestalten (die Beobachtung des Monitors hilft Ihnen, den Beginn einer Wehe zu erkennen). Die Wahrscheinlichkeit einer Zangen- oder Saugglockengeburt ist allerdings leicht erhöht.

Letztlich ist es Ihre Entscheidung, doch meist ist eine geplante PDA besser, als während der Wehen festzustellen, dass diese Schmerzbehandlung hilfreich wäre – es aber zu spät dafür ist.

Ärztlicher Rat

Schmerzbehandlung: Methoden

Die Methoden sind im Wesentlichen gleich wie bei Einlingsgeburten. Jede Klinik hat allerdings ihre eigenen Schwerpunkte. Sprechen Sie mit Ihrem Arzt.

Medikamentenfreie Methoden:
- Entspannung
- Massage
- TENS (elektrische Nervenstimulation)
- Akupunktur
- Geburtswanne

Medikamentöse Methoden:
- ENTONOX (Lachgas)
- Injektion z. B. Pethidin
- Spinalanästhesie
- Periduralanästhesie
- Vollnarkose

Periduralanästhesie Ein Betäubungsmittel wird durch einen sehr dünnen Schlauch in den Periduralraum injiziert. Die Dosis kann nach Bedarf einfach erhöht werden.

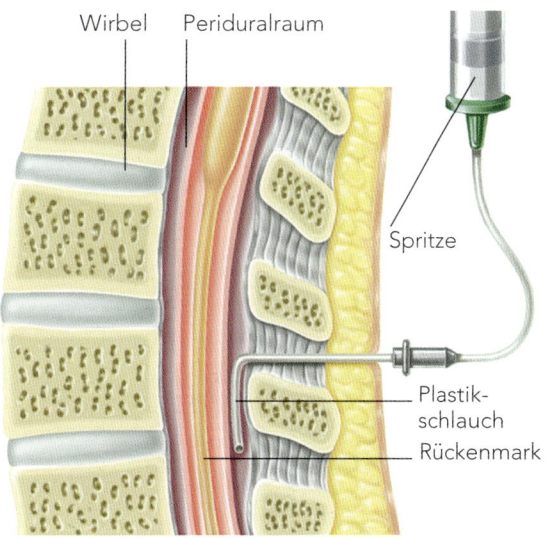

Wehen und Geburt

Vaginale Entbindung

Viele Zwillinge können vaginal entbunden werden. Das wünschen sich die meisten Frauen, doch Sie müssen auch die möglichen Risiken kennen.

Wann ist eine vaginale Geburt möglich?

Wenn alles in Ordnung ist und beide Zwillinge in Kopflage sind, ist eine vaginale Geburt in der Regel möglich. Liegt der erste Zwilling in Kopflage und der zweite in Steißlage, ist die Entscheidung schwieriger (s. S. 64). Zwischen der 32. und 36. Woche besprechen Sie Zeitpunkt und Methode der Geburt mit Ihrem Arzt.

Geburtseinleitung

Haben bis zur 36. Woche keine Wehen eingesetzt, kann der Arzt eine Geburtseinleitung vorschlagen. Wegen der nicht mehr voll funktionstüchtigen Plazentas besteht die Gefahr einer Unterversorgung der Babys.

Zur Geburtseinleitung wird zunächst ein Prostaglandinzäpfchen verabreicht, eine synthetische Form der natürlichen Wehenhormone. Setzen die Wehen nicht ein, kann die Fruchtblase gesprengt werden. Danach wird ein Oxytozintropf angelegt, der die Wehen anregt.

Was geschieht bei einer normalen Entbindung?

Während der Wehen werden Sie genau überwacht. Zwilling eins (der dem Muttermund am nächsten liegt) bekommt oft eine Schädelelektrode, ein winziger Sensor, der am Kopf des Babys befestigt wird und die Herztöne aufzeichnet. Zwilling zwei wird per CTG überwacht. Der Monitor zeichnet die Wehen, den Druck im Uterus und die Herzschläge beider Babys auf. Das ist wichtig, da sich der Herzschlag des Babys bei jeder Wehe stark verändern kann.

Die erste Geburtsphase ist wenig vorhersehbar, vielleicht wünschen Sie irgendwann eine Schmerzbehandlung (s. S. 66).

Wehen auslösen Das Medikament Oxytocin wird über eine intravenöse Infusion verabreicht.

Wehen Ihr Geburtspartner kann eine große Hilfe sein und Ihnen einfühlsam durch jede Wehe hindurch helfen.

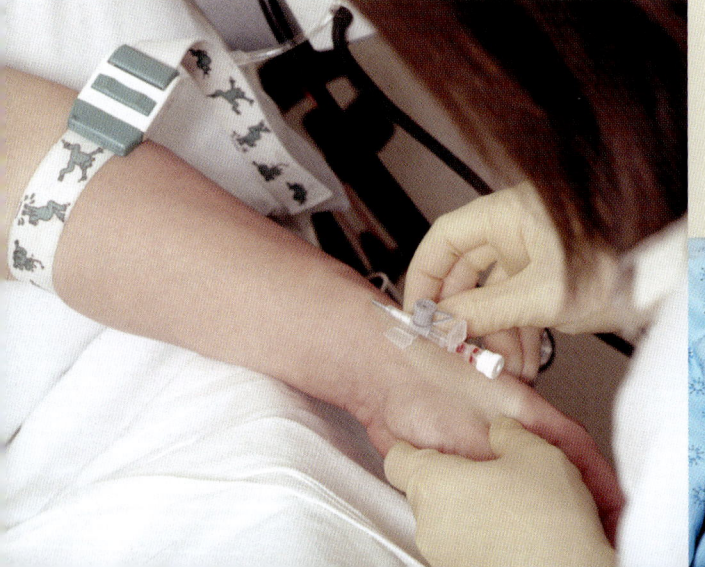
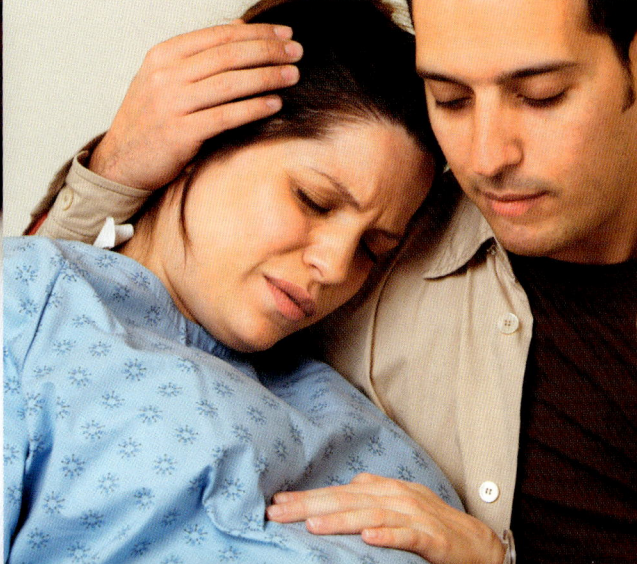

Vaginale Entbindung

Sobald der Muttermund voll eröffnet ist, müssen Sie bei jeder Wehe pressen. Wählen Sie eine Ihnen angenehme Position. Sofern kein operativer Eingriff notwendig wird, bleiben Sie normalerweise während der gesamten Wehendauer und Geburt in Ihrem Entbindungszimmer.

Es kann ein bis zwei Stunden dauern, bis der Kopf des ersten Babys erscheint, danach schreitet die Geburt gewöhnlich rasch voran. Wenn das erste Baby geboren ist, können Sie es an Ihre Brust legen oder Ihr Partner kann es nehmen. In der Zwischenzeit kontrolliert der Arzt die Lage des zweiten Babys. Es dreht sich manchmal während der Wehen. Liegt es in Steißlage, kann man versuchen, es zu drehen, oder man entbindet es mit den Füßen oder Beinen zuerst. Das Drehen erfordert meist eine höhere Schmerzmittelgabe.

Das zweite Baby wird gewöhnlich in den nächsten 30 Minuten geboren, manchmal dauert es auch länger. Das ist kein Problem, solange die Herztöne in Ordnung sind. Nach der Geburt werden die Plazentas, unterstützt durch eine Syntometrin-Injektion, ausgestoßen.

Mögliche Komplikationen

Gerät einer der Zwillinge unter der Geburt in Stress, hat er oft Stuhlgang, dann enthält das Fruchtwasser sichtbares Mekonium. Auch das Verhältnis der Herztöne zu den Wehen ist sehr bedeutsam. Herzschlag und andere Werte zeigen die Sauerstoffversorgung der Babys an. Vermutet man, dass der Sauerstoffspiegel niedrig ist, erhalten Sie eine Sauerstoffmaske, damit die Babys besser versorgt werden. Dann müssen die Babys auch dringend entbunden werden. In diesem Fall kann die Geburt durch Hilfsmittel, wie Zangen oder Saugglocke, beschleunigt werden. Wenn ein Baby nicht mit Zangen erreicht werden kann oder der Muttermund nicht voll eröffnet ist, wird ein Notkaiserschnitt erforderlich.

Annas Geburtsgeschichte

Ich wollte eine vaginale Entbindung versuchen, mein Partner und die Hebamme unterstützten mich dabei. Die Geburt wurde in der 39. Woche eingeleitet. Beide Babys lagen in Kopflage und es ging ihnen gut. Als die Wehen stärker wurden, wurde eine Periduralanästhesie gesetzt. Dann leitete mich die Hebamme zum Pressen an. Ich sah, wie Zwilling eins, meine Tochter, erschien und mir gegeben wurde. Die Lage des zweiten Zwillings wurde kontrolliert. Er war in Kopflage. Meine Fruchtblase wurde gesprengt, acht Minuten später wurde mein Sohn geboren. Dann gab man mir die Babys und ließ unsere kleine Familie erst einmal allein.

Ankunft Bald werden Sie voller Freude Ihre Babys im Arm halten.

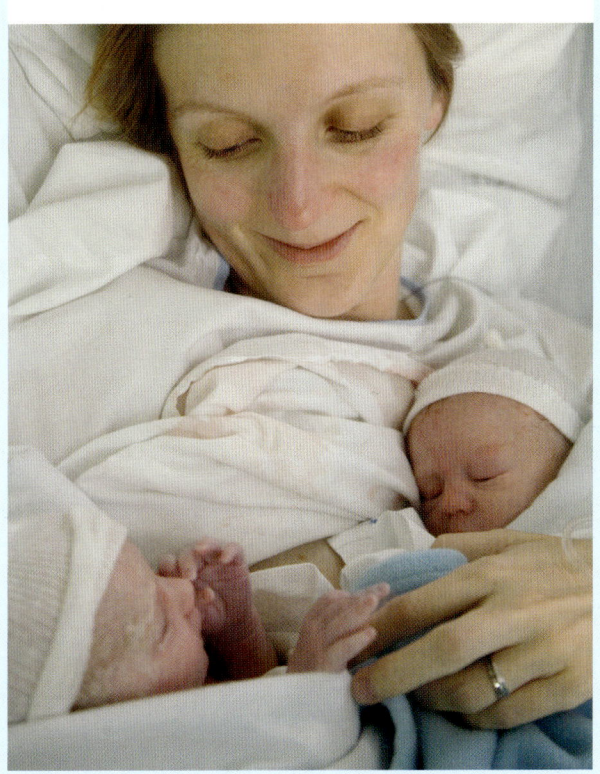

Wehen und Geburt

Kaiserschnitt

Über die Hälfte aller Zwillinge wird per Kaiserschnitt entbunden. Auch wenn ein Kaiserschnitt ein chirurgischer Eingriff ist, erleben die allermeisten Frauen die Geburt als glückliches Ereignis.

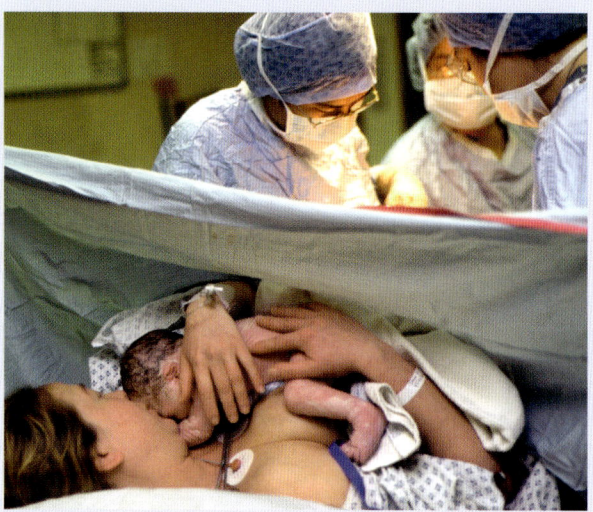

Kaiserschnittgeburt Sie können jedes Baby direkt nach der Geburt berühren oder im Arm halten.

Zwei Arten des Kaiserschnitts

Manche Kaiserschnitte sind von vornherein geplant, in diesem Fall erleben Sie keine Wehenphase. Ein Kaiserschnitt kann aber auch als Notoperation durchgeführt werden, weil eines der Babys während der Wehen in eine Notlage gerät, z. B. bei einem Nabelschnurvorfall. In seltenen Fällen wird der erste Zwilling normal geboren und der zweite per Kaiserschnitt.

Ein geplanter (sogenannter elektiver) Kaiserschnitt ist bei Zwillingen häufig. Oft ist die Kindslage ausschlaggebend (s. S. 64f.). Andere Gründe für einen Kaiserschnitt sind eine Placenta praevia, Präklampsie und Wachstumsprobleme eines Zwillings. Für Babys, die bereits unter Stress stehen, sind die Wehen eine starke Belastung. Das gilt vor allem für den zweiten Zwilling, der die Wehen für die Geburt des ersten Zwillings ebenfalls durchstehen muss. Diese Umstände – und damit die Notwendigkeit eines Kaiserschnitts – ergeben sich oft erst in den letzten Schwangerschaftswochen. Daher ist vor der 35. Woche oft nicht klar, ob ein Kaiserschnitt durchgeführt werden wird.

Bei einem geplanten Kaiserschnitt können Sie im Voraus die Art der Schmerzlinderung klären. Eine Periduralanästhesie ist ideal, da Sie dabei wach sind und keinen Moment der Geburt versäumen. Ein Notkaiserschnitt erfordert oft eine Vollnarkose, sofern nicht bereits eine Periduralanästhesie gesetzt worden ist. Oft ist auch eine Spinalanästhesie möglich.

Ein weiterer Vorteil besteht darin, dass Sie sich mental darauf einstellen können. Ein Notkaiserschnitt ist anfangs oft emotional belastend.

Was bei einem Kaiserschnitt geschieht

Sobald die Betäubung wirkt, wird der Bauch unterhalb der Schamhaargrenze geöffnet. Dabei werden mehrere Schichten in horizontaler Richtung aufgeschnitten. Sie liegen dabei auf dem Rücken, leicht geneigt auf eine Seite, damit kein Druck auf die großen Blutgefäße ausgeübt wird. Wie bei den meisten Bauchoperationen wird ein Blasenkatheter gelegt und eine Infusion am Arm angebracht. Beides bleibt bis zum nächsten Tag. Bei einer Periduralanästhesie kann der Partner während der Operation anwesend bleiben.

Sie werden mit Tüchern abgedeckt. Ihr Partner kann Ihre Hand halten oder bei der Operation zuschauen, wenn die Ärzte es erlauben.

Kaiserschnitt

Sie verspüren eventuell ein leichtes Zerren, das aber keineswegs schmerzhaft ist, und hören das Klirren des Operationsbestecks sowie Sauggeräusche. Diese Geräusche sind weder aufdringlich noch störend, aber vermutlich etwas überraschend.

Sobald die Gebärmutter geöffnet ist, holt der Geburtshelfer das erste Baby heraus, die Hebamme nabelt es ab und zeigt es Ihnen. Dabei erfahren Sie auch sein Geschlecht. Der zweite Zwilling folgt innerhalb einer Minute. Nur selten gibt es eine Verzögerung zwischen den Zwillingen. Sofern die Babys nicht medizinisch versorgt werden müssen, kann Ihr Geburtspartner Fotos oder Filmaufnahmen machen, er kann mit den Zwillingen schmusen und sie Ihnen zeigen. Manchmal legt man der Mutter sogar direkt nach dem Kaiserschnitt ein Baby kurz auf die Brust; allerdings muss die Operation dann erst einmal beendet werden.

Erstuntersuchung Direkt nach der Geburt wird jeder Zwilling von einem der Ärzte untersucht.

Wie bei einer normalen vaginalen Geburt zieht sich auch bei einem Kaiserschnitt die Gebärmutter zusammen, kurz nachdem das Baby herausgenommen wurde. Die abgelösten Plazentas werden entfernt. Der Geburtshelfer kontrolliert, ob der Uterus leer ist, und verschließt die einzelnen Schichten der Bauchwunde. Das geht sehr rasch, zumal Sie sich nun auf viel Aufregenderes konzentrieren werden – auf Ihre Babys. Zum Schluss wird noch ein leichter Verband aufgelegt. Der ganze Vorgang dauert etwa 30 Minuten bis eine Stunde.

Nach dem Kaiserschnitt

Wenn alles in Ordnung ist, werden Sie mit den Babys auf die Station verlegt. Sie sind sicher noch schwach, wenn die Peridurale für den Kaiserschnitt aufgefrischt worden war. Nach einer Vollnarkose muss das Schmusen mit den Zwillingen warten, bis Sie ganz wach sind. Das dauert eine Stunde oder länger. Nach einer Vollnarkose sind Sie etwa 24 Stunden geschwächt. In

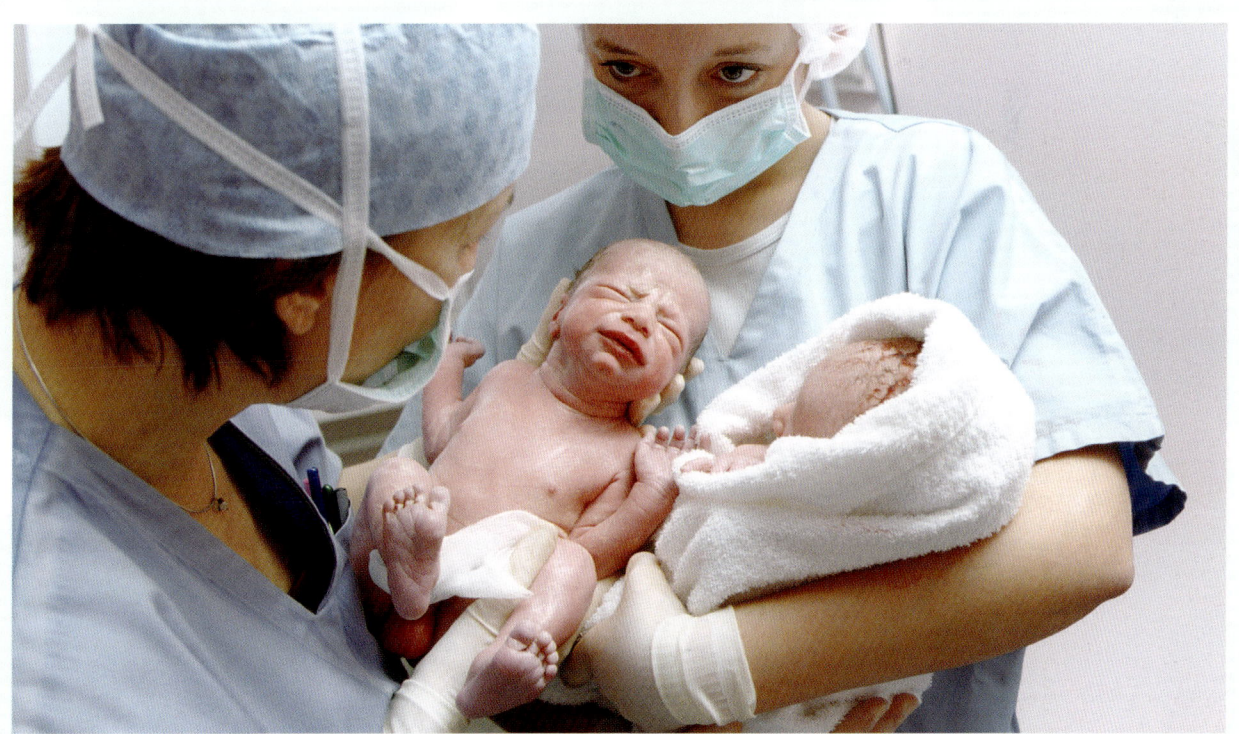

Wehen und Geburt

dieser Zeit sind Sie vielleicht nicht in der Lage, Ihre Babys ohne Unterstützung sicher im Arm zu halten.

Unmittelbar nach dem Kaiserschnitt wird genau kontrolliert, ob Puls, Temperatur und Blutdruck stabil bleiben. Die Hebammen überprüfen in den nächsten Stunden auch die Wundnaht und fragen nach dem Blutverlust. Auch bei einem Kaiserschnitt durchläuft der Uterus alle üblichen Prozesse in Zusammenhang mit einer Entbindung und es kommt zu einem Vaginalausfluss aus Blut und Flüssigkeit. Er hält mehrere Wochen an. Legen Sie sich einen Vorrat an Binden zu.

Die Wunde verursacht mehrere Tage, wenn nicht sogar länger, Beschwerden, vor allem beim Gehen und Lachen. Doch Sie sollten sich so bald wie möglich bewegen. Beinbewegungen reduzieren das Risiko von Blutgerinnseln (Venenthrombose). Natürlich können Sie nach einem Kaiserschnitt stillen, vielleicht brauchen Sie beim Anlegen der Zwillinge Hilfe. Probieren Sie verschiedene Positionen aus – die Seitenlage verhindert z.B., dass das Gewicht der Babys auf der Naht liegt. Sie können den Bauch auch durch Kissen schützen.

Bitten Sie unbedingt um Hilfe, sei es beim Stillen, Wickeln oder Beruhigen der Babys. Sprechen Sie das Klinikpersonal an, es kann sonst nicht wissen, wann Sie Unterstützung brauchen.

Die Genesung dauert nach einem Kaiserschnitt natürlich etwas länger als nach einer vaginalen Entbindung. Der Uterus benötigt mehr Zeit, um wieder auf seine normale Größe zu schrumpfen. Sie verlieren etwas mehr Blut und sind sicher auch müde. Schließlich ist ein Kaiserschnitt ein operativer Eingriff. Auch nach einem Kaiserschnitt sind Beckenbodenübungen (s. S. 17) wichtig, weil die Beckenmuskeln in der Spätschwangerschaft stark belastet wurden. Der Krankenhausaufenthalt dauert etwa eine Woche. Versuchen Sie, locker zu bleiben, und konzentrieren Sie sich auf das, was wirklich wichtig ist: Ihre Babys und Ihre Genesung. Vermeiden Sie in der ersten Zeit, sich zu strecken und schwer zu heben. Beim Lachen platzt Ihre Wunde aber keinesfalls auf.

Wichtige Rolle Ihr Geburtspartner kann die Babys im Arm halten, während Sie sich von der Operation erholen.

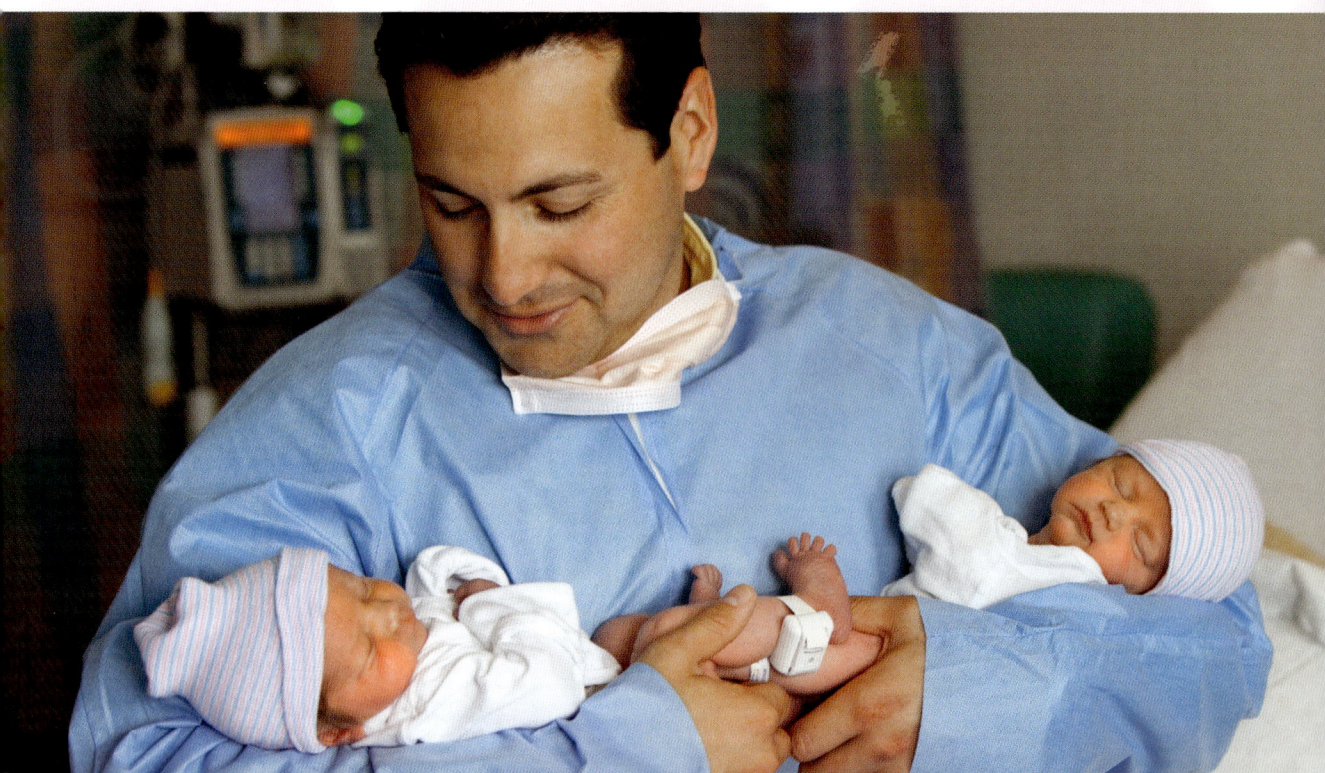

Gefühle

Frisch gebackene Zwillingsmütter erleben die unterschiedlichsten Gefühle. Nach einem Kaiserschnitt empfinden viele Frauen eine riesige Erleichterung, dass ihre Babys gesund auf die Welt gekommen sind. Die meisten Frauen sind sehr zufrieden.

Andere durchleben im Rückblick auf die Geburt eher ambivalente Gefühle: Sie sind enttäuscht oder fühlen sich sogar um ein richtiges Geburtserlebnis betrogen. Dies gilt insbesondere, wenn sie sich sehr auf eine natürliche Geburt fixiert hatten und sich intensiv darauf vorbereitet haben.

Manche Frauen haben dann das Gefühl, keine »richtige« Geburt erlebt zu haben. Doch das stimmt natürlich keineswegs: Sie haben eine »richtige« Geburt erlebt. Sie haben ihre Babys bekommen, egal, auf welchem Weg diese auf die Welt gekommen sind. Nicht die Art der Geburt begründet eine Familie, sondern die gemeinsam verbrachte Zeit in den kommenden Jahren. Wenn Sie negative Gefühle hinsichtlich der Geburt haben, sprechen Sie mit der Hebamme darüber und tauschen Sie sich mit anderen Zwillingsmüttern aus, die Ihre Erfahrungen teilen.

Später wieder Kaiserschnitt?

Einmal Kaiserschnitt – immer Kaiserschnitt: Diese Gleichung gilt nicht unbedingt. Bei einer späteren Schwangerschaft müssen Sie nicht zwangsläufig wieder per Kaiserschnitt entbinden. Ausschlaggebend sind vielmehr die Gründe für den letzten Kaiserschnitt. Erfolgte er wegen einer Steißlage der Babys, kann dies das nächste Mal anders sein. Das gilt ebenso bei einer Placenta praevia, einem Nabelschnurvorfall oder einer fötalen Notlage. Ein enges Becken dagegen bleibt Ihnen erhalten. Gut möglich, dass Sie das nächste Mal vaginal entbinden werden. Wenn es so weit ist, werden Sie dies mit Ihrem Arzt besprechen.

Katrins Geburtsgeschichte

Erst war ich enttäuscht, als man mir zu einem Kaiserschnitt riet, aber heute wollte ich nichts mehr ändern an dem Tag, an dem meine Zwillinge geboren wurden. Es war eine fantastische Atmosphäre im OP, das Team war entspannt und hilfsbereit.

Ich fühlte mich sicher, weil Fachärzte bei der Geburt dabei waren, doch es ging glücklicherweise beiden Jungen gut. Ich bekam jeden gleich nach der Geburt. Ich schaute dem Eingriff nicht zu, da ich eher zart besaitet bin. Aber es ist toll, heute die Fotos von der Geburt zu sehen; ich bin dem Narkosearzt dankbar, dass er sie gemacht hat.

Am dritten Tag konnte ich mich schon wieder gut bewegen. Und von meiner Narbe blieb nur eine kleine, blasse Linie.

Zu Hause Sobald Sie zu Hause sind, nehmen Sie sich Zeit, mit Ihrer neuen Familie vertraut zu werden.

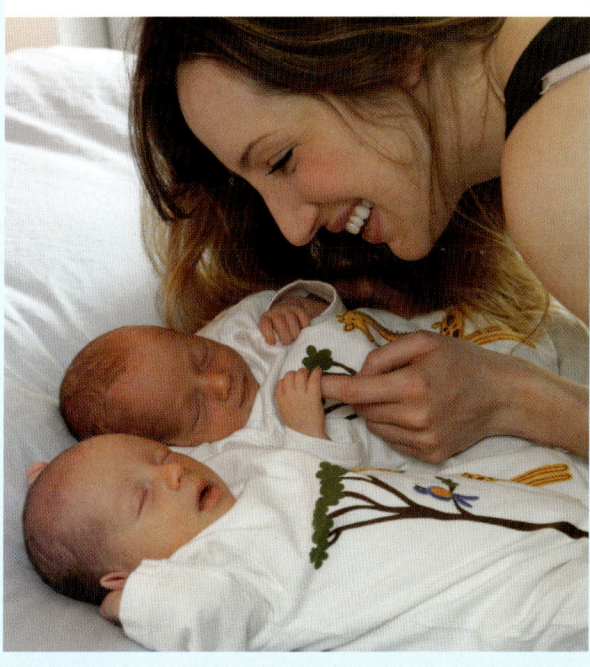

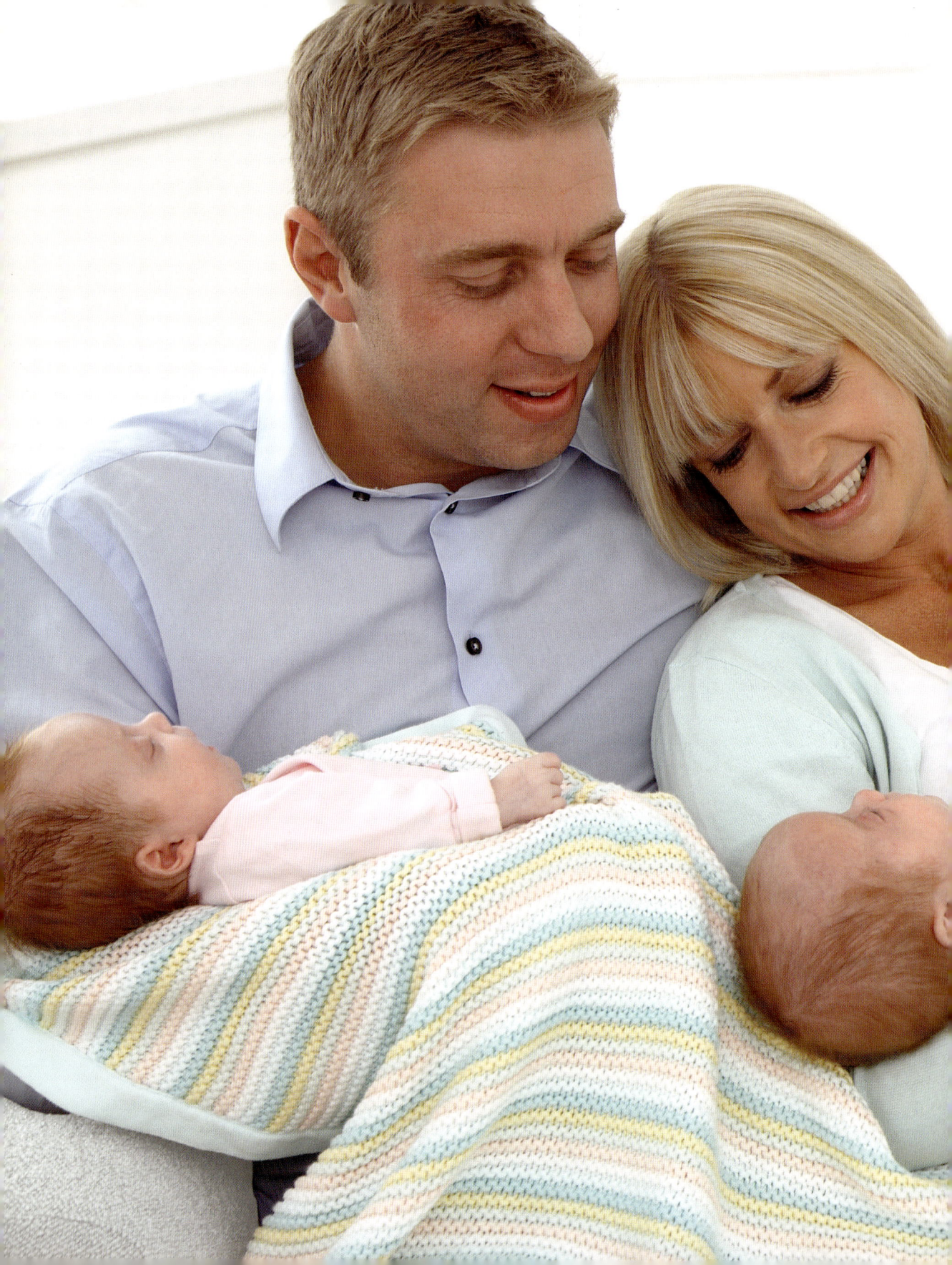

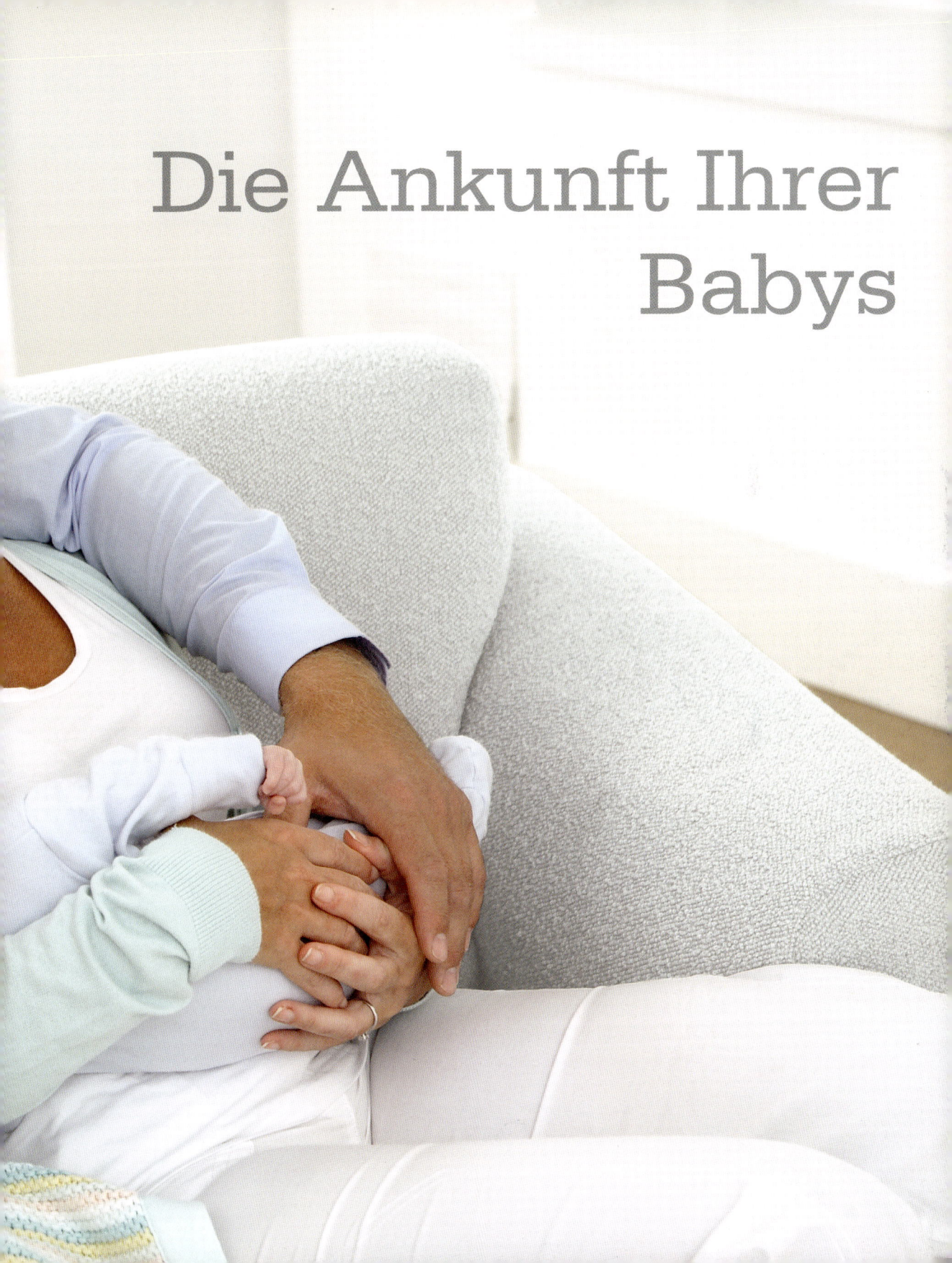
Die Ankunft Ihrer Babys

Die Ankunft Ihrer Babys

Ihre Babys

Glückwunsch! Sie haben es geschafft! Die Monate des Planens, der Ängste und des Wartens sind vorbei: Sie haben zu dritt die Startlinie passiert. Willkommen im Club!

Gequetscht und schläfrig

Ihre Zwillinge sehen in den ersten Tagen etwas »zerknautscht« aus. Das ist nicht überraschend, wenn man bedenkt, wie gekrümmt sie in der Gebärmutter waren. Die beiden schlafen anfangs viel und Sie haben Zeit, sie genau zu betrachten. Welch ein Wunder, dass diese zwei Menschen in Ihrem Bauch herangewachsen sind!

Wissen, wer wer ist

Überlegen Sie sich, ob Sie Ihre eineiigen Zwillinge nicht unterschiedlich kleiden. Dann besteht keine Gefahr, die beiden zu verwechseln, bis Persönlichkeitsmerkmale, Eigenheiten und Unterschiede in der Bewegung offensichtlich werden. Oder Sie markieren einen Fingernagel mit Nagellack.

Erste Tage

Neugeborene besitzen noch keine Kopfkontrolle, Sie müssen die Köpfchen abstützen. Babys erschrecken bei lauten Geräuschen und werfen ihre Arme seitlich aus. Beim Weinen vergießen sie noch keine Tränen, diese bilden sich erst in einigen Monaten.

Die Haut Ihrer Babys schimmert wegen der hohen Anzahl an roten Blutkörperchen im Körper rötlich, wegen des noch unausgereiften Kreislaufsystems sind ihre Hände und Füße meist kalt. Babys können ihre Körpertemperatur schlecht kontrollieren und es wird ihnen leicht zu heiß. Decken Sie sie immer entsprechend der Umgebungstemperatur zu.

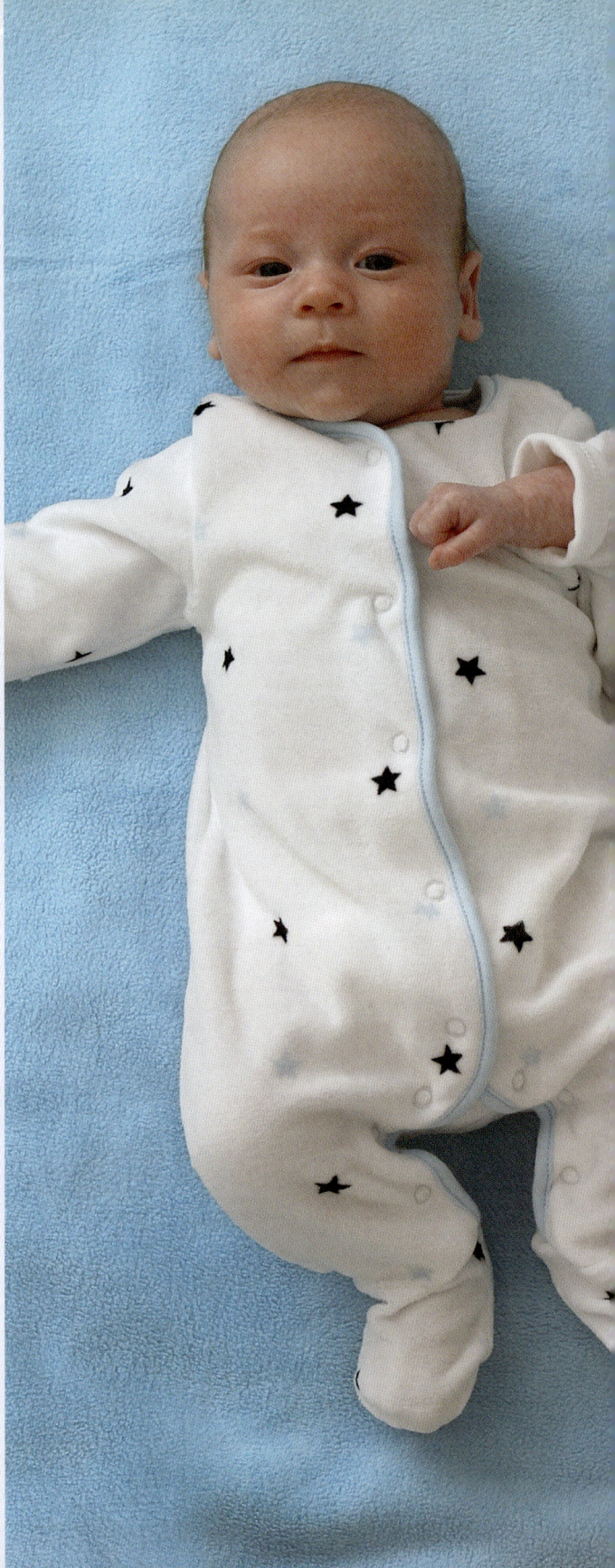

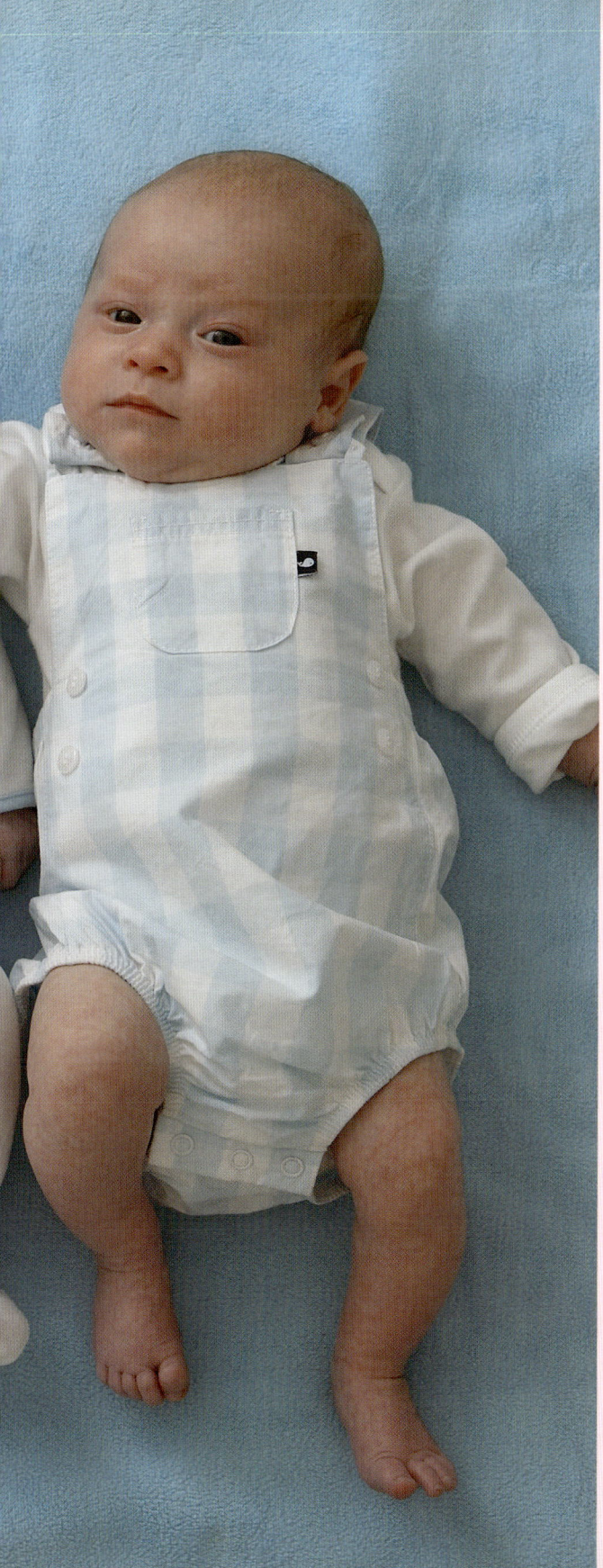

Ihre Babys

In den Arm- und Leistenfalten befindet sich vielleicht noch etwas »Käseschmiere«. Diese wächserne Schicht schützt die Haut in der Gebärmutter; sie wäscht sich bei den ersten Bädern ab.

Babys haben oft kleine Makel, wie winzige Pickel oder kleinere Ausschläge, die allmählich verschwinden. Flache, pinkfarbene oder rote Pickel am Halsansatz oder auf den Augenlidern werden als Storchenbisse bezeichnet. Sie treten beim Schreien deutlicher hervor, verblassen aber mit der Zeit.

Kopfform

Die Form des Kopfes hängt auch von der Art der Geburt ab. Kaiserschnittbabys haben einen runderen Kopf als vaginal entbundene Babys. Die Rückenlage beim Schlafen verstärkt eine ungleichmäßige Kopfform, doch diese Lage ist zur Verhinderung des plötzlichen Kindstods wichtig. Mit der Kopfkontrolle gleicht sich auch die Kopfform aus.

Oben auf dem Kopf befindet sich eine weiche Stelle, die Fontanelle. Hier dehnen sich die Schädelknochen in ihrem Wachstum aus und verbinden sich schließlich. Sie können die Fontanelle an der Schädeldecke sehen – sie fühlt sich weich an, wird aber durch eine feste innere Membran geschützt. Drücken Sie die Fontanelle niemals ein. Manchmal sehen Sie, wie sie pulsiert. Das ist normal. Bei eingesunkener Fontanelle fragen Sie den Arzt: Sie kann Anzeichen einer ernsten Dehydrierung sein.

Nabelschnur

Jedes Baby hat einen Nabelstumpf, an dem die Nabelschnur durchtrennt worden ist. Halten Sie ihn sauber und trocken, um einer Infektion vorzubeugen. Wenn er nach ein, zwei Wochen abgefallen ist, sehen Sie den Bauchnabel Ihrer Babys.

Unterschiede betonen Verschiedene Kleidung hilft, die Zwillinge auseinanderzuhalten, und fördert zugleich die Entwicklung ihrer individuellen Identität.

Die Ankunft Ihrer Babys

Der Bindungsprozess

Der Bindungsprozess verläuft bei Zwillingen anders als bei einem Baby. Doch keine Sorge: Sie besitzen mehr als genug Liebe für alle beide!

Bindung zu zwei Babys

Als Mehrlingsmutter hören Sie vermutlich mit etwas gemischten Gefühlen, was Experten und andere Mütter über die Bedeutung der ersten Minuten, Stunden und Tage für den Bindungsprozess sagen. Es ist unrealistisch zu meinen, man könne zu Zwillingen dieselbe intensive Bindung eingehen wie zu einem Baby – man hat nun mal weniger Zeit für jedes Baby.

Sie werden nur selten mit einem Baby einen langen, intensiven Blickkontakt halten oder beide Babys an Ihr Herz schmiegen können. Doch Ihre winzigen Zwillinge haben schließlich auch noch einander – nicht nur Sie. Außerdem können Sie eine Menge tun, um zu beiden eine besondere, lebenslange Bindung aufzubauen.

Es ist völlig normal, dass Sie sich anfangs überfordert fühlen. Doch bereits Ihre Anwesenheit, Aufmerksamkeit, Fürsorge, das Füttern und die Pflege stellen sicher, dass Sie Tag für Tag eine intensive Beziehung zu beiden eingehen.

Was für die Bindung wichtig ist

Versuchen Sie, für jeden Zwilling ein wenig Zeit allein zu haben. Da es unrealistisch ist, jeden Tag eine feste »Beziehungszeit« einzuplanen, nutzen Sie die täglichen »Pflichten« als Gelegenheiten für indi-

Bindung zum Baby Kleine Interaktionen wie Blickkontakt, Händchen halten und »Plapperunterhaltungen« sind die Bausteine Ihrer Beziehung zu jedem Baby.

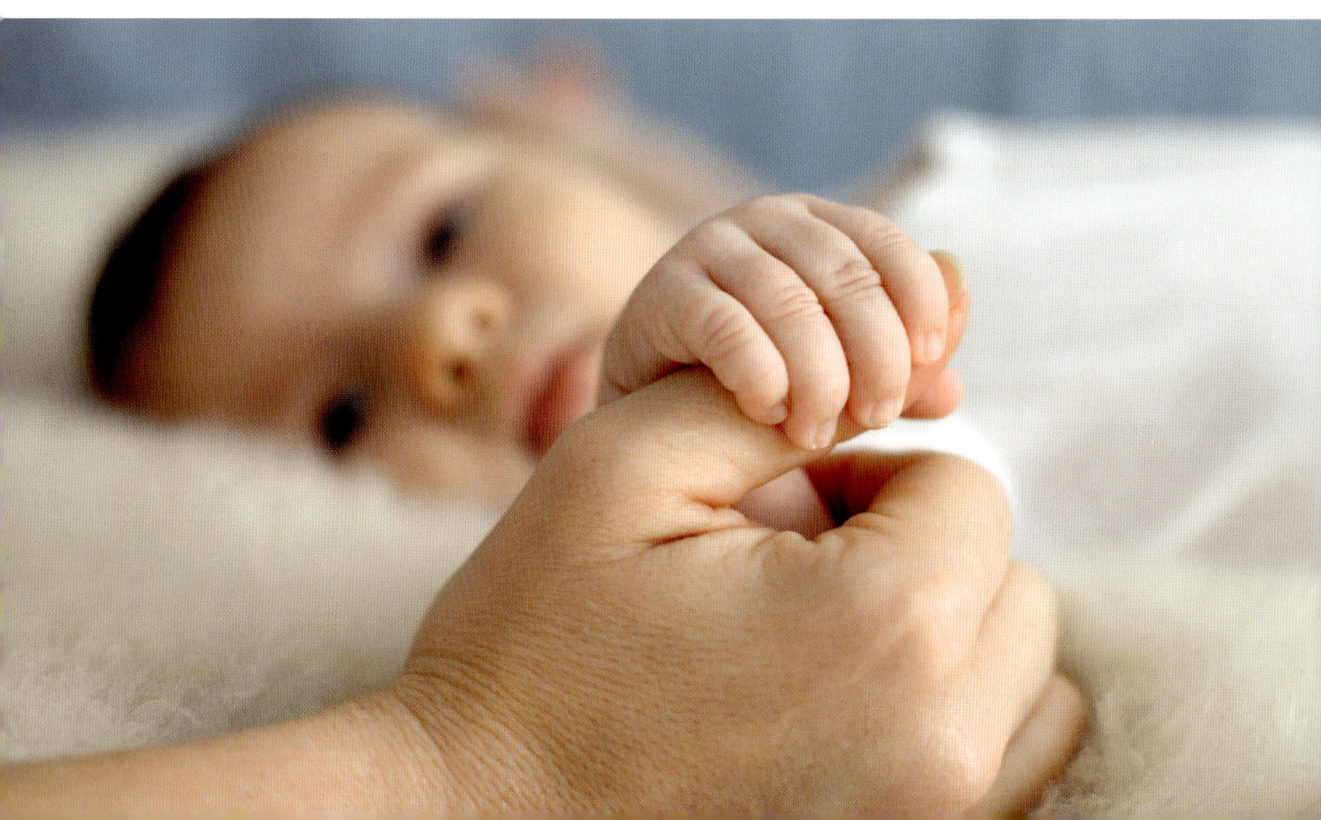

Der Bindungsprozess

viduelle Zuwendung. Selbst die geübteste Zwillingsmutter kann jeweils nur eine Windel wechseln, also verbinden Sie das Wickeln mit Massage, Zärtlichkeit, Blickkontakt und Lächeln – wer weiß, vielleicht werden Sie sich sogar aufs Wickeln freuen! Nicht nur durch körperliche Nähe und Blickkontakt bauen Sie eine Bindung auf, sondern auch über Ihre Stimme. Sprechen Sie mit den beiden und singen Sie ihnen vor. Ihre Zwillinge kennen Ihre Stimme aus der Gebärmutter. Sie wirkt beruhigend. Mit Ihrer Stimme können Sie beide Babys gleichzeitig beruhigen und die Beziehung stärken, selbst wenn Sie nicht beide im Arm halten können.

Verzögerter Bindungsprozess

Die Geburtserfahrung kann sich auch auf den Bindungsprozess auswirken. Vielleicht durchkreuzten Komplikationen Ihren Geburtsplan oder Ihre Babys mussten auf der Neugeborenenstation (s. S. 88f.) behandelt werden. Doch Sie haben nun ein Leben lang Zeit, eine starke Beziehung zu Ihren Kindern aufzubauen und zu erleben. Entspannen Sie sich und nehmen Sie sich Zeit, die beiden zu genießen. Das ist das Beste, was Sie für die Mutter-Kind-Beziehung und für die langfristige Entwicklung der beiden tun können.

An manchen Tagen wird Sie ein Baby mehr beanspruchen als das andere. Dann sorgen Sie sich, weil Sie sich nicht ebenso um das weniger anspruchsvolle Baby kümmern. Es kann auch sein, dass das unruhige Baby so anstrengend ist, dass Sie sich stärker zu dem »pflegeleichteren« hingezogen fühlen. Im Laufe der Zeit gleicht sich das aus. Die Babys gerecht zu behandeln, bedeutet nicht notwendigerweise, sie immer gleich zu behandeln.

Ein Zwillingsvater ist in einer glücklichen Position: Er nimmt meist von Anfang an eine aktivere Rolle im Leben seiner Babys ein – wenn die Mutter mit einem Baby beschäftigt ist, kümmert er sich um das andere.

Tipps von Eltern

Langfristige Gefühle

Viele Mütter sind enttäuscht, wenn sie nicht direkt nach der Geburt mit ihren Babys zusammen sein können. Manche zweifeln an sich, wenn sie nicht sofort tiefe Mutterliebe empfinden.

Doch kein Grund zur Sorge: Die frühen Momente und Gefühle, so schön und kostbar sie sind, bestimmen nicht, welche Beziehung Sie über die Jahre hinweg zu Ihren Zwillingen aufbauen werden. Ein Baby entwickelt nicht sogleich Gefühle für den ersten Menschen, der es berührt. Studien zeigen, dass sich die Bindung eines Babys über einen Zeitraum von vielen Monaten hinweg entwickelt. Eine tiefe, dauerhafte Beziehung entsteht durch Füttern, Zärtlichkeit und Fürsorge.

Alleinige Zuwendung Wenn Sie sich jedem Kind regelmäßig allein widmen, fördert das die Beziehung. Und Sie nehmen bewusst die kleinen Unterschiede zwischen beiden wahr.

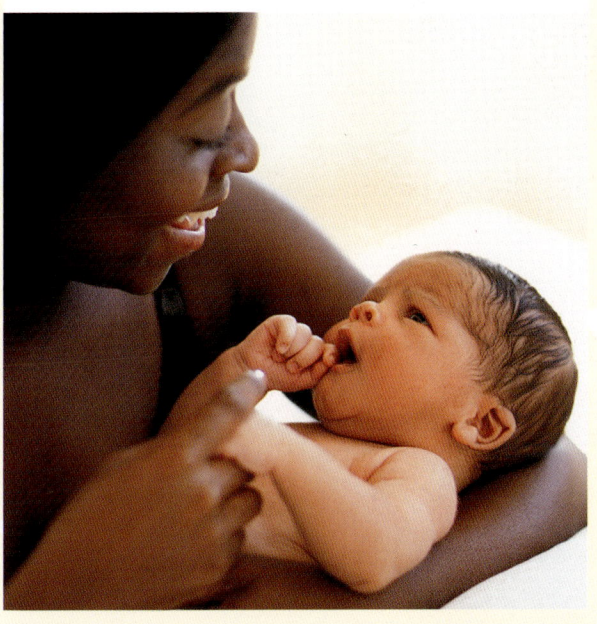

Die Ankunft Ihrer Babys

Zwillinge ernähren

Zwei Babys – zwei Brüste: Nicht immer geht das so einfach zusammen. Es ist möglich, Zwillinge zu stillen, doch es gibt auch Alternativen, die Ihnen vielleicht manches erleichtern.

Stillen

Das Stillen lernen Sie am besten in der Klinik. Die Schwestern helfen Ihnen, die Babys richtig anzulegen, und sie zeigen Ihnen, wie Sie selbst eine bequeme Position finden. Milch wird auf der Basis von Angebot und Nachfrage gebildet. Es kann aber einige Tage dauern, bis sie »einschießt«.

Frühgeborene müssen anfangs oft über eine Sonde ernährt werden. Doch auch ihnen tut Muttermilch gut. Wenn Sie noch keine Milch haben, fragen Sie, ob es in der Klinik eine Milchbank gibt, für die andere Mütter Milch spenden.

Sie können Ihre Babys gemeinsam oder jedes extra stillen. Gemeinsames Stillen erfordert Übung und Beharrlichkeit, spart aber Zeit und gibt beiden Babys den gleichen Rhythmus vor. Vielleicht stillen Sie Ihre Babys lieber einzeln und staffeln damit die Stillzeiten. Das dauert zwar länger, aber dafür können Sie jedem Baby Ihre volle Zuwendung schenken. Meist lernt man so das Stillen auch leichter.

Sobald die Milch eingeschossen ist, können Stilleinlagen praktisch sein. Diese weichen, saugfähigen Pads werden im BH getragen und nehmen auslaufende Milch auf.

Tandemstillen

Der Fußball- oder Rückengriff ist zum gleichzeitigen Stillen beider Babys gut geeignet. In den ersten Tagen benötigen Sie sicherlich Hilfe beim Anlegen, aber mit etwas Erfahrung und Selbstvertrauen ist es eine sehr zeitsparende Stillmethode.

Halten Sie in jedem Arm ein Baby in Rückenlage und führen Sie ihre Münder an die Brustwarzen. Sie

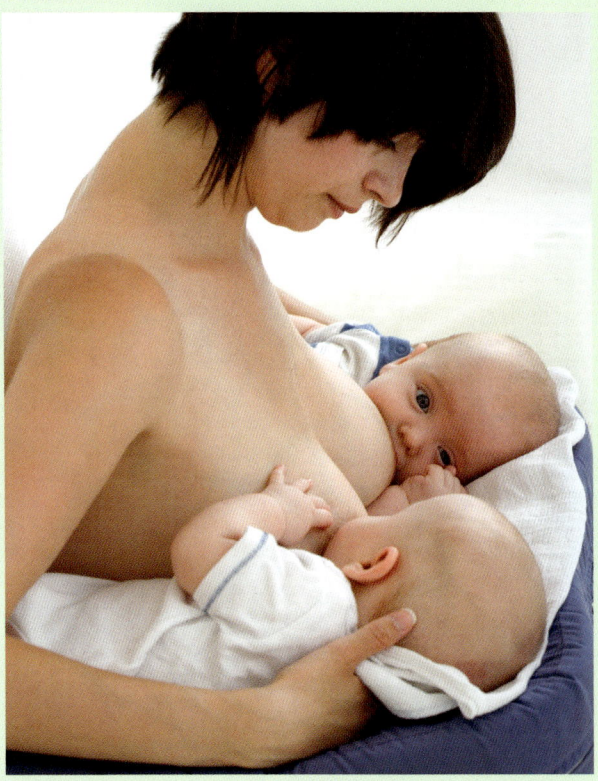

Rückengriff Tandemstillen erfordert Übung, trägt aber zur Einführung eines festen Rhythmus bei und schenkt Ihnen tagsüber einige kostbare, babyfreie Minuten.

können jedem Baby eine feste Brust zuteilen oder die Seiten bzw. die Babys abwechseln. Wenn ein Baby kleiner ist als das andere, ist es sinnvoll, die Brust jeweils zu wechseln, damit die Milchbildung in beiden Brüsten gleichermaßen angeregt wird. Stillen erfordert Übung, also bleiben Sie entspannt.

Wenn ein Baby hungriger ist als das andere und beide immer an derselben Brust trinken, kann eine

Zwillinge ernähren

Brust größer sein. Das gibt sich im Laufe der Zeit. Es wird sicher niemandem auffallen.

Der Blickkontakt beim Tandemstillen intensiviert die körperliche Bindung zwischen Ihnen und den Babys. Diese besondere Dreier-Beziehung ist etwas, das nur Zwillingsmütter erfahren.

Wenig und oft

Anfangs trinken Ihre Babys häufig, aber nur kleine Mengen – im Schnitt alle drei Stunden. Wenn ihre Bäuchlein wachsen, vertragen sie mehr Milch und müssen seltener gestillt werden. Wenn Sie nach Bedarf stillen wollen, bedenken Sie, dass es höchst unwahrscheinlich ist, dass Ihre Babys gleichzeitig »Bedarf« haben. Daher hat man bei dieser Methode oft das Gefühl, ständig zu stillen. Sehr früh geborene Babys muss man regelmäßig zum Stillen wecken, weil sie sonst die Mahlzeit verschlafen … und sie müssen doch größer und kräftiger werden!

Milch auf Vorrat

Bitten Sie eine Stillberaterin oder Hebamme in der Klinik, dass sie Ihnen zeigt, wie man Milch ausdrückt, um den Milchfluss anzuregen. Das kann mit einer handbetriebenen oder einer elektrischen Milchpumpe geschehen. Ein Gerät für zu Hause können Sie in der Apotheke ausleihen.

Wenn Sie Milch abpumpen, können Sie einen Vorrat anlegen. Dann kann Ihr Partner den Babys Muttermilch aus der Flasche füttern, wenn Sie Ihren wohlverdienten Schlaf nachholen. In der Tiefkühltruhe ist Muttermilch drei Monate haltbar. Sie sollte im Kühlschrank aufgetaut werden. Dort sollte sie nicht länger als 24 Stunden aufbewahrt werden. Bei unter 4 °C hält sie sich auch bis zu fünf Tagen.

Brüste, Ballons, Knoten und Brustwarzen …

Bei sehr vollen und harten Brüsten ist das Ausdrücken von etwas Milch vor dem Stillen sinnvoll.

Tipps von Eltern

Vorteile des Stillens von Zwillingen

Nicht jede Frau steht dem Stillen positiv gegenüber und natürlich ist es anstrengend, Zwillinge zu stillen. Doch Stillen bietet auch Vorteile, sodass sich ein Versuch sicher lohnt. Dann können Sie sehen, wie Sie zurechtkommen.

- Es kostet nichts.
- Muttermilch enthält wichtige Antikörper gegen Krankheiten.
- Sie ist jederzeit in der richtigen Temperatur verfügbar.
- Sie ist leichter verdaulich als Milchnahrung und führt seltener zu Verstopfung.
- Es hilft Ihnen, Ihre frühere Figur schneller wiederzuerlangen.
- Man muss keine Flaschen sterilisieren.
- Stillen beugt der Entstehung von Krebs im späteren Leben vor.

Die Brust ist das Beste Stillen bietet Ihren Zwillingen im ersten Lebensjahr Schutz vor Infektionen.

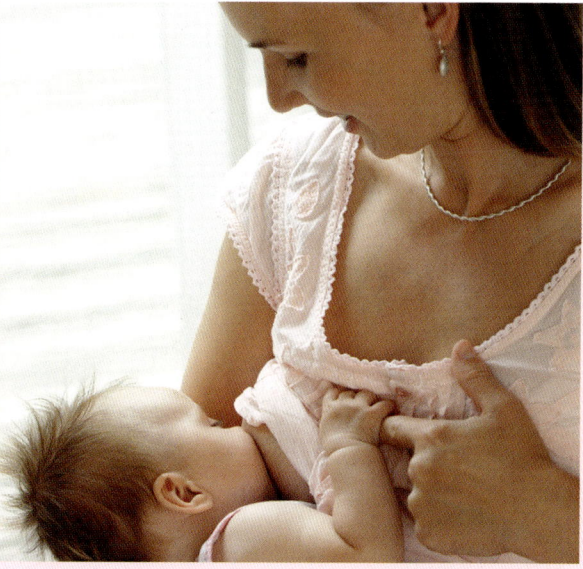

Die Ankunft Ihrer Babys

Dann werden Sie sich wohler fühlen und die Babys lassen sich leichter anlegen. Stellen Sie sich einfach einmal Ihre Brust als Ballon vor und die Brustwarze als Knoten: Wenn der Ballon zu prall gefüllt ist, lässt er sich nur sehr schwer verknoten. Entsprechend schwierig ist es für Ihre Babys, bei zu vollen Brüsten die Brustwarze zu fassen und daran zu saugen. Das fällt ihnen leichter, wenn Sie erst etwas Milch ausdrücken. Sie können sie auch sammeln und sie ihnen ein anderes Mal geben.

Koffein und Stillen

Eine kleine Menge von dem, was Sie essen und trinken, gelangt über die Muttermilch zu Ihren Babys. Doch Sie müssen nicht komplett auf Koffein verzichten. Drei bis vier Tassen Kaffee am Tag sind unbedenklich. Manche Mütter berichten allerdings, dass ihre Babys unruhig sind, wenn sie viel Kaffee getrunken haben. Sollten Sie einen Zusammenhang zwischen Ihrem Koffeinkonsum und schlaflosen Nächten erkennen, trinken Sie weniger oder entkoffeinierten Kaffee. Dann sehen Sie selbst, ob eine Verbesserung eintritt.

Alkohol und Stillen

Die Richtlinien für Alkoholkonsum in der Schwangerschaft gelten auch fürs Stillen. Ihr Gewicht und der Aspekt, ob Sie Alkohol zum Essen oder auf leeren Magen trinken, bestimmen, wie lange es dauert, bis der Alkohol in die Muttermilch gelangt. Ihr Körper braucht einige Stunden, bis der Alkohol abgebaut ist. Am besten verzichten Sie während der Zeit, in der die Babys gestillt werden, auf Alkohol.

Milch abpumpen Setzen Sie den Trichter luftdicht über der Brustwarze auf und pumpen Sie rhythmisch, bis Sie genügend Milch abgepumpt haben.

Sicher aufbewahren Bevor Sie die Milch in den Kühlschrank stellen, versehen Sie die Flaschen mit Datum und Uhrzeit der Milchabnahme.

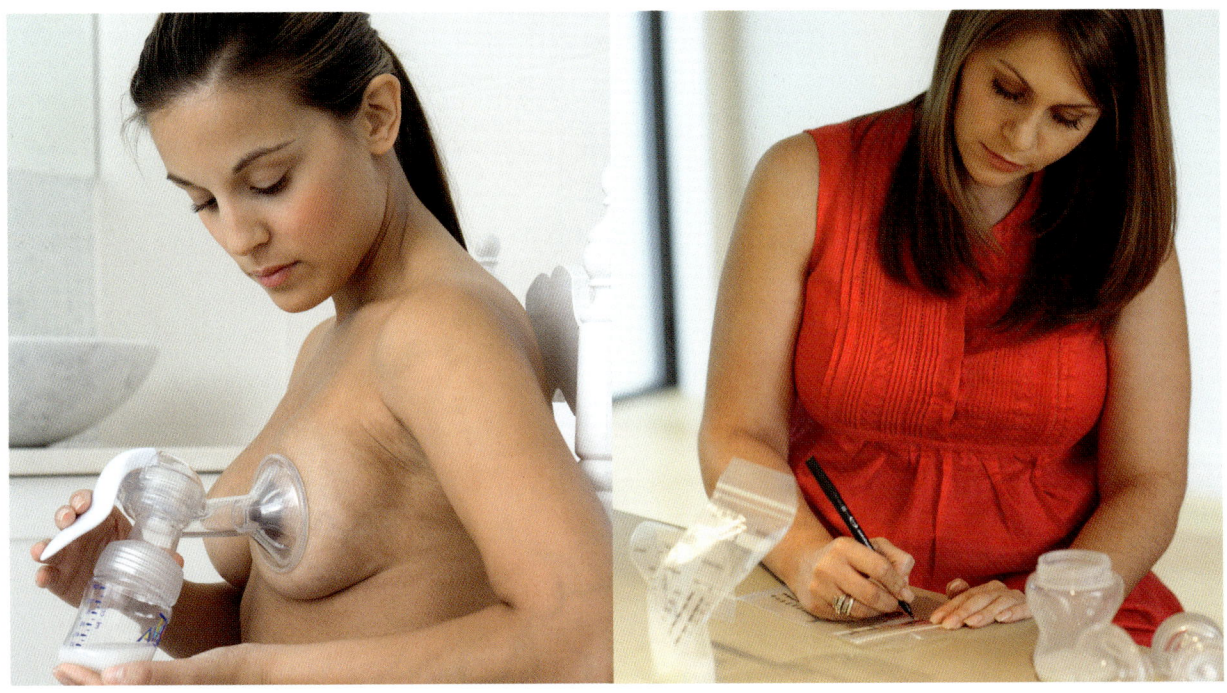

Zwillinge ernähren

Brustentzündung (Mastitis)

Eine Mastitis ist eine Brustentzündung. Die Brüste werden rot, sie sind hart, geschwollen, heiß oder entzündet. Es können sogar Fieber oder Grippesymptome auftreten. Sie können einen Knoten in der Brust fühlen, der dadurch entsteht, dass Milch in das Brustgewebe statt in die Milchgänge fließt.

Bei Verdacht auf Mastitis stillen Sie weiter, da sich die Entzündung sonst verschlimmert. Gehen Sie umgehend zum Arzt. Wenn sich eine Infektion entwickelt hat, wird er Antibiotika verschreiben.

Flaschen- und Zwiemilchernährung

Nicht jede Mutter kann oder möchte ihre Zwillinge stillen und die moderne Milchnahrung bietet inzwischen durchaus eine gute und nährstoffreiche Alternative, bei der die Mutter glücklich ist und die Babys gut gedeihen.

Hygiene ist bei der Zubereitung äußerst wichtig. Achten Sie darauf, dass die Umgebung und die Arbeitsflächen, auf denen Sie die Nahrung zube-

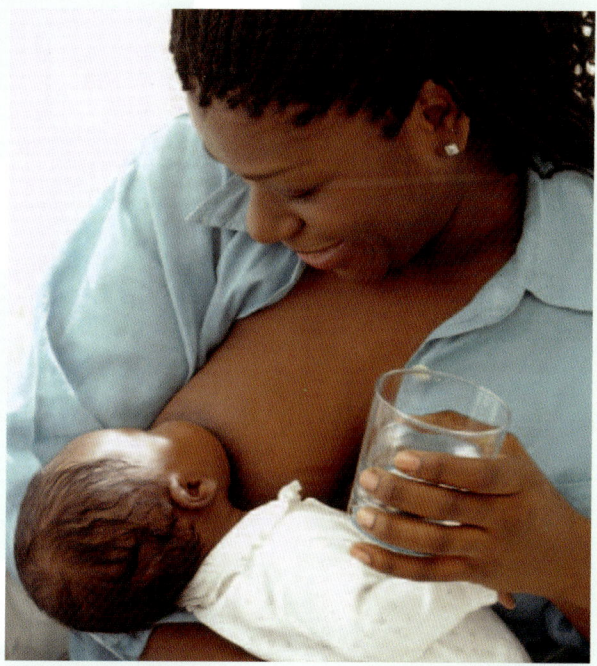

Viel trinken Da Stillen zu Dehydrierung führen kann, sollten Sie tagsüber viel Wasser trinken und zusätzlich ein Glas voll bei jedem Stillen.

Tipps von Eltern

Helfen Sie sich, um Ihren Babys zu helfen

Es braucht Zeit, sich ans Stillen eines Babys zu gewöhnen – geschweige denn an zwei. Setzen Sie sich nicht unter Druck. Die folgenden Tipps erleichtern den Anfang.

- Machen Sie es sich bequem, verwenden Sie ein Still- oder mehrere normale Kissen zum Abstützen.
- Verstecken Sie sich nicht beim Stillen. Es ist nicht anstößig, sondern wunderbar. Stillen Sie in der Öffentlichkeit, und je öfter Sie es tun, umso selbstbewusster werden Sie.
- Trinken Sie viel. Stillen macht Durst! Wenn Ihr Urin blassgelb ist, trinken Sie genug.
- Stillen macht hungrig. Greifen Sie zu nährstoffreichen Nahrungsmitteln, die für Sie und Ihre Babys gesund sind.
- Tandemstillen erfordert Übung, hilft aber, einen Rhythmus zu finden, der Ihnen tagsüber einige babyfreie Minuten verschafft.
- Schließen Sie sich einer Stillgruppe an.
- Pumpen Sie Milch ab, das regt auch die Milchbildung an.
- Seien Sie flexibel: Die Kombination von Stillen und Milchnahrung bietet Entlastung.
- Ihre Muttermilch enthält Vitamin D, das wichtig für Knochen und Zähne ist. Sonnenlicht hilft bei der Synthese und fettreicher Fisch ist eine gute Quelle. In der Regel wird jedoch auch ein Vitamin-D-Präparat verordnet.

Die Ankunft Ihrer Babys

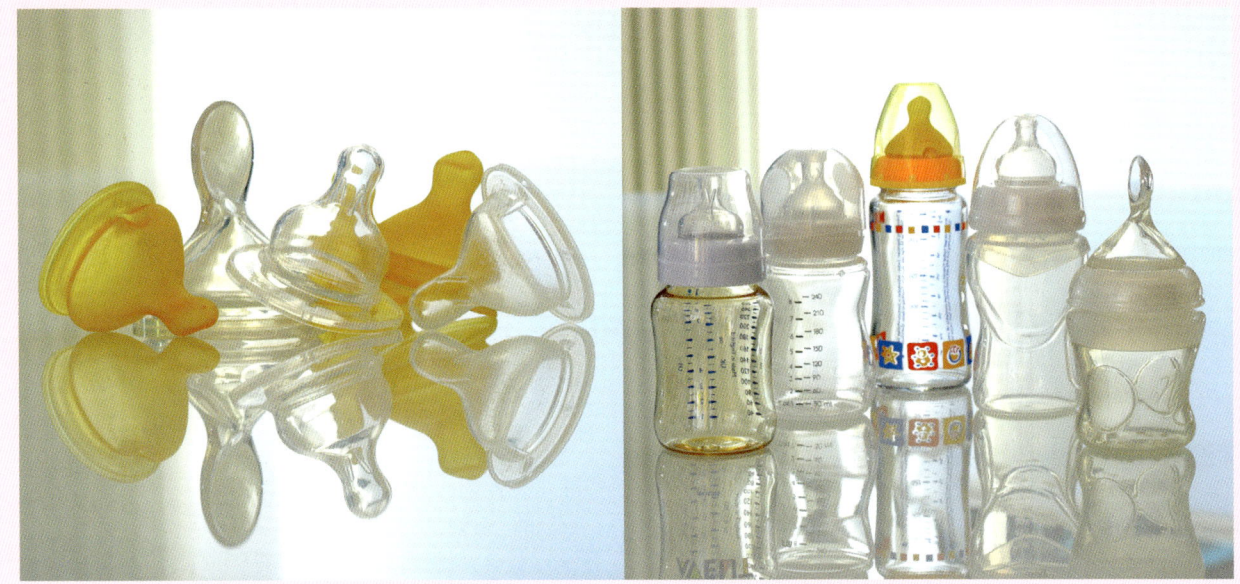

Sauger Die Sauger sollten auf die Mundform der Babys abgestimmt sein. Probieren Sie verschiedene aus, bis Sie die richtigen gefunden haben.

Flaschen Es gibt unterschiedliche Babyflaschen. Wählen Sie eine bruchsichere mit breitem Hals; sie lässt sich besser füllen und reinigen.

reiten, sauber sind. Befolgen Sie die Anweisungen des Herstellers auf der Packung genau, damit Sie Milchpulver und Wasser im richtigen Verhältnis mischen. Bei der Verwendung eines Messlöffels zum Portionieren des Milchpulvers streichen Sie die Menge mit einem sterilisierten Messer glatt, bevor Sie die abgemessene Portion in die Flasche geben und Wasser zufügen.

Bereiten Sie die Flaschen direkt vor dem Füttern mit abgekochtem, abgekühltem Wasser zu – verwenden Sie kein entkalktes Wasser oder Mineralwasser, da es zu viel Natrium enthält. Befolgen Sie immer die Herstellerhinweise und kontrollieren Sie unbedingt die Temperatur: Die zubereitete Milchnahrung sollte sich an Ihrem Handgelenk warm anfühlen.

Trinkfertige Babymilch ist teurer als Milchpulver. Sie ist aber auf Reisen oder nachts praktisch und kann angewärmt oder bei Zimmertemperatur gefüttert werden.

Ihre neugeborenen Babys trinken anfangs in 24 Stunden bis zu zwölfmal. Der Nachteil von Milchnahrung besteht darin, dass die Fläschchen stets sterilisiert und frisch zubereitet werden müssen. Andererseits können Sie aber genau sehen, wie viel jedes Ihrer Babys trinkt, und Ihr Partner kann sich problemlos ebenfalls am Füttern beteiligen.

Es gibt ein breites Angebot an verschiedenen Flaschen und Saugern für die Milchnahrung. Probieren Sie aus, was für Ihre Babys am besten ist. Ein Sauger mit kleinem Loch und langsamem Milchfluss verhindert anfangs, dass sich die Babys verschlucken. Wenn die beiden größer und trinkerfahrener sind, können Sie einen Sauger mit größerem Loch verwenden.

Wenn Sie Stillen und Flasche kombinieren wollen, ist ein Sauger, der der Brustwarze nachgebildet ist, empfehlenswert. So fällt der Wechsel von Brust zu Flasche leichter.

Zwillinge ernähren

Beim Flaschegeben legen Sie Ihr Baby in einer halbaufrechten Position in Ihre Ellenbeuge und stützen den Kopf gut ab. Neigen Sie die Flasche so, dass der Sauger voll Milch ist: Dann verschluckt Ihr Baby beim Trinken weniger Luft, die Unbehagen verursachen könnte.

Da es schwierig ist, beide Babys gleichzeitig im Arm zu füttern, können Sie ein Baby in die Wippe setzen und es mit der einen Hand füttern, während Sie mit der anderen Hand das andere halten und füttern. Beim nächsten Mal tauschen Sie.

Den Überblick behalten

Die anstrengende Versorgung der Babys rund um die Uhr führt zu Schlafmangel und dieser wiederum beeinträchtigt das Gedächtnis. Dann können Sie sich kaum noch genau daran erinnern, wer wann wie viel getrunken hat. Um sich die Sache zu erleichtern, notieren Sie die Fütterzeiten.

Legen Sie eine Tabelle mit drei Spalten an – Zwilling/Zeit/Menge – und notieren Sie jeweils die entsprechenden Daten. So behalten Sie den Überblick. Bei einer Zwiemilchernährung ist dies besonders hilfreich, da man oft nicht mehr weiß, welcher Zwilling gestillt wurde und welcher die Flasche bekommen hat.

Entwerfen Sie ein System, das für Sie funktioniert. Passen Sie die Überschriften und Informationen entsprechend an. Wenn Sie z.B. voll stillen, kann es sinnvoll sein aufzuschreiben, wie lange jeder Zwilling an jeder Brust trinkt.

Unnötig zu sagen, dass der Notizblock überflüssig wird, sobald Ihr Dreier-Team Routine entwickelt hat und ein geregelter Tagesablauf entsteht.

Zuwendung Es spart Zeit, wenn jeder Partner ein Baby füttert, und ermöglicht ungeteilte Zuwendung. Tauschen Sie das nächste Mal die Babys.

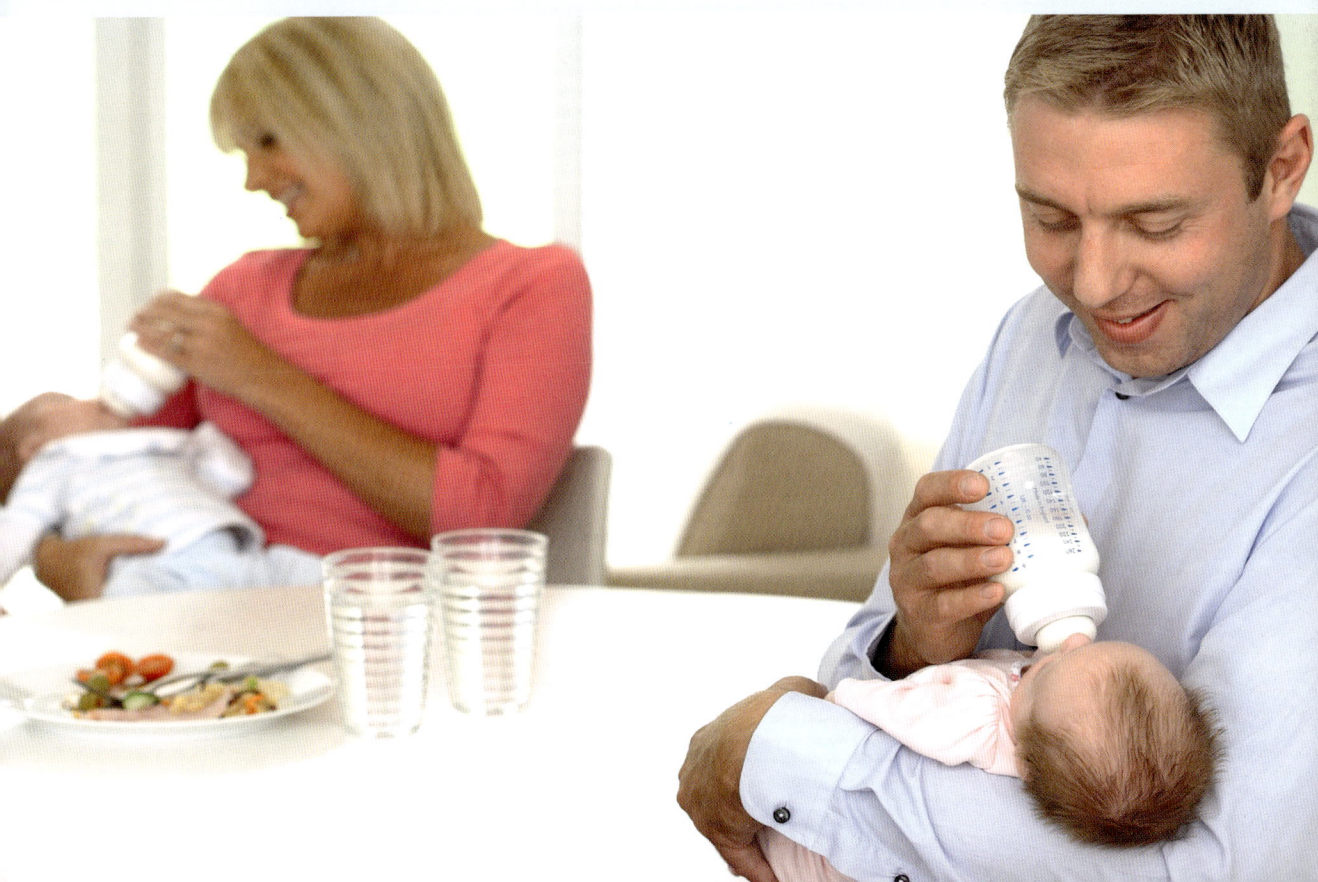

Die Ankunft Ihrer Babys

Praktische Hilfe

Sichern Sie sich praktische und emotionale Unterstützung, um sich die ersten Wochen nach der Geburt zu erleichtern.

Freunde und Familie

Verwandte und Freunde werden Schlange stehen, um Ihre Neugeborenen zu bewundern, und meist helfen sie auch sehr gerne aus. Nehmen Sie die Angebote an und äußern Sie genau, wer was machen soll: kochen, abwaschen oder füttern, damit Sie sich ausruhen können. Jeder Besucher sollte etwas Sinnvolles tun – sonst bewirten Sie Ihre Gäste und sind danach noch erschöpfter.

Nehmen Sie die Hilfe von Verwandten an und sagen Sie freundlich, aber bestimmt, was, wann, wie erledigt werden sollte. Wenn Sie ältere Kinder haben, kann eine Freundin vielleicht mit den Zwillingen spazieren fahren, damit Sie etwas Zeit für die Großen haben. Oder möchten die Großen lieber einen Ausflug ohne die Zwillinge machen?

Wenn Freunde und Verwandte Ihnen ein paar kostbare Minuten schenken, versuchen Sie, sich zu entspannen. Widerstehen Sie der Versuchung zu putzen. Legen Sie die Füße hoch, lesen Sie eine Zeitschrift, telefonieren Sie oder gehen Sie einen Kaffee trinken. Ein Tapetenwechsel und frische Luft wirken belebend, aber Sie stellen vielleicht überrascht fest, dass Sie dennoch bald zu Ihren Babys zurück wollen.

Hilfreiche Besucher Großeltern, Verwandte und Freunde wollen die Zwillinge sehen – und helfen meist auch gerne aus.

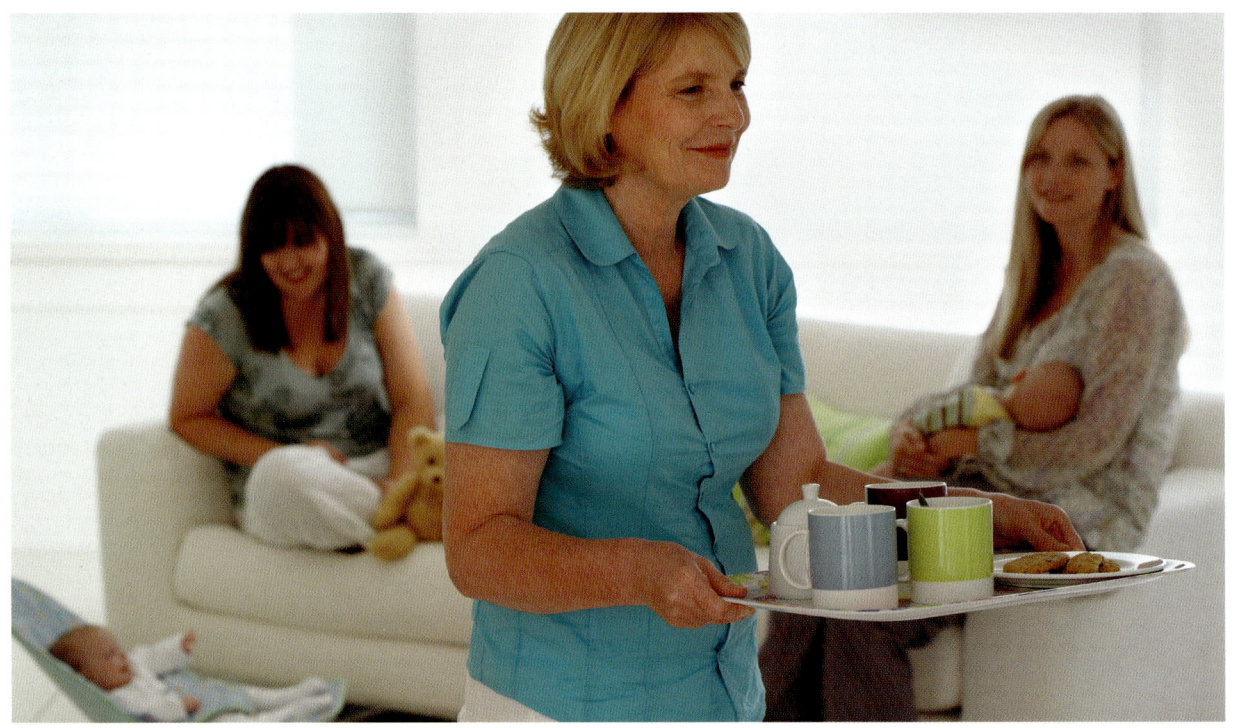

Praktische Hilfe

Professionelle Hilfe

Neben Angehörigen und Freunden gibt es auch die Möglichkeit professioneller Hilfe. Ihre finanzielle Situation wird bestimmen, welche Art der Hilfe eventuell und für wie lange infrage kommt. Bedenken Sie aber auch noch weitere Faktoren, z. B. die Persönlichkeit der zu engagierenden Hilfskraft.

Hebamme Nehmen Sie in jedem Fall die Möglichkeit wahr, Ihre Hebamme zu Hausbesuchen kommen zu lassen. Jede Frau hat nach der Geburt Anspruch auf Hebammenhilfe. Die Hebamme besucht die Familie regelmäßig, klärt gesundheitliche Fragen, gibt aber auch Unterstützung in allen Belangen des Stillens/Fütterns und der Babypflege.

Haushaltshilfe Einige Krankenkassen haben in ihren Satzungen verankert, dass eine Haushaltshilfe für die ersten sechs Wochen nach der Entbindung der Zwillinge bewilligt werden kann. Fragen Sie danach!

Hilfe durch wohltätige Organisationen Auch örtliche Kirchengemeinden, Diakonie, Caritas oder Wohlfahrtsverbände und Hilfsdienste können finanzielle Mittel für eine Haushaltshilfe nach der Geburt von Zwillingen zur Verfügung stellen.

Kinderfrau Die klassische »Kinderfrau« ist Angestellte bei Ihnen und kommt zu Ihnen nach Hause. Meist hat sie eine Ausbildung als Kinderpflegerin oder Erzieherin.

Au-Pairs sind junge Menschen aus der ganzen Welt, die Sie als Familienmitglied auf Zeit bei sich aufnehmen. Sie bekommen ein Taschengeld sowie freie Tage und Urlaub und unterstützen Sie dafür bei der Betreuung Ihrer Zwillinge.

Doula Nach der Geburt begleitet eine Doula die Mutter zu Hause, indem sie sie regelmäßig besucht und Unterstützung im Alltag bietet.

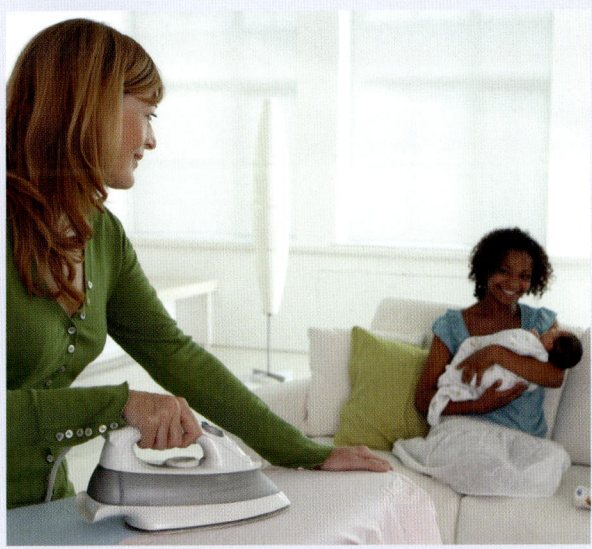

Eine helfende Hand Wenn Sie Unterstützung im Haushalt haben, finden Sie mehr Zeit für die Babypflege und die Beziehung zu Ihren Kleinen.

Reinigungskraft Wenn Sie die Möglichkeit haben, jemanden einzustellen, der Ihnen ein- oder zweimal wöchentlich die Hausarbeit abnimmt, dann sollten Sie das nutzen. So können Sie die seltenen freien Momente genießen, ohne schlechtes Gewissen, dass die Hausarbeit liegen bleibt.

Wählen Sie sorgfältig aus

Sie müssen sich mit der fremden Person in Ihrem Haushalt wohlfühlen, die ein wesentliches Mitglied des Zwillingsteams wird. Laden Sie die Bewerberin zu sich nach Hause ein. Wenn Sie Mühe haben, sich in ihrer Gegenwart zu entspannen, werden Sie sich wohl auch nach der Geburt kaum mit ihr wohlfühlen.

Klären Sie zunächst für sich, welche Art der Hilfe Sie benötigen. Das bestimmt, welches Berufsbild am besten geeignet ist. Fragen Sie in Zwillingsclubs nach, welche Form der Hilfe den Eltern am meisten genutzt hat und welche Erfahrungen sie gemacht haben. Sie werden Ihnen im Rückblick Vor- und Nachteile nennen.

Die Ankunft Ihrer Babys

Die Neugeborenen-Intensivstation

Verhältnismäßig oft werden ein oder beide Zwillinge nach der Geburt einige Zeit auf der Neonatalstation versorgt – hierzu einige Informationen.

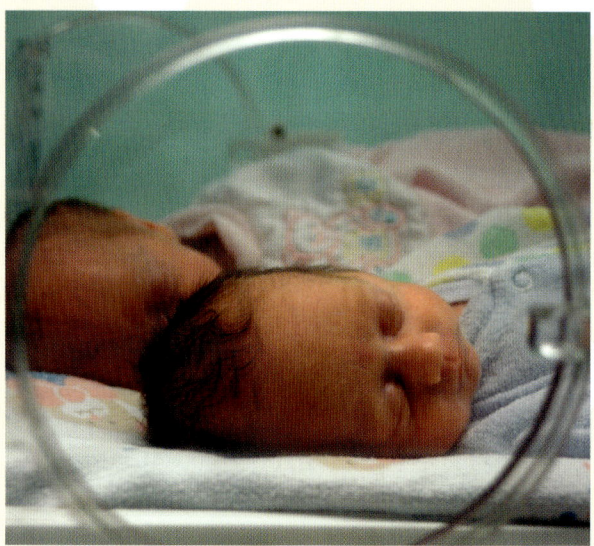

Inkubator/Brutkasten Hier werden die Babys gewärmt und vor Infektionen geschützt.

Was Frühgeborene benötigen

Zu früh geborenen Babys fehlen die entscheidenden letzten Wochen in der Gebärmutter, dem optimalen Brutkasten. Sie brauchen Wärme und regelmäßig Nahrung. Da der Saugreflex nur schwach ausgebildet ist, benötigen sie Hilfe beim Trinken. Wegen des noch unausgereiften Immunsystems müssen sie vor Infektionen geschützt werden.

Was Intensivversorgung vermag

Die Intensivstation bietet all das. Der Inkubator hält Ihre Babys warm. Sie können über eine Magensonde ernährt werden. Dabei können sie Milchnahrung erhalten, besser ist jedoch Ihre Muttermilch, da sie wertvolle Immunzellen und Antikörper enthält.

Es stehen Beatmungsgeräte zur Verfügung. Eine Gelbsucht kann durch Lichttherapie, Bluttransfusion, Antibiotika oder andere Maßnahmen behandelt werden. Atmung, Herzschlag, Blutdruck werden konstant aufgezeichnet. Der Blutdruck kann mittels Arterienkatheter überwacht werden. Regelmäßig werden Röntgen- oder Ultraschalluntersuchungen durchgeführt, um die Fortschritte zu bestimmen und möglichen Komplikationen zuvorzukommen. Ultraschalluntersuchungen sind besonders wichtig, um die Vorgänge im Gehirn zu kontrollieren.

Wie es auf der Intensivstation aussieht

Für die Eltern sind oft die vielen hochmodernen medizinischen Geräte und Apparate erschreckend. Die winzigen Zwillinge können an Infusionen angeschlossen sein, oft sind Katheter gelegt; sie sind mit Absaugschläuchen für Flüssigkeiten und mit Geräten, die die Vitalfunktionen aufzeichnen, verbunden. Immer wieder ertönen Alarme. Für Babys, die viel zu früh geboren wurden, gibt es spezielle Zentren, die sich auf die Versorgung dieser extremen Frühgeburten spezialisiert haben. Das Personal ist speziell ausgebildet und Fachärzte der Neonatologie kümmern sich um die Babys.

Was Sie tun können

Auf der Intensivstation werden Ihre Babys bestmöglich versorgt und ihre langfristigen Aussichten verbessern sich täglich. Doch es gibt eine Sache, die nur Sie bieten können: Frühgeborene brauchen nicht nur optimale medizinische Versorgung, sondern auch Liebe. Selbst im Brutkasten können Sie Ihren Winzlingen Zärtlichkeit schenken. Bitten

Die Neugeborenen-Intensivstation

Sie das Personal, bei der täglichen Versorgung, wie wickeln und füttern, helfen zu dürfen. Halten Sie Ihre Babys während medizinischer Maßnahmen im Arm. Ihre Berührung wirkt beruhigend und unterstützt den Bindungsprozess. Hautkontakt (auch Kängurupflege genannt) fördert die Entwicklung und trägt zur Regulierung der Atmung bei. Wenn beide Babys auf Station sind, kann sich jeder Elternteil um ein Baby kümmern. Mit etwas Übung können Sie aber auch beide Babys gleichzeitig am Körper halten.

Denken Sie auch daran – nach Rücksprache mit dem Personal – zu fotografieren, zu filmen und Fußabdrücke zu nehmen. So haben Sie wertvolle Erinnerungsstücke.

Füttern

Pumpen Sie nach Möglichkeit Muttermilch ab. Sie ist für Frühgeborene besonders wichtig. Das Abpumpen gibt Ihnen zudem das Gefühl, für Ihre Babys zu sorgen, und es regt die Milchbildung an. Fragen Sie das Personal nach einer Muttermilchpumpe.

Emotionen

Ein Gefühlschaos ist in dieser Situation völlig normal. Sie sind besorgt, verwirrt, panisch, traurig, zuversichtlich, glücklich oder euphorisch – manchmal alles an einem Tag. Sie können abhängig von der jeweiligen Situation auch für jedes Ihrer Babys unterschiedlich empfinden.

Eltern von Babys auf der Neugeborenenstation beschreiben ihre Situation als emotionale Achterbahn. Sie werden dort andere Eltern treffen, die Ihnen ihre Geschichte erzählen. Doch bei Ihnen kann alles ganz anders verlaufen. Wenden Sie sich mit Ihren Fragen immer an das Personal. Oft gibt es auch einen Psychologen als Ansprechpartner für die Eltern.

Falls die Ärzte die Verlegung eines oder beider Babys in eine andere Klinik empfehlen, lassen Sie sich die Gründe hierfür genau erklären.

Enger Kontakt Verbringen Sie viel Zeit bei Ihren Babys – das gibt den beiden Sicherheit und tut auch Ihnen gut.

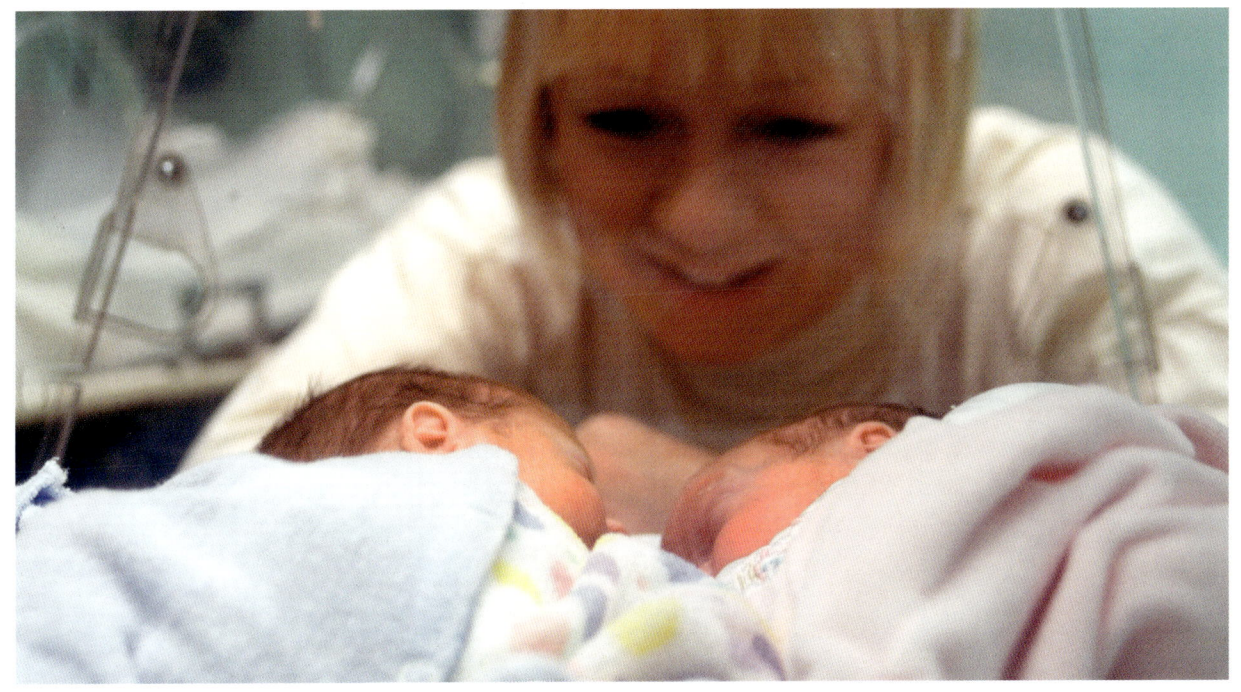

Die Ankunft Ihrer Babys

Wie Sie sich fühlen

Während der Schwangerschaft konnten Sie sich Ihr Leben nach der Geburt noch überhaupt nicht vorstellen – also geben Sie sich Zeit, wenn Sie sich mit Ihren Babys nicht sofort rundum glücklich fühlen.

Das neue Ich kennenlernen

Sie müssen nicht nur mit Ihren neuen Babys vertraut werden, sondern auch Ihr neues Ich kennenlernen – die Frau, die gerade Zwillingsmutter geworden ist. Wie bei einem neuen Job kann es dauern, bis man sich in die Rolle hineingefunden hat.

Mutter zu werden verändert das Leben. Mehrlingsmutter zu werden krempelt es völlig um. Seien Sie nachsichtig mit sich. Setzen Sie sich nicht unter Druck, alles perfekt zu machen. Lieben Sie Ihre Babys. Sie werden sich Tag für Tag besser kennenlernen.

Zwillinge zu haben ist ein Geschenk, aber auch sehr anstrengend. Versuchen Sie, jeden Tag ein wenig Zeit für sich zu finden, und seien es nur 20 Minuten für ein ungestörtes Bad. Bitten Sie Freunde oder Angehörige, die Babys so lange zu beaufsichtigen. Schalten Sie dann völlig ab und tanken Sie auf. Müdigkeit gehört zum Dasein einer Zwillingsmutter dazu. In Verbindung mit der Intensität des neuen Lebens kann sie von Zeit zu Zeit negative Gefühle hervorrufen. Haben Sie deswegen keine Schuldgefühle. Es ist normal, sich manchmal zu fragen, wie man das alles schaffen soll. Sie schaffen es!

Ständige Veränderung

Babys wachsen schnell und verändern sich ständig. Das ist ein zweifelhafter Segen. Gerade haben Sie gelernt, mit Strampler und Mützchen zurechtzukommen, schon wird es Zeit, an vier Füßchen Schuhe anzuziehen. Gerade, wenn Wickeln ein Kinderspiel geworden ist, haben Ihre eigensinnigen Kleinen keine Lust mehr, sich zum Wickeln hinzulegen!

Die ersten drei Monate erleben Sie vielleicht wie in Trance, und plötzlich ist alles wieder anders. Denken Sie daran, dass jeder »Kampf« nur eine Phase ist. Genießen Sie die kostbaren Momente, die jedes Entwicklungsstadium mit sich bringt, denn auch sie gehen vorüber.

Als Zwillingsmutter erleben Sie ständige Herausforderungen, aber auch eine Liebe, die Sie nie für möglich gehalten hätten. Sie werden Höhen, Tiefen und Schlafmangel erfahren. Und bestimmt wollten Sie mit niemandem tauschen!

Verwöhnen Sie sich Auch wenn Ihre Babys Ihre meiste Aufmerksamkeit beanspruchen, nehmen Sie sich unbedingt Zeit, um auszuspannen.

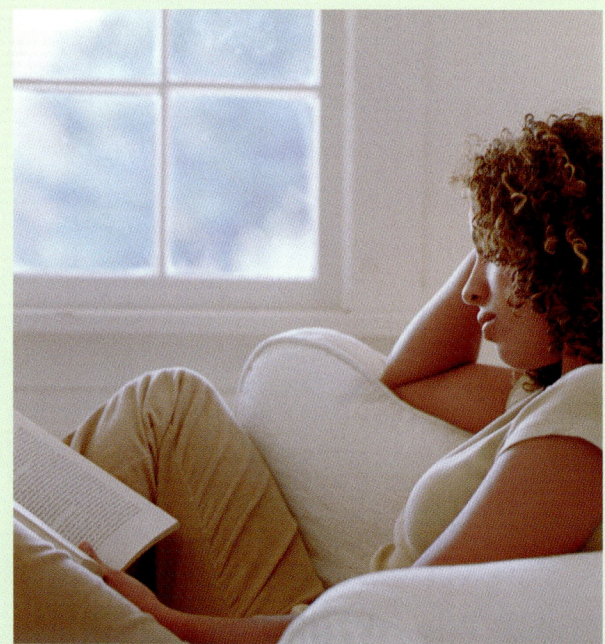

Wochenbettdepression

Nach der Geburt eines Babys ist es normal, müde, verunsichert, sogar verwirrt zu sein. Und bei zwei Babys kann man sich durchaus auch überfordert fühlen. Viele Mütter sind zwischendurch weinerlich, können nicht schlafen und sich kaum konzentrieren oder haben keinerlei Interesse an Sex.

Was sollte man auch anderes erwarten, wo Sie doch für zwei anspruchsvolle kleine Menschen sorgen müssen? Manchmal allerdings gehen diese Gefühle tiefer oder nehmen überhand. Wenn Sie trotz Müdigkeit nicht schlafen können, belastet das Körper und Psyche stark. Vielleicht wachen Sie nachts auch scheinbar grundlos immer wieder auf, obwohl Ihre Babys tief schlafen. Oder Sie schlagen morgens schon um 4 Uhr die Augen auf, lange bevor die Babys Hunger haben. Auch Appetit- und Stimmungsschwankungen sowie die Unfähigkeit, etwas zu genießen, weisen darauf hin, dass aus der normalen elterlichen Erschöpfung eine Wochenbettdepression geworden ist.

Eine solche postnatale Depression beginnt einige Wochen nach der Geburt, manchmal auch erst Monate später. Einige Frauen entwickeln schon in der Schwangerschaft Symptome, die nach der Geburt andauern oder sich verschlimmern. Oft bestehen auch Angstsymptome wie Herzrasen, Schwitzen oder Atemnot.

Die Wochenbettdepression ist erstaunlich weit verbreitet. Etwa 10–15 Prozent der Wöchnerinnen leiden daran. Auch einige Väter sind betroffen. Das lässt vermuten, dass die Krankheit weniger mit Hormonen zu tun hat. Bei Zwillingen tritt sie etwas häufiger auf, vermutlich weil Müdigkeit und Stress noch ausgeprägter sind. Wichtig ist, dass Sie Hilfe in Anspruch nehmen, sobald negative Gefühle überhand nehmen. Sprechen Sie mit einer vertrauenswürdigen Person, dem Frauenarzt, der Hebamme oder einer Freundin. Es bedeutet keine Schwäche, sich diese Gefühle einzugestehen. Es zeigt, dass

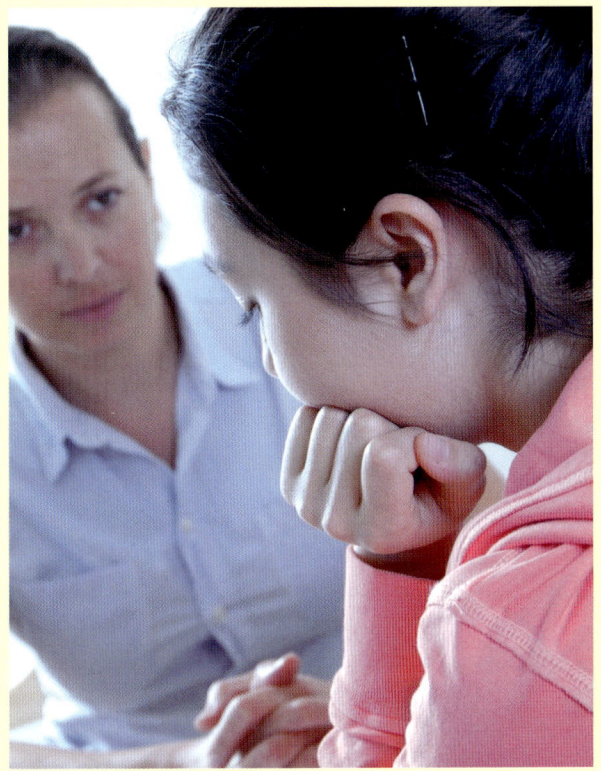

Wochenbettdepression Emotionale und praktische Unterstützung helfen der Mutter, eine Depression zu überwinden.

Ihnen bewusst ist, dass Sie sich um Ihre Gesundheit kümmern müssen. Wenn der Gedanke auftritt, sich selbst oder den Babys Schaden zuzufügen, muss sofort Hilfe gesucht werden. Einige wenige Frauen hören Stimmen oder entwickeln Wahnvorstellungen. In diesem Fall nehmen Sie bitte sofort Hilfe in Anspruch (s. unten).

Manchmal genügt es zur Behandlung einer Wochenbettdepression bereits, mit jemandem zu sprechen. Oft hilft eine Beratung. Manchmal sind Antidepressiva erforderlich, die entgegen der landläufigen Meinung nicht abhängig machen. Entscheidend ist, sich die Gefühle einzugestehen und den ersten Schritt zur Hilfe zu machen. Und keine Sorge: Selbst bei schweren Formen der Wochenbettdepression bleiben die Babys meist bei der Mutter.

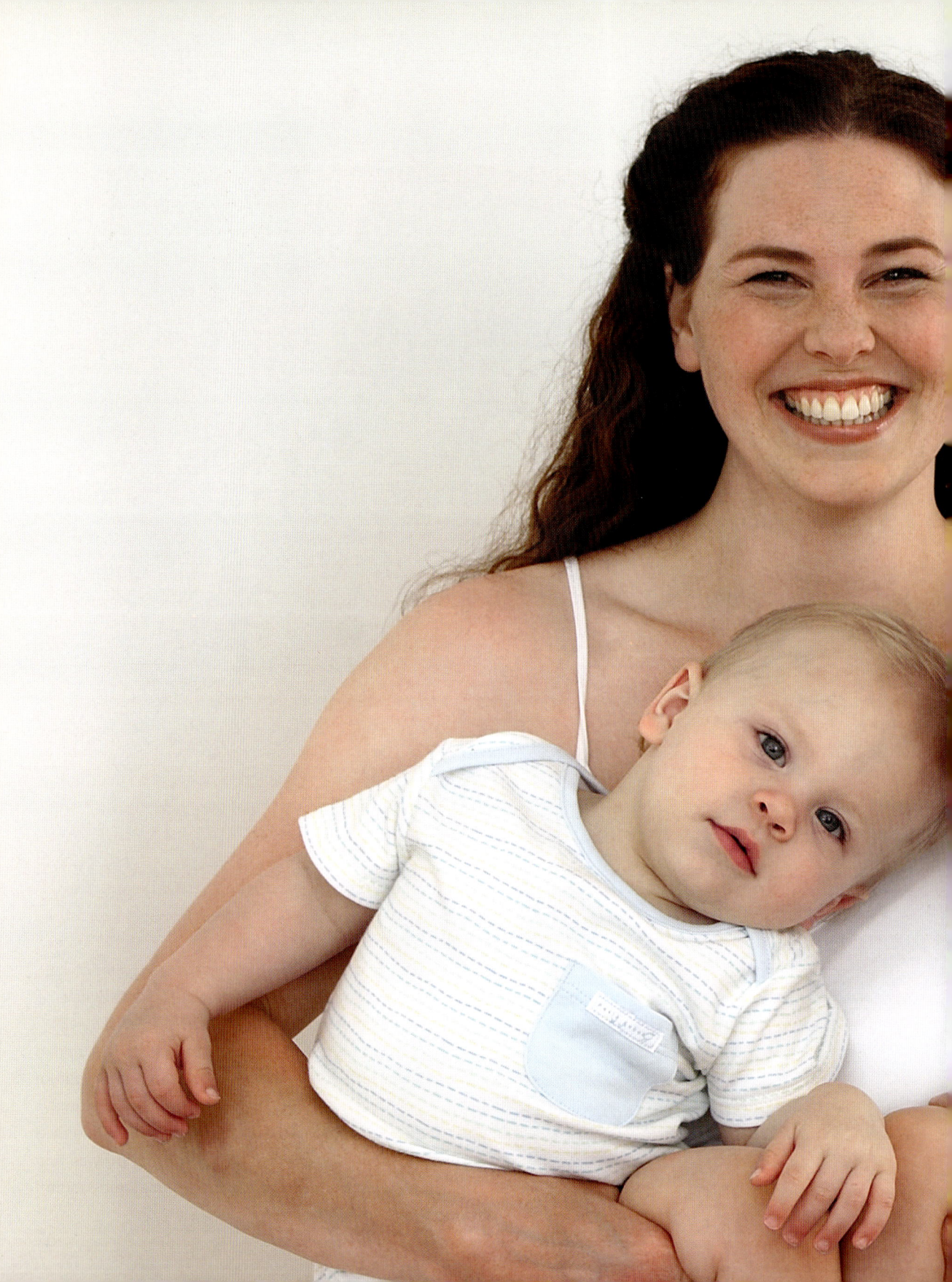

Das erste Jahr

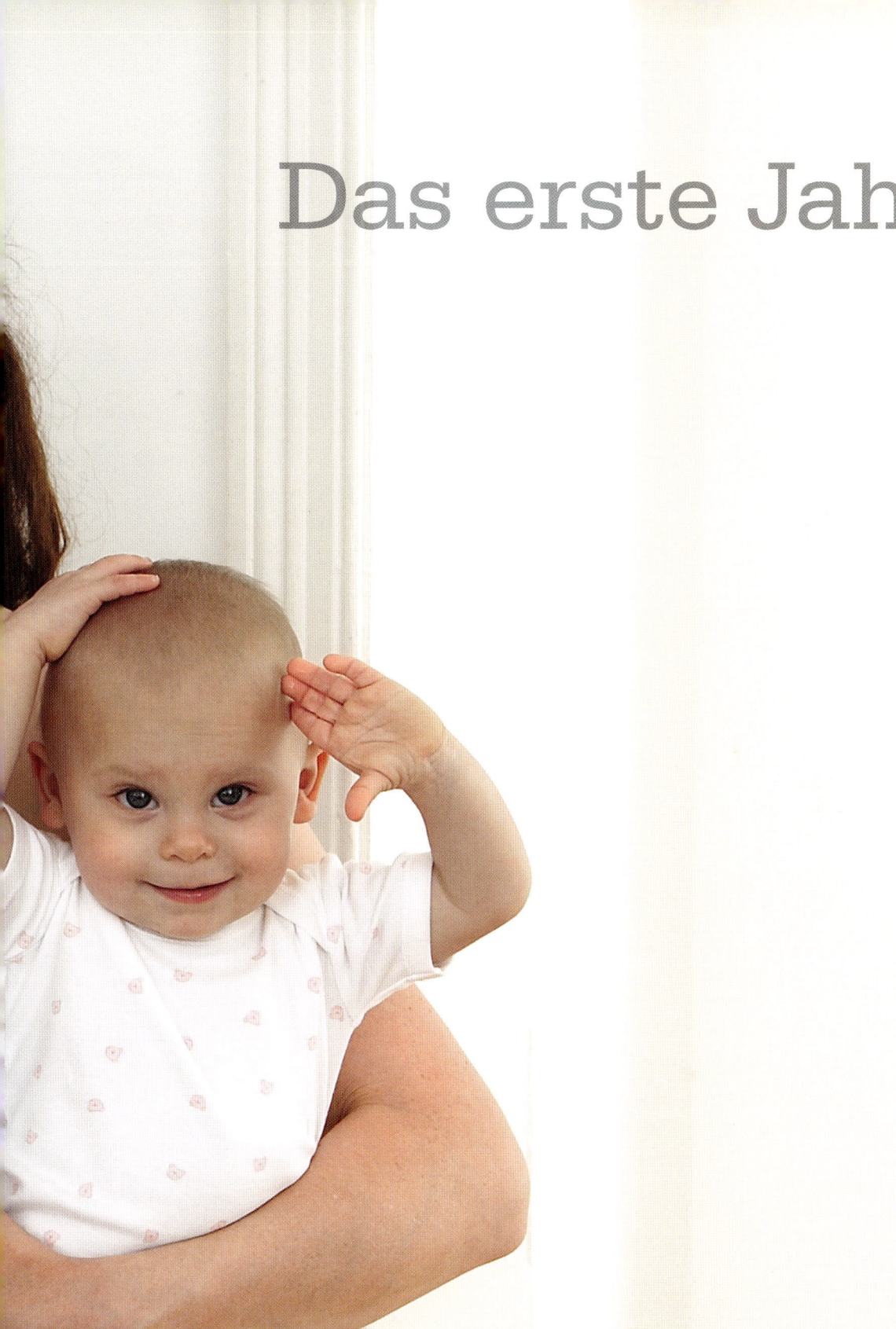

Das erste Jahr

Die Entwicklung Ihrer Babys

Es ist unglaublich faszinierend zu beobachten, wie Zwillinge heranwachsen und sich entwickeln. Erwarten Sie aber nicht, dass Ihre Babys die Meilensteine immer genau zum gleichen Zeitpunkt erlangen.

Größe und Gewicht

Zwillinge sind meist nicht genau gleich groß. Der eine kann von Geburt an mehr wiegen oder sie können sich selbst nach einem Kaiserschnitt in ihrer Kopfform unterscheiden. Jungs sind jedoch häufig etwas größer und schwerer als Mädchen. Über die Jahre erlangen eineiige Zwillinge oft dieselbe Größe, während sich zweieiige Zwillinge in ihrem Wachstum tendenziell stärker unterscheiden.

Zwillinge sind gewöhnlich leichter und kleiner als in derselben Schwangerschaftswoche geborene Einlinge. Frühgeborene sind meist noch leichter. Doch Ihre Zwillinge werden schnell wachsen. Als grober Anhaltspunkt gilt, dass am zweiten Geburtstag kaum noch Unterschiede zwischen einem frühgeborenen und einem termingerecht geborenen Baby bestehen.

Bewegung optimal nutzen

Babys entwickeln sich vom Kopf abwärts. Erst werden Hals und Arme größer und kräftiger, dann der Unterkörper. Die Beine sind beim Sitzenlernen zunächst nur zum Stabilisieren des Körpergewichts wichtig. Aber bald werden Rumpf und Hüftmuskulatur kräftiger und kurz darauf werden Ihre Babys mobil. Bevor sie krabbeln, haben die meisten Babys eine Phase, in der sie auf dem Bauch robben.

Sie unterstützen die Entwicklung von Hals- und Rückenkontrolle, indem Sie die beiden jeden Tag eine Zeit lang auf dem Bauch spielen lassen. Nachts sollten sie weiterhin in Rückenlage schlafen (s. S. 109). Sobald sie mobil sind, sei es durch Krabbeln, Robben oder gar Rollen, geraten die

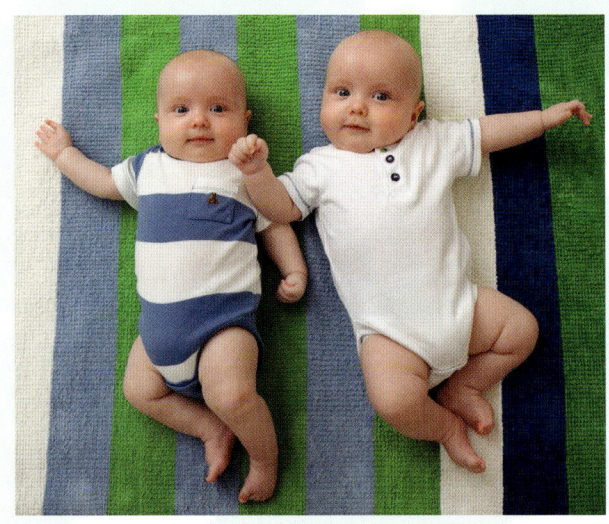

Aufholen Nicht alle Zwillinge sind bei der Geburt gleich groß und schwer, aber mit der Zeit wird der Unterschied meist weniger offensichtlich.

beiden leicht in Gefahr. Unfälle in der Wohnung kommen bei Zwillingen recht häufig vor. Behalten Sie Ihre Babys immer im Auge und machen Sie die Wohnung kindersicher. Dabei müssen Sie der Entwicklung immer einen Schritt voraus sein. Gleichzeitig darf die Wohnung nicht langweilig sein. Eine Gummizelle wäre gewiss sicher, würde aber die Sinne nicht anregen und damit die Entwicklung nicht fördern.

Wie Babys lernen

Während des Wachstums bildet das Gehirn Verbindungen zwischen den Nervenzellen. Jeder Sinneseindruck – hören, sehen, schmecken, riechen, fühlen – schafft neue Verbindungen. Wiederholte

Die Entwicklung Ihrer Babys

Erfahrungen verstärken diese Verbindungen. Sie werden immer komplexer. Dieses Netzwerk ist es, was jeden Menschen einzigartig macht – selbst Zwillinge, die mit denselben Genen starteten.

Ihre Babys haben einen angeborenen Zeitplan für ihre Entwicklung. Mit etwa sechs Monaten sitzen sie und halten einen Becher, sie krabbeln mit rund acht Monaten und bilden etwa ab dem neunten Monat Silben oder Wörter. Innerhalb dieses breiten Zeitspektrums gibt es große individuelle Unterschiede. Die Abfolge der Entwicklungsschritte bleibt allerdings gleich – Sitzen kommt z. B. vor dem Stehen. Als Eltern können Sie Ihre Babys auf jeder Etappe dieses Weges fördern und optimale Lernanlässe schaffen. Das bedeutet keineswegs sie zu überfordern, sondern es ermöglicht ihnen, ihr Potenzial voll zu entfalten.

Nicht immer gleich

Es ist sehr wichtig für ihre Entwicklung, dass Sie Ihre Zwillinge als Individuen behandeln. Das hilft ihnen beim Lernen und in ihrem Verhalten. Und sie sind auch wirklich Individuen. Nicht nur zweieiige Zwillinge, die sich ja nicht mehr ähneln als andere Geschwister, sondern auch eineiige Zwillinge erlangen nicht alle wichtigen Meilensteine gleichzeitig. Es kann also gut sein, dass eines Ihrer Babys ein oder zwei Wochen früher läuft oder sein erstes Wort sagt als das andere. Der andere schafft es auch bald in seinem eigenen Tempo.

Manche Eltern treten hinsichtlich des Wachstums und der Fähigkeiten ihrer Babys in einen wahren Konkurrenzkampf. Aber die Gewichtszunahme und das Erlangen von Meilensteinen wie Krabbeln oder Sprechen sind keine Maßstäbe für Intelligenz. Vermeiden Sie es, Ihre Babys entsprechend zu klassifizieren. Wenn Sie den einen als »den Schnelleren« bezeichnen, dann ist der andere unvermeidlich der »Langsamere«. Jedes Baby entwickelt sich auf seine eigene, einzigartige Weise. Fixe Zeitpunkte gibt es nicht. Bei ernsthaften Bedenken wenden Sie sich immer an Ihren Kinderarzt.

Fähigkeiten erwerben Jeder Zwilling entwickelt sich in seinem eigenen Tempo. Es ist normal, dass Ihre Babys einem leicht unterschiedlichen Zeitplan folgen.

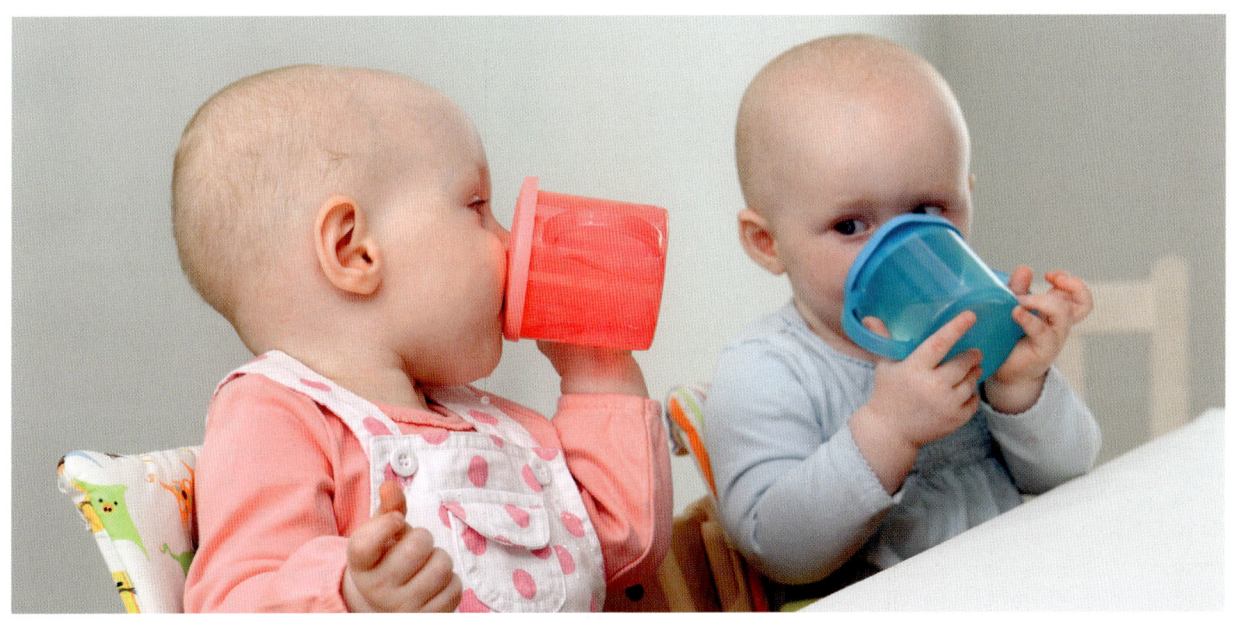

Das erste Jahr

Sprechen lernen

In den ersten acht Lebenswochen bestimmen Weinen und Schreien das verbale Repertoire der Babys. Dann kommen Lachen, Glucksen und Gurren dazu – das ist ganz entzückend, vor allem wenn sich Ihre Babys miteinander »unterhalten«. Zwischen sechs und zwölf Monaten folgt die Phase des »Plapperns«: Die Babys bilden nun mit Begeisterung eine Vielfalt an Lauten. Sie plappern miteinander, mit Ihnen, aber auch allein.

Das erste Wort ist das Ergebnis monatelanger Vorarbeit. Wenn Ihre Zwillinge mit etwa einem Jahr ein verständliches Wort äußern, wissen sie bereits eine Menge über unsere Welt. Intellekt und Sprachverständnis sind der Sprechfähigkeit immer weit voraus. Schließlich sind die Babys seit ihrer Geburt damit beschäftigt, Informationen aufzunehmen.

Die sprachlichen Fähigkeiten entwickeln sich durch das Imitieren der Bezugspersonen. Und darin liegt die Herausforderung für Zwillingseltern. Manchmal (aber nicht immer) sind Zwillinge im Spracherwerb etwas langsamer oder sie haben anfangs einen kleineren Wortschatz oder einen einfacheren Satzbau. Das ist eigentlich kein Wunder, denn es ist schwierig, jedes Baby sprachlich intensiv zu fördern. Wenn Sie mit dem einen Baby beschäftigt sind, sprechen Sie nur kurz mit dem anderen. Oder Sie wenden sich an beide. Es ist wichtig, mit jedem Baby möglichst allein zu sprechen. Stellen Sie Blickkontakt her, damit das Baby weiß, dass Sie mit ihm sprechen. Und sprechen Sie jedes Kind mit seinem Namen an. Spätestens ab fünf Monaten reagieren Babys auf ihren Namen. Damit dies geschehen kann, müssen Sie die Namen schon viel früher regelmäßig verwenden.

Nehmen Sie in jeden Arm einen Zwilling und betrachten Sie gemeinsam Bücher. Lesen Sie aber auch jedem Baby immer wieder allein eine Geschichte vor. Die beste Sprachförderung besteht in regelmäßiger individueller Zuwendung und Ansprache. Dazu bieten auch Routineaufgaben wie Wickeln eine Gelegenheit.

Babytalk Verbringen Sie mit jedem Zwilling auch allein Zeit. Sprechen, Kinderlieder vorsingen und Blickkontakt fördern den Spracherwerb.

Gemeinsame Zeit Zwillinge haben Spaß an der gegenseitigen Interaktion, sie plappern und spielen miteinander, wenn sie nebeneinander sitzen.

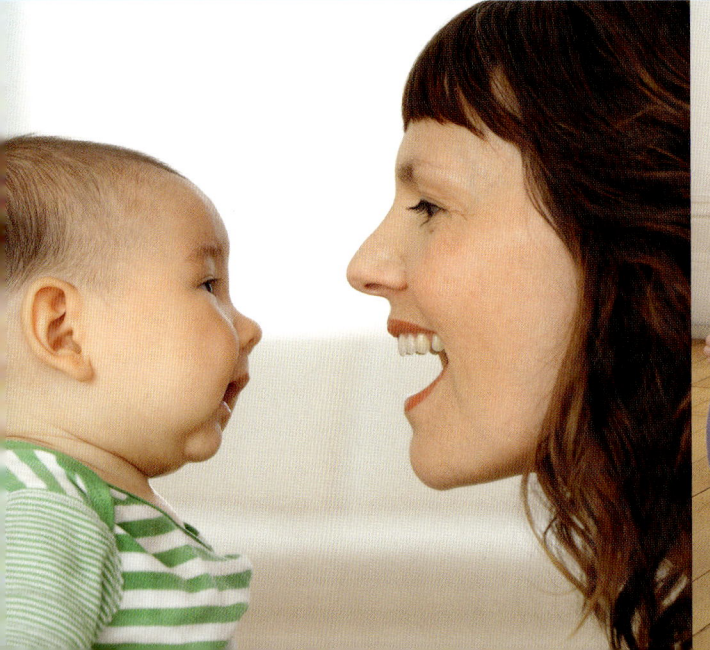

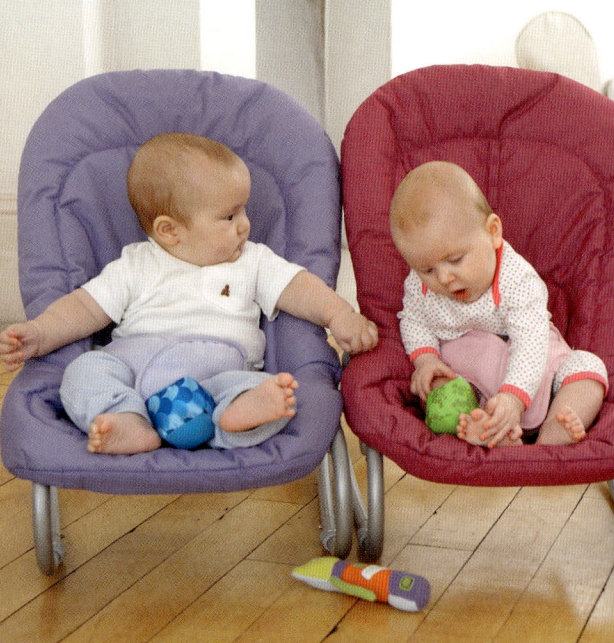

Die Entwicklung Ihrer Babys

Konzentration fördern

Aus der Sicht eines Zwillings ist es toll, immer Gesellschaft zu haben – es lenkt aber auch ab. Wenn einer Ihrer Zwillinge beschließt, ein Backförmchen zu nehmen, mit Töpfen zu hantieren oder einen Schlüsselbund zu betrachten, ist da noch jemand, der sich an der Sache beteiligen möchte. Das erschwert es, die Umwelt gründlich zu erforschen. Es behindert auch die Konzentration und Ausdauer – wichtige Fähigkeiten im späteren Leben.

Natürlich soll man die beiden nicht ständig trennen, das wäre ebenso schwierig wie herzlos. Aber wenn ein Zwilling einer eigenen Beschäftigung nachgehen möchte, können Sie ihn dabei unterstützen, indem Sie den anderen Zwilling anders beschäftigen. Vielleicht können Sie mithilfe Ihres Partners oder der Großeltern von Zeit zu Zeit getrennte Ausflüge und Aktivitäten unternehmen. Das müssen keine besonderen oder teuren Events sein. Schon ein Spaziergang in den Park in einem geliehenen Einer-Buggy oder gemeinsames Puzzeln auf dem Boden sind etwas Besonderes. Gewiss lernen Zwillinge viel voneinander, aber es ist auch schön für jedes Baby, manchmal Raum für sich selbst zu haben. Das unterstützt die soziale und sogar die körperliche Entwicklung.

Die Konzentration fördern Sie, indem Sie die Babys möglichst selten in ihrem Tun unterbrechen. Natürlich ist Routine wünschenswert – und sogar unerlässlich, wenn Sie berufstätig sind –, doch es bringt keine Vorteile, wenn Sie das Leben Ihrer Zwillinge so streng organisieren, dass kaum Zeit zum Spielen bleibt.

Babys experimentieren gern mit Gegenständen. Schlagen Sie Dinge gegeneinander, um Geräusche zu erzeugen, lassen Sie Spielsachen fallen, um zu sehen, ob sie hochspringen. Bauen Sie Türme aus ungewohnten Dingen. Babys brauchen solch unstrukturiertes Spiel. Fehlt ihnen dieses Freispiel, können sich wichtige Vorläuferfähigkeiten zum Konzentrieren und Lernen nicht richtig entwickeln.

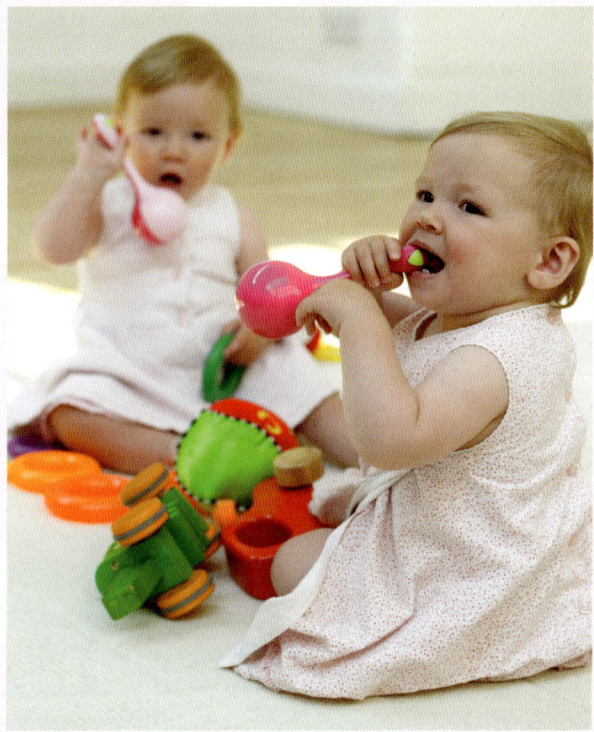

Auszeit Zwillinge lieben ihre Gemeinschaft, brauchen aber auch Zeit für sich allein, um sich konzentrieren zu lernen.

Ihre Zwillinge werden mit Sicherheit mit ihren Spielsachen eine Menge Krach machen, dazu kommt ihr Jauchzen und gelegentliches Protestgeschrei, wenn sie sich um ein Spielzeug streiten. Dieser Lärmpegel ist unvermeidlich. Zu viele Hintergrundgeräusche behindern allerdings die Ausbildung mentaler Fähigkeiten: Also schalten Sie den Fernseher ab, wenn niemand zuschaut, und lassen Sie nicht ständig das Radio an.

Obwohl Ihre Babys immer jemanden haben, fördert es ihre soziale Entwicklung, wenn sie andere Babys treffen, sowohl Zwillinge als Einlinge. Allerdings spielen Kinder erst ab drei Jahren wirklich miteinander. Der regelmäßige Besuch einer Eltern-Kind-Gruppe ist empfehlenswert.

Das erste Jahr

Beziehung zu den Babys und zum Partner

Ihre Zwillinge beeinflussen jede Ihrer Beziehungen. Ihre Ankunft markiert den Beginn einer gemeinsamen, wunderbaren – manchmal auch anstrengenden – Reise mit dem Partner und den Angehörigen.

Ihre Babys

Zwillingseltern haben das besondere Glück zu erleben, wie sich gleichzeitig zwei verschiedene Persönlichkeiten herausbilden. Zwillinge werden die Welt sowohl gemeinsam als auch individuell erforschen. Ihre Babys finden Trost durch die vertraute Gegenwart des anderen, doch bald werden sie um Ihre Aufmerksamkeit konkurrieren. Achten Sie darauf, dass sich beide Babys geliebt, erwünscht und als Individuen wertgeschätzt fühlen.

Ihre Zwillinge werden im Laufe der Jahre wichtige Spielgefährten füreinander sein. Anfangs jedoch beschäftigen sie sich, wie andere Babys, im »Parallelspiel«: Sie spielen nebeneinander jeder mit seinem Spielzeug. In dieser wichtigen Entwicklungsphase beginnen Kinder allmählich, ein Gefühl des eigenen Selbst zu erwerben. Mit zunehmendem Alter steigt das Interesse aneinander und sie interagieren mehr. Mit etwa drei Jahren sind sie dann reif für das kooperative Spiel.

Zwillinge können oft besser teilen als gleichaltrige Einlinge, sind aber ebenso anfällig für Eifersucht und Besitzdenken. Ruhige, konsequente und faire Vorgaben helfen, solche Situationen zu meistern.

Parallelspiel Um Konflikte zu vermeiden, geben Sie Ihren Zwillingen jeweils eigene Spielsachen, dann kann jeder für sich spielen.

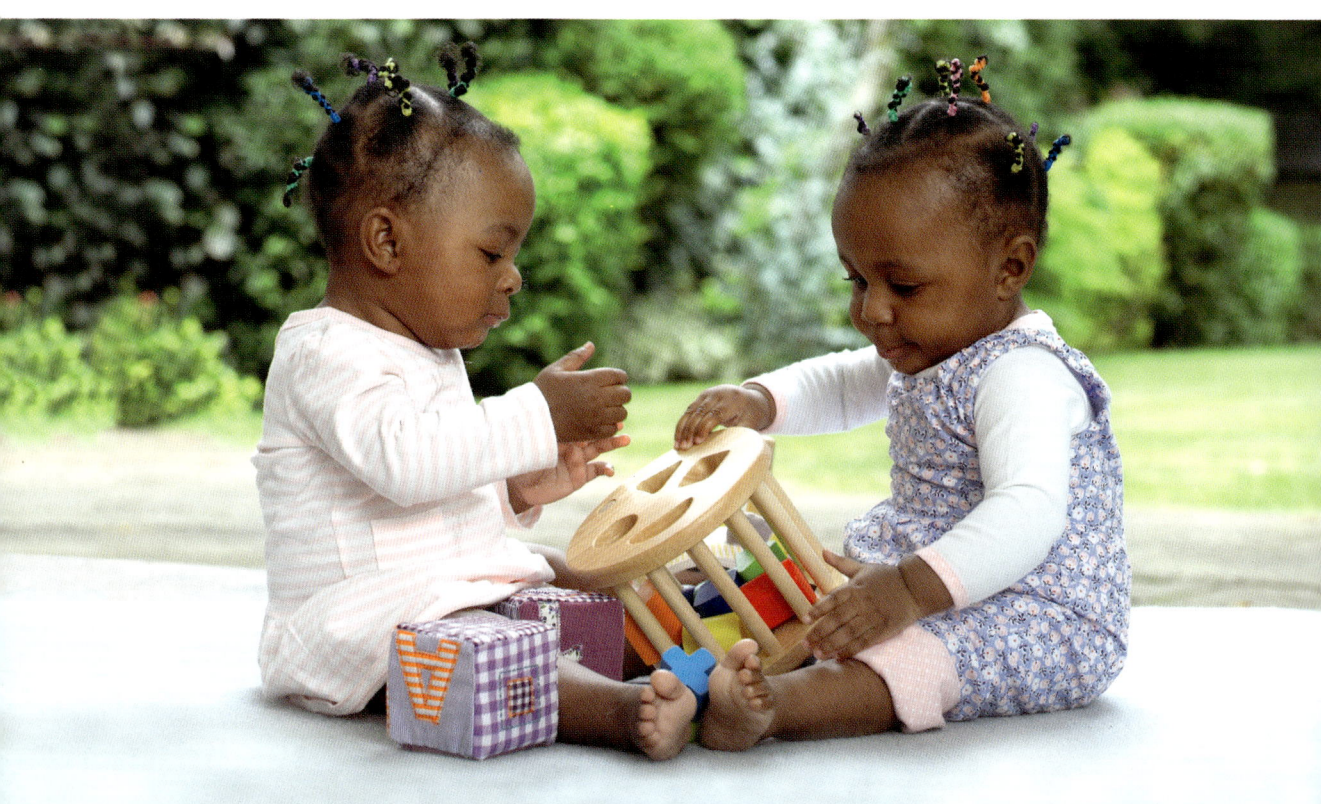

Beziehung zu den Babys und zum Partner

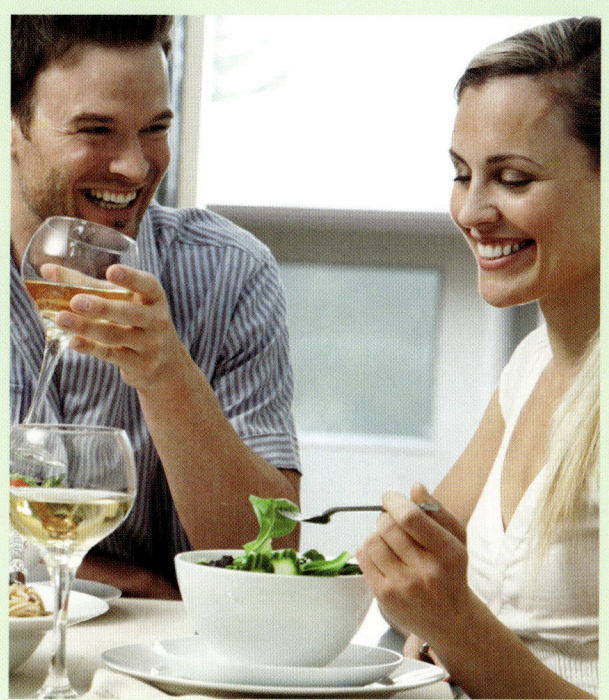

Eltern und Partner Teilen Sie sich nicht nur die elterlichen Pflichten, sondern verbringen Sie auch Zeit als Paar, damit keine Unzufriedenheit entsteht.

Sie und Ihre Babys

Behandeln Sie Ihre Zwillinge fair, aber nicht gleich. Es wird Stunden und Tage geben, in denen der eine mehr Zuwendung braucht als der andere, aber das wird sich ausgleichen.

Akzeptieren Sie einfach, dass Sie sich manchmal nur mit einem Baby abgeben können. Stellen Sie sicher, dass das andere Baby nicht gefährdet ist, und denken Sie daran, dass Sie Ihr Bestes tun. Und das ist genug.

Natürlich können Sie sich nicht jedem Zwilling so zuwenden, wie es bei nur einem Baby der Fall wäre. Doch Ihr Dreier-Team verbindet ein ganz besonderes Band, das die Basis einer sehr starken und besonderen Beziehung ist (s. S. 78).

Wie können Sie nun zwei Babys so erziehen, dass sie eine ausgeprägte Ich-Identität besitzen und doch ihre besondere Zweier-Beziehung bewahren? Das ist gar nicht so schwer. Ihre Babys waren bereits in der Gebärmutter ein Team und selbst wenn sie äußerlich kaum zu unterscheiden sind, besitzt jeder seinen einzigartigen Charakter und eigene Bedürfnisse, die unterschiedlich befriedigt werden müssen.

Bald werden Sie instinktiv wissen, was jeder Zwilling im jeweiligen Moment benötigt – dieses Wissen erwerben Sie während der ersten Tage und Wochen gleichsam unbewusst.

Im Alltag reagieren Sie konstant auf die verschiedenen Bedürfnisse jedes Babys. Dabei lernen Sie mehr über sie und vertiefen Ihre Beziehung zu jedem, ohne es überhaupt zu realisieren.

Sie meinen, dass Sie Ihre Zwillinge nicht »gleich« lieben – Sie finden vielleicht den weniger anspruchsvollen Zwilling liebenswerter oder fühlen sich zu dem anstrengenderen Zwilling hingezogen, weil Ihnen das Beruhigen ein Erfolgsgefühl verschafft? Problematisieren Sie das Auf und Ab Ihrer Gefühle nicht. Das Verhalten beider Babys wird sich immer wieder verändern und letztlich wird Ihre Liebe zu beiden gleich intensiv sein.

Sie und Ihr Partner

Schlafmangel, Stress und wenig Zeit für die Paarbeziehung sorgen rasch für Unstimmigkeiten und Konflikte in einer ohnehin schon belasteten Situation. Mit Gesprächen, Verständnis und gegenseitiger Wertschätzung lassen sich diese Spannungen lösen.

In den ersten Monaten wollen Sie abends, wenn Sie endlich ins Bett kriechen, wohl nur noch schlafen. Schon ein paar freundliche Worte vor dem Einschlafen erinnern daran, dass Sie und Ihr Partner doch eigentlich in einem Boot sitzen.

Versuchen Sie, tolerant zu sein, und sehen Sie Kleinigkeiten locker. Müdigkeit kann den liebenswertesten Erwachsenen zum Brummbär machen und so ist wohl keiner von Ihnen beiden besonders rücksichtsvoll.

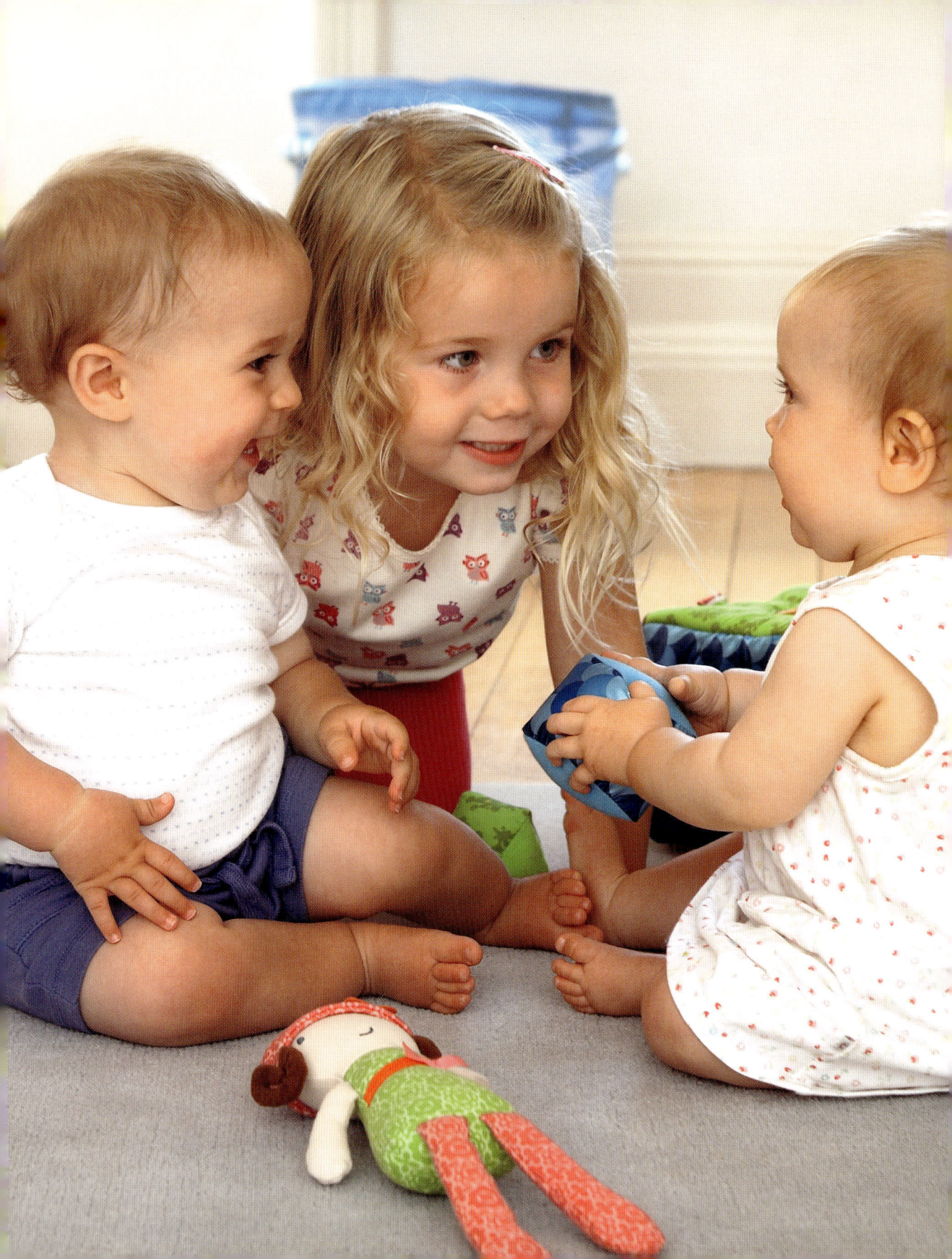

Beziehung zu den Babys und zum Partner

Vielleicht möchten Sie sich die Pflichten teilen und das möglichst gerecht. Positive Anreize für entsprechende erfolgreiche Verhandlungen, z. B. eine Runde Kuscheln oder Kaffeetrinken, erleichtern die Aufgabenverteilung. Versuchen Sie, feste Abende für Ihre Paarbeziehung freizuhalten. Sie müssen dazu nicht ausgehen, sondern können es sich bei einer Fertigmahlzeit im Kerzenschein mit ausgeschaltetem Telefon und eingeschaltetem Babyfon gemütlich machen.

Zwillinge haben für Eltern viele Vorteile: Jeder hat ein Baby zum Knuddeln und beide sind in die alltäglichen Pflichten eingespannt – und das erhöht die Wahrscheinlichkeit für gegenseitiges Verständnis und Respekt.

Geschwister

Beziehen Sie Geschwister in der Schwangerschaft mit ein, damit sie sich nicht ausgeschlossen fühlen. Ihr Alter bestimmt, wie das im Einzelnen geschieht. Vielleicht zeigen Sie ihnen Ultraschallaufnahmen und holen ihre alten Babyfotos heraus.

Ältere Geschwister können helfen, Spielsachen fürs Krankenhaus oder Babykleidung herzurichten. Stellen Sie sicher, dass die Geschwister während ungeplanter Ereignisse und während der Geburt bei vertrauten Menschen sind.

Geschwister fallen oft in frühkindliche Verhaltensweisen zurück, wenn die Babys erst einmal zu Hause sind. Gehen Sie gelassen damit um. Beziehen Sie sie in das Geschehen ein. Bitten Sie Besucher, sich um die Geschwister ebenso zu kümmern wie um die Babys. Die Ankündigung, dass Babys unterwegs sind, finden die meisten Kinder toll, doch nach einigen Monaten wird ihnen bewusst, dass die Kleinen nicht mehr weggehen, und es entsteht oft Eifersucht! Achten Sie sensibel auf die Bedürfnisse Ihrer älteren Kinder. Sie benötigen Sicherheit und zeitweilig alleinige Zuwendung in dem Umstellungsprozess.

Solo sein

Natürlich kann man auch Zwillinge allein großziehen. Es gibt heute mehr Single-Frauen mit Kinderwunsch denn je und ebenso Mütter, die aus anderen Gründen alleinerziehend sind. Ob Sie von Anfang an solo waren oder es sich so ergeben hat – Sie werden es schaffen.

Unerlässlich ist ein zuverlässiges Netzwerk der Unterstützung, insbesondere in den ersten Wochen. Doch auch langfristig ist regelmäßige Hilfe von großem Vorteil.

Neugeborene benötigen beständige Liebe und Fürsorge – doch diese muss nicht nur von Ihnen stammen. Gestehen Sie sich Pausen zu. Bitten Sie Angehörige oder Freunde, die Babys zu beaufsichtigen, während Sie eine Auszeit nehmen, um aufzutanken. Das ist kein Luxus, das ist überlebenswichtig!

Auch wenn anfangs alles in einem Dunst von Müdigkeit und Mühsal zu versinken scheint – Sie werden nach und nach auftauchen und voller Stolz Ihre kleine Familie bewundern.

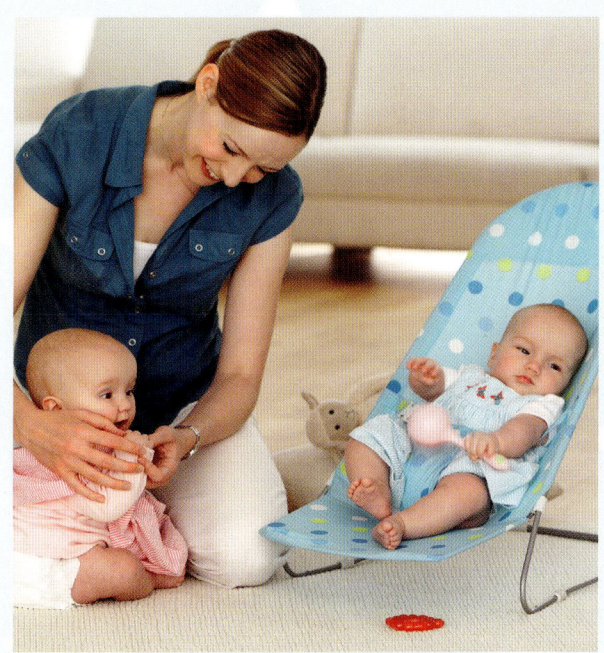

Alleinerziehende Zwillingsmutter Das ist körperlich und emotional anstrengend, aber auch sehr bereichernd.

Das erste Jahr

Babys anziehen

Auch erfahrene Eltern können immer nur ein Baby anziehen: Freuen Sie sich über die uneingeschränkte Zuwendung, die Sie dabei jedem Baby schenken können.

Basis-Garderobe

Babys mögen es nicht, wenn ihnen Kleidung über den Kopf gezogen wird. Wählen Sie deshalb Teile mit großem Halsausschnitt bzw. Druckknöpfen. Sprechen Sie beim Anziehen mit Ihren Babys oder singen Sie ihnen vor, damit sie dabei Spaß haben – schließlich müssen Sie es täglich tun.

In den ersten Tagen und Wochen sind Strampelanzüge und Bodys die beste Garderobe. Unter den Strampler können Sie ein lang- oder kurzärmliges Hemd anziehen. Dank der Druckknöpfe lassen sich Bodys im Windelbereich öffnen. Langärmlige Strampelanzüge wärmen Arme und Beine (s. S. 41). Am besten zum An- und Ausziehen sind Modelle mit Druckknöpfen am Vorderteil. Im Sommer schützen fußfreie Strampelanzüge vor Überhitzung.

Nicht zu warm, nicht zu kalt

Gehen Sie nicht davon aus, dass beide Babys dasselbe Wärmebedürfnis haben. Babys schwitzen oder frieren von Natur aus mehr oder weniger. Kontrollieren Sie die Temperatur der Zwillinge, statt sie automatisch gleich anzuziehen. Mützen, Strickjacken und Decken können je nach Wetter übergezogen oder übergelegt werden. Neugeborene können ihre Körpertemperatur nicht gut regulieren. Sie dürfen nicht auskühlen, können aber unter zu vielen Zudecken auch überwärmen.

Kontrollieren Sie die Temperatur der Babys, indem Sie Ihre Hand auf ihren Bauch oder den Nacken legen. Ist er feucht oder sehr warm, entfernen Sie eine Lage Kleidung oder eine Decke, ist er kühl, ziehen Sie etwas über.

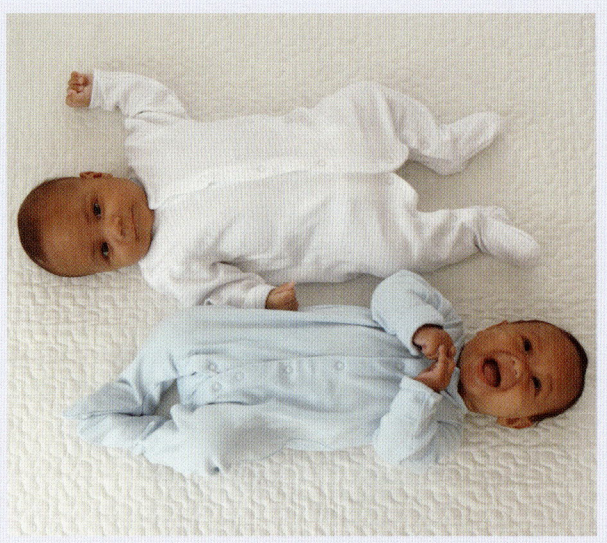

Strampelanzüge Praktische Einteiler sind in verschiedenen Modellen erhältlich, passend für jede Witterung.

Schuhe

Sobald Ihre Zwillinge stehen und sich an Möbelstücken entlanghangeln, werden sie auch bald frei laufen – irgendwann zwischen neun und 18 Monaten. Lassen Sie nun ihre Füße messen, um gut sitzende Schuhe zu kaufen. Da Ihre Zwillinge weiterhin schnell wachsen werden, müssen die Füße etwa alle sechs Wochen gemessen werden, um sicherzustellen, dass die Schuhe noch passen.

Gleich oder verschieden

Zu manchen Anlässen macht es Freude, die Babys gleich oder ähnlich anzuziehen, und manchmal wird es Tage geben, an denen weiße Strampelanzüge die einzigen sauberen Kleidungsstücke sind. Aber denken Sie daran, dass Ihre Zwillinge Individuen sind, und so sollen die Mitmenschen auch auf sie

Babys anziehen

reagieren. Die unterschiedlichen Charakterzüge der beiden lassen sich auch besser wahrnehmen, wenn man sie unterschiedlich kleidet, um eine Verwechslung auszuschließen.

Sie können Outfits auch aufeinander abstimmen, z. B. farblich, statt zweimal das Gleiche zu kaufen. Reservieren Sie gleiche Outfits für besondere Gelegenheiten oder Erinnerungsfotos. Kleiden Sie die beiden immer unterschiedlich, wenn andere Menschen sie auseinanderhalten müssen, z. B. Verwandte oder Babysitter.

Natürlich brauchen Sie keine extra Garderobe für jeden Zwilling – auch ein Pärchen kann sich dieselbe Grundgarderobe teilen. Das spart Geld und ist weniger aufwendig im Alltag.

Größen auf Vorrat

Schauen Sie den Kleiderschrank häufig durch, da sich vermutlich Kleidung in verschiedenen Größen ansammelt, und bevor Sie sich versehen, sind Ihre winzigen Babys aus Stücken herausgewachsen, die sie nie getragen haben. Sortieren Sie zu kleine Kleidung aus – es ist frustrierend, wenn man die Babys beinahe angezogen hat und feststellen muss, dass der Reißverschluss nicht mehr zugeht. Vielleicht können Sie anderen Eltern, die gerade von ihrem doppelten Glück erfahren haben, Kleidung ausleihen.

Herausgewachsen!

Am Ende des ersten Jahres werden Sie kaum glauben können, dass Ihre Zwillinge jemals in puppengroße Kleidungsstücke gepasst haben. Manche Eltern packen die zu klein gewordenen Strampelhosen etwas wehmütig weg, doch die zunehmende Selbstständigkeit und Mobilität Ihrer Babys erfordert neue, fröhliche Kleidung. Jede neue Kleidungsgröße erinnert Sie an die beachtlichen Entwicklungsfortschritte Ihrer Kleinen.

Jedem das Seine Selbst wenn Sie für Ihre Babys die gleiche Kleidung kaufen, wählen Sie doch unterschiedliche Farben.

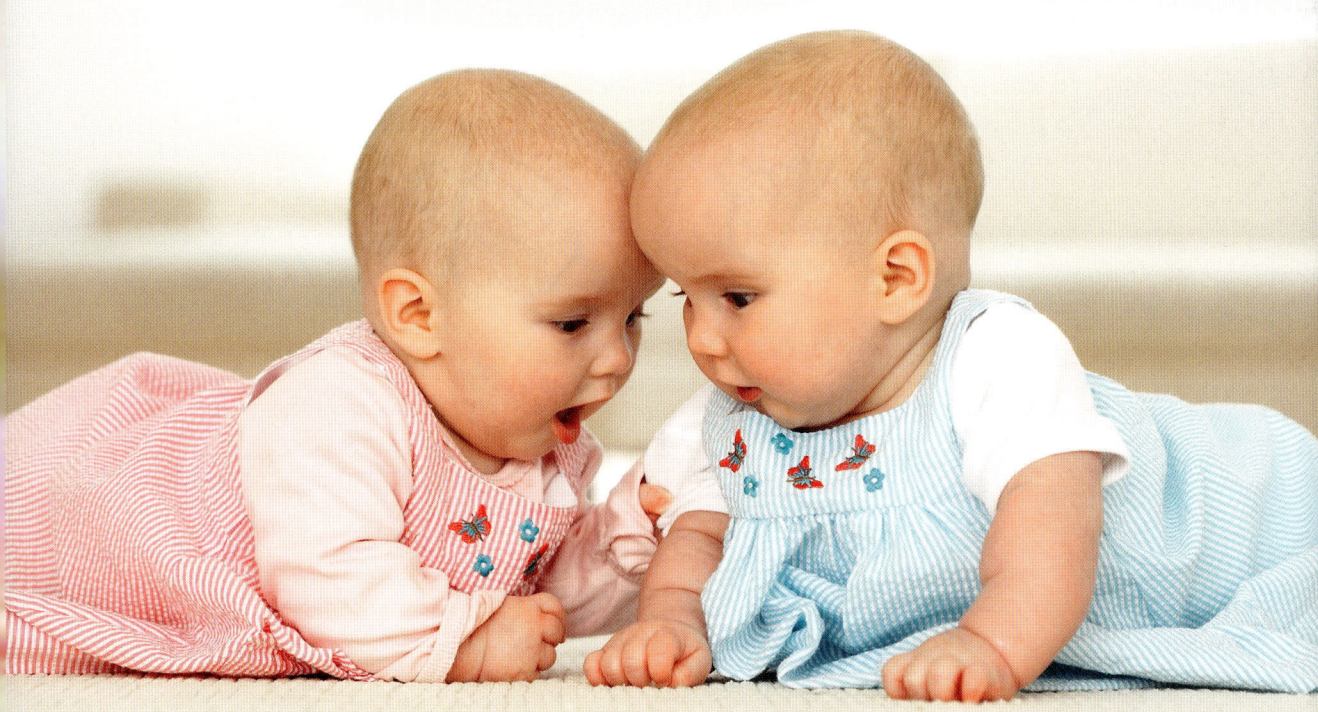

Das erste Jahr

Baden, saubermachen und wickeln

In den ersten Tagen ist die Babypflege mühsam und etwas beängstigend. Doch mit jedem Tag gewinnen Sie Vertrauen in Ihre neuen Fähigkeiten und lernen Ihre Babys besser kennen.

Windeln

Als Zwillingseltern sind Sie im Handumdrehen Windelexperten und bei zwei Babys gibt es auch für Partner, Freunde und Angehörige keine Ausrede, sich nicht zu beteiligen.

In den ersten Monaten müssen die Windeln vor oder nach jeder Mahlzeit gewechselt werden, also etwa alle vier Stunden, und zusätzlich nach jedem Stuhlgang.

Einmalwindeln sind bequem und praktisch, aber nachdem es für Stoffwindeln mancherorts einen Windelservice gibt, müssen diese – wenn es das Budget zulässt – auch nicht unbedingt selbst gewaschen werden. Es gibt inzwischen aber auch umweltfreundliche Einmalwindeln – achten Sie auf duftstofffreies und kompostierbares Material, das weniger Chemikalien enthält.

Machen Sie das Wickeln zu einer fröhlichen Zeit der Zuwendung: Sprechen Sie mit Ihren Babys oder singen Sie ihnen vor. So haben auch sie an dieser eher lästigen Pflicht Freude.

Wickeln Sie Ihre Babys immer auf einer ebenen, stabilen Fläche auf Hüfthöhe oder auf dem Boden. Lassen Sie sie niemals unbeaufsichtigt. Richten Sie feste »Wickelgelegenheiten«, die mit Windeln, Feuchttüchern, Salbe und Ersatzkleidung ausgestattet sind, ein. Ein hüfthoher Wickeltisch ist besser für Ihren Rücken, aber eine saubere Matte auf dem Boden ist ausreichend.

Windelausschlag

Die meisten Babys leiden irgendwann an Windelausschlag, doch Sie können das Risiko einer Haut-

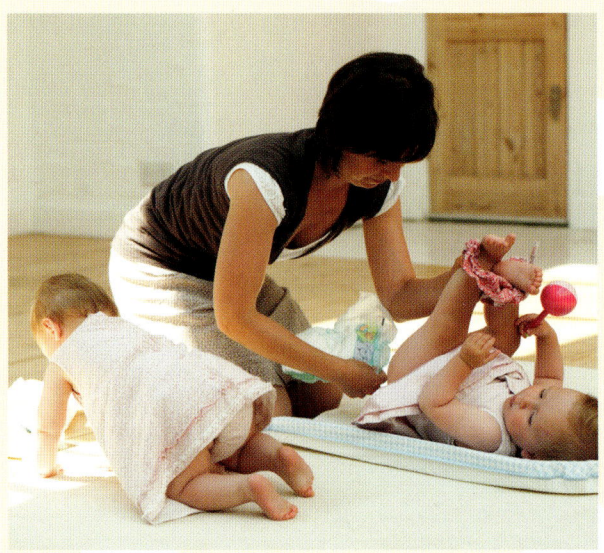

Wickeln Halten Sie die Beine vorsichtig an den Knöcheln hoch und wischen Sie den Po mit einem weichen Kosmetiktuch ab, bevor Sie eine neue Windel anlegen.

reizung durch häufiges Wickeln verringern. Wundschutzsalbe beugt Windelausschlag vor, windelfreie Strampelzeiten lassen frische Luft an die Haut. Ist die Haut sehr wund und blutet, wenden Sie sich an den Kinderarzt.

Badezeit

Trotz großer anfänglicher Bedenken – keine Sorge, Sie werden Ihre Zwillinge bald routiniert baden. In den ersten Tagen gewinnen Sie Sicherheit, indem Sie die beiden auf einer festen Fläche auf einem flauschigen Handtuch einfach waschen. Waschen Sie mit warmem, sauberem Wasser und Watte zuerst das Gesicht und dann den Po. Verwenden

Baden, saubermachen und wickeln

Sie für jedes Baby frisches Wasser und frische Watte. Achten Sie darauf, dass sie nicht auskühlen.

Babybadewannen gibt es in verschiedenen Formen und Größen. Als Alternative können Sie einen Badesitz in der normalen Badewanne verwenden. Achten Sie darauf, dass er für Neugeborene geeignet ist.

Prüfen Sie das Wasser mit Ihrem Ellenbogen: Es sollte sich warm, aber nicht heiß anfühlen, etwa 37 °C sind richtig. Babys verbrühen sich schneller als Kinder und Erwachsene. Natürlich können Sie auch ein Badethermometer verwenden.

Zum Schutz Ihrer Kleidung sind Handtücher empfehlenswert, die sich wie eine Schürze umbinden lassen. So haben Sie beide Hände frei, um das Baby eng und sicher am Körper zu halten.

Wenn Sie allein sind, baden Sie nicht beide Babys gemeinsam. Der Zwilling, der nicht gebadet wird, muss ungefährdet sein, z.B. in der Wippe, und immer in Sichtweite. Sie dürfen ein Baby niemals unbeaufsichtigt im Wasser lassen und müssen daher sicherstellen, dass sein Geschwisterchen in Sicherheit ist.

Richten Sie im Voraus saubere Windeln und Kleidung her, damit alles bereit liegt, wenn Sie Ihr Baby abgetrocknet haben. Setzen Sie das saubere Baby in die Wippe und baden Sie dann das andere. Sie müssen das Badewasser nicht wechseln, sofern das erste Baby es nicht verschmutzt hat.

Ihre kleinen Babys müssen Sie nicht jeden Tag baden, das Bad kann allerdings ins Abendritual eingebaut werden und ist ein Signal, zur Ruhe zu kommen. Ansonsten genügt es, die beiden zweimal in der Woche zu baden.

Miniatur-Maniküre

Babynägel wachsen schnell und sind scharfkantig. Babys kratzen sich unabsichtlich, wenn sie lernen, ihre Hände zu steuern. Kurze Nägel sind daher wichtig. Babynagelscheren sind gut geeignet und ein schlafendes Baby zappelt beim Schneiden nicht.

Baden Wenn ein Baby gebadet wird, muss das andere in Reichweite sicher untergebracht sein.

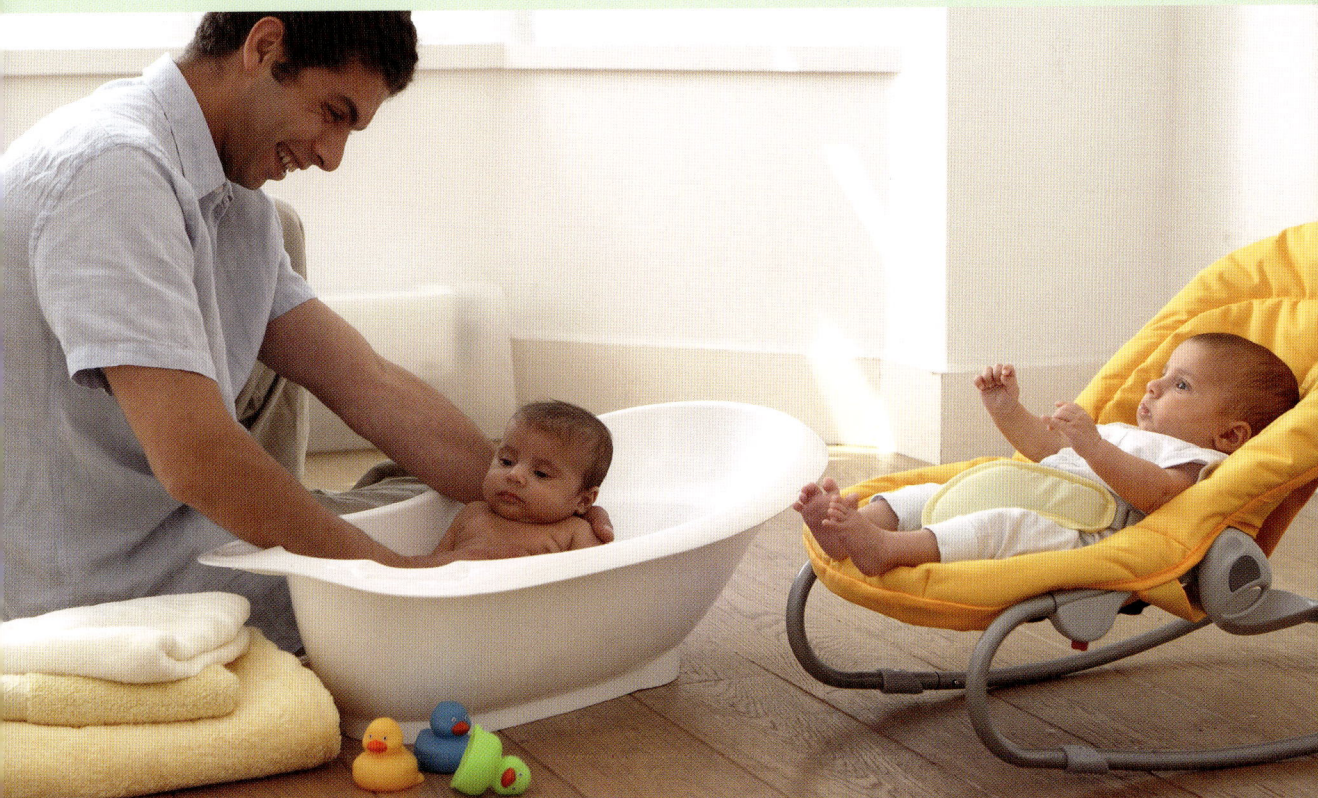

Das erste Jahr

Schlaf

Müdigkeit gehört zum Leben mit Zwillingen dazu. Sie können Ihren Babys jedoch beibringen, zwischen Tag und Nacht zu unterscheiden und selbst in den Schlaf zu finden.

Betten und Co-Sleeping

Aufgrund Ihres Raumangebotes (und weil es so niedlich ist) lassen Sie anfangs vielleicht beide Babys im selben Bett schlafen. Legen Sie die Babys dabei mit den Füßen ans Bettende, damit sie nicht unter die Decke rutschen können (s. S. 43).

Es mag durchaus verlockend sein, die Babys mit ins eigene Bett zu nehmen, allerdings ist bislang nicht ausreichend nachgewiesen, dass das Schlafen im Familienbett bei Zwillingen unbedenklich ist. Es besteht ein größeres Risiko einer Überwärmung. Zudem kann einer aus dem Bett fallen. Zwillingseltern sind meist besonders müde und wachen nicht unbedingt auf, wenn eine heikle Situation entsteht. Verzichten Sie immer auf Co-Sleeping, wenn Sie getrunken oder geraucht haben oder Medikamente nehmen.

Ein guter Kompromiss ist ein Beistellbett, das sich ans Elternbett anbringen lässt. Damit können Sie nachts auch unproblematisch stillen, was wertvolle Minuten zusätzlichen Schlaf schenkt.

Eine Routine einführen

Neugeborene kennen keinen Unterschied zwischen Tag und Nacht (nach ein paar schlaflosen Wochen kennen Sie ihn auch nicht mehr!). Doch Sie können ihnen diese Unterscheidung allmählich beibringen. Ab etwa vier Monaten kommen Babys längere Zeit ohne Mahlzeit aus. Nun können Sie ein einfaches, beruhigendes Einschlafritual einfüh-

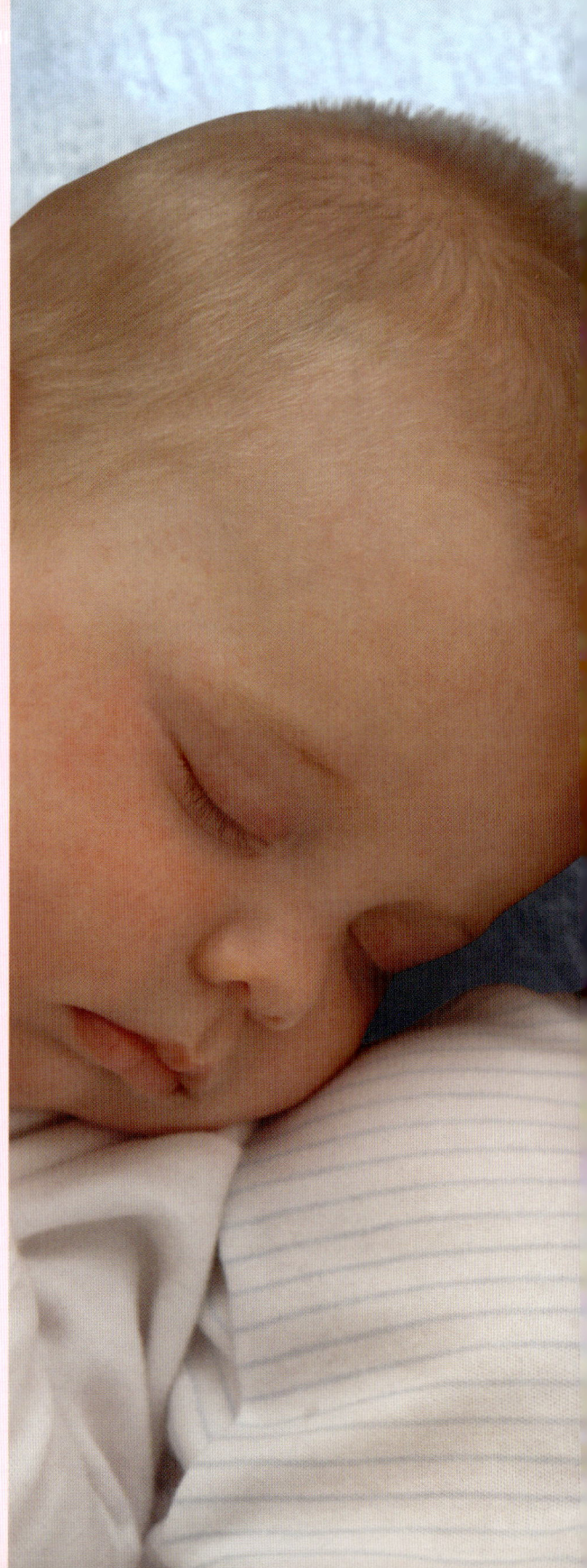

Schlaf

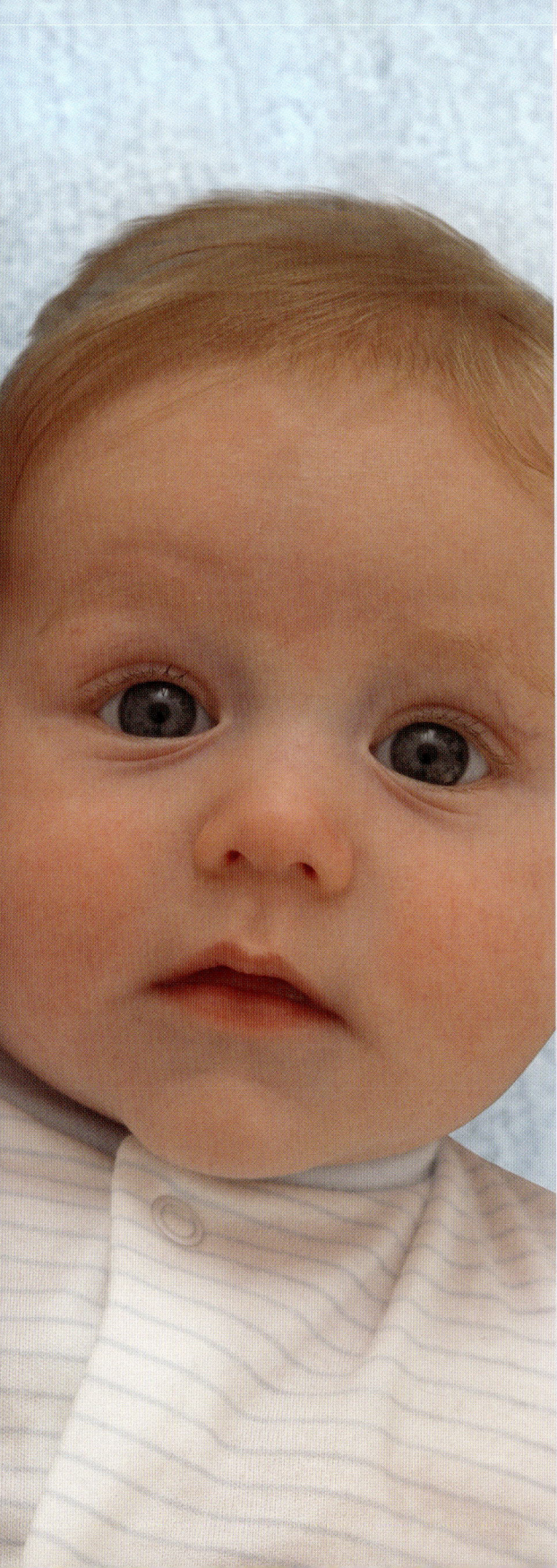

ren, das ihnen hilft, zwischen Tag und Nacht zu unterscheiden.

Bei einer »Routine« oder einem »Ritual« handelt es sich nicht um strikte Regeln, sondern um einen sanften Prozess, der sich jeden Tag wiederholt und Grenzen und Erwartungen setzt. Bei Zwillingen ist das anfangs nicht immer einfach, doch bleiben Sie beharrlich – es lohnt sich!

Ein Abendritual signalisiert Ihren Babys, dass es Zeit zum Schlafen ist. Zum Ritual können ein warmes Bad, eine Massage und eine ruhige Kuschelzeit gehören, bevor Sie die beiden ins Bett legen. Ihre Babys lernen, ohne Hilfe einzuschlafen, wenn Sie sie hinlegen, sobald sie schläfrig sind, aber noch nicht schlafen.

Gestalten Sie das nächtliche Stillen oder Füttern möglichst ruhig – wenig Geräusche, gedämpftes Licht, keine Spielphasen –, dann lernen die Babys, dass die Nacht zum Schlafen da ist.

Wenn Sie stillen, können Sie tagsüber Milch abpumpen (s. S. 81), die Ihr Partner nachts einem Baby aus der Flasche geben kann. Wechseln Sie dabei bei jeder Mahlzeit ab, welches Baby die Brust und welches die Flasche bekommt. Wenn Sie Milchnahrung geben, bereiten Sie vor dem Schlafengehen genügend sterilisierte Fläschchen vor.

Mit zunehmendem Alter werden sich Ihre Babys gegenseitig stören, wenn sie in einem Bett schlafen. Wenn sie sich mit etwa drei Monaten zu drehen beginnen, sollte jedes Baby sein eigenes Bett bekommen. Richtlinien besagen, dass Eltern im ersten Lebensjahr mit ihren Säuglingen in einem Zimmer schlafen sollten. Wenn Sie dazu nicht genügend Platz haben, verwenden Sie ein Babyfon und kontrollieren Sie regelmäßig die Batterien.

Schlafrhythmus Es mag einige Zeit dauern, bis sich beide Babys auf das Abendritual einlassen, doch dank sanfter Konsequenz werden sie bald wissen, dass die Nacht zum Schlafen da ist.

Das erste Jahr

In den ersten Tagen ist das Schlafverhalten völlig unberechenbar und viele Babys schlafen trotz lärmender Besucher. Doch bald geht das Schlafbedürfnis zurück, dann kann sich der Schlafrhythmus der beiden auch unterscheiden. Wenn z. B. ein Zwilling anfälliger für Blähungen ist, findet er nach einer Nachtmahlzeit schwerer zur Ruhe. Warten Sie ab, bis beide Babys aufgestoßen haben, und kriechen Sie erst dann zurück in Ihr Bett.

Es ist stärker vom Gewicht als vom Alter abhängig, wie gut Ihre Babys schlafen, doch auch das Temperament hat starken Einfluss: Selbst bei gleichem Gewicht können Ihre Babys einen unterschiedlichen Schlafrhythmus haben. Mit der Zeit lernen Sie, wie Sie jedes Baby am besten beruhigen. Versuchen Sie dann, sie an einen ähnlichen Rhythmus zu gewöhnen.

Manche Babys schlafen von Natur aus besser als andere, vielleicht findet ein Zwilling leichter zur Ruhe als sein Geschwisterchen. Denken Sie daran: Ihre Babys sind zwei Individuen und das bedeutet, dass sie nicht immer auf dieselben Schlafanreize reagieren. Dennoch gibt es Maßnahmen, die einen guten Schlaf fördern.

Pucken Pucken ist ein altbewährter Brauch. Die Babys werden fest in eine Baumwolldecke oder einen Pucksack gewickelt. Dadurch fühlen sie sich sicher und geborgen. Solange Babys noch nicht gelernt haben, ihre Gliedmaßen zu kontrollieren, werden sie durch deren unwillkürliche Bewegungen und Zuckungen oft wach gehalten. Ist ihre Bewegungsfreiheit eingeschränkt, finden sie zur Ruhe. Ein Versuch lohnt sich sicher (s. unten).

1 Legen Sie Ihr Baby auf eine zum Dreieck gefaltete Decke, den Kopf oberhalb der Längsseite. Legen Sie die Arme vorsichtig an den Körper.

2 Schlagen Sie eine Seite über das Baby und unter seinen Körper. Die Arme können Sie fest einwickeln oder etwas Bewegungsspielraum lassen.

3 Schlagen Sie die andere Seite in derselben Weise über das Baby. Nun kann es in Rückenlage ins Bettchen gelegt werden.

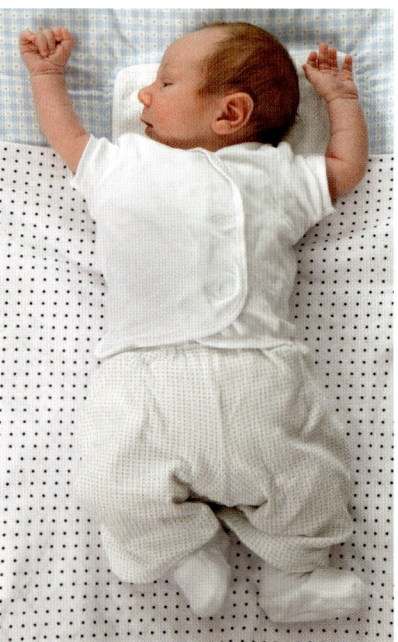
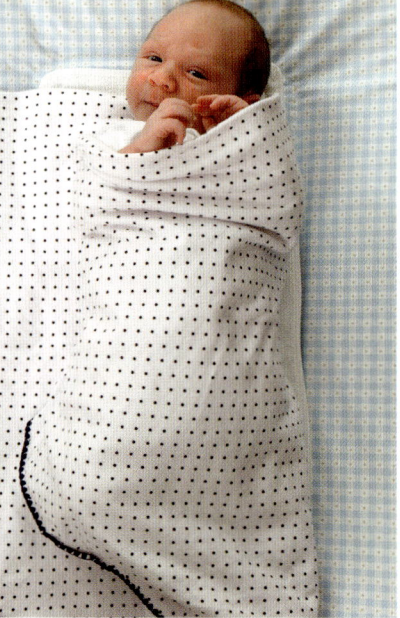
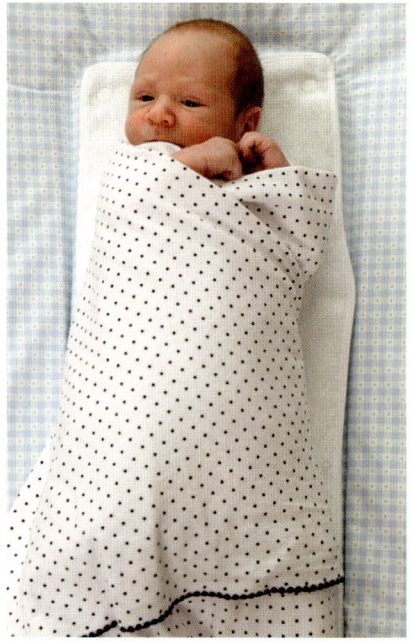

Schlaf

Selbstberuhigung Oft sind Babys in ihrem Bettchen eine Zeitlang unruhig. Geben Sie ihnen die Chance, zur Ruhe zu finden. Streicheln Sie Wangen und Bauch, aber nehmen Sie das Baby nicht sofort wieder aus dem Bett. Der schlafende Zwilling wacht nicht unbedingt auf, wenn der andere unruhig ist. Wenn Sie Trost und Sicherheit bieten, ohne die Babys aus dem Bett zu nehmen, lernen sie, sich selbst zu beruhigen.

Wenn beide Babys gleichzeitig aufwachen, wendet man sich oft dem Zwilling zuerst zu, der am lautesten schreit. Dabei lernen sie, dass lautes Geschrei eine sofortige elterliche Reaktion bringt. Wenn Sie sich erst um den ruhigeren Zwilling kümmern, merken sie, dass es nicht auf die Lautstärke ankommt.

Gleichzeitig schlafen Wenn ein Baby aus Hunger aufwacht, können Sie überlegen, das andere auch zu wecken. Das mag unsensibel erscheinen, kann aber die einzige Möglichkeit sein, die beiden an einen ähnlichen Rhythmus zu gewöhnen. Und nur dann finden Sie selbst ruhige Zeiten. Andernfalls ist wahrscheinlich beinahe immer ein Baby wach. Und wenn Sie das Gefühl haben, nach einem Fortschritt komme gleich wieder ein Rückschritt – verzweifeln Sie nicht. Es wird mit Sicherheit von Woche zu Woche besser.

Dösen auf dem Sofa Wenn die Müdigkeit überhandnimmt, ist es verlockend, einfach mit den Neugeborenen auf dem Sofa zu dösen. Doch Achtung: Das ist gefährlich, denn die Babys können nach hinten rutschen oder zwischen Sie und die Lehne fallen.

In Babytragetaschen oder Stubenwagen können die Babys tagsüber in jedem Zimmer schlafen. Legen Sie nicht beide Babys in einen Stubenwagen, da die Gefahr der Überwärmung besteht. Bedenken Sie aber, dass Babys aus Stubenwagen schnell herauswachsen.

Nickerchen Ihre Babys verbringen ihre ersten Tage und Wochen überwiegend mit Schlafen. Nach und nach sind sie dann längere Phasen wach. Mit sechs Monaten schlafen sie vermutlich morgens und nachmittags je einmal. Dieser Rhythmus bleibt etwa bis zum zweiten Geburtstag erhalten, dann halten sie einmal am Tag einen längeren Schlaf. Manche Mütter handhaben feste Schlafenszeiten strenger als andere. Der Vorteil ist, dass Sie so wissen, wann Sie tagsüber »zwillingsfreie« Zeiten haben. Wie immer man die Schlafenszeiten organisiert, man ist anfangs meist versucht, während dieser Pausen den Haushalt und andere Pflichten zu erledigen. Doch denken Sie daran, dass es auch für Sie wichtig ist, sich auszuruhen.

Wenn die Babys müde sind, sich aber gegen das Schlafen wehren, hilft oft ein Tapetenwechsel. Packen Sie die beiden in den Wagen und machen Sie einen Spaziergang. Die frische Luft und die Bewegung heben Ihre Stimmung und die Kleinen finden zur Ruhe.

Ärztlicher Rat

Plötzlicher Kindstod
Als plötzlichen Kindstod bezeichnet man den unerklärlichen Tod eines Babys, meist im ersten Lebensjahr, aber auch noch bei Kleinkindern. Bestimmte Vorbeugemaßnahmen wie die Rückenlage der Babys führten zu einem Rückgang der Todesfälle. Da Faktoren wie Frühgeburtlichkeit und niedriges Geburtsgewicht das Risiko erhöhen, scheinen Zwillinge etwas mehr gefährdet zu sein als Einlinge. Wenden Sie sich immer an den Arzt, wenn Sie den Eindruck haben, dass eines Ihrer Babys krank ist.

Das erste Jahr

Schreien

Neugeborene sind völlig hilflos. Sie müssen schreien, um ihre Bedürfnisse mitzuteilen. Wenn Sie Ihre Zwillinge besser kennenlernen, werden Sie schnell wissen, um welches Bedürfnis es sich handelt.

Zwillingstränen

Alle Babys schreien. Für Eltern ist das manchmal schwer zu ertragen. Ihre Zwillinge können aus den verschiedensten Gründen schreien. Manche Babys schreien von Natur aus öfter als andere. Sie äußern es lautstark, wenn sie aufgeregt sind oder Unbehagen empfinden, während andere eher ungewöhnlich ruhig werden, wenn sie sich unwohl fühlen.

Wenn ein Baby oder beide schreien, könnte das folgende Gründe haben.

Hunger Ein kleiner Babymagen kann nur wenig Nahrung aufnehmen, deshalb trinken Babys wenig und oft. Wenn Ihre Babys schreien, haben sie vielleicht Hunger, also bieten Sie ihnen Milch an. Auch wenn sie nicht sofort aufhören zu weinen, lassen Sie sie weitertrinken. Sie beruhigen sich, sobald ihr Magen voll ist.

Unwohlsein Schreien Ihre Babys nach dem Trinken weiter, leiden sie an Unwohlsein. Wenn sie Luft verschluckt haben, ist das schmerzhaft und sie müssen aufstoßen. Tätscheln oder streichen Sie ihren Rücken, dabei steigt die Luft auf und das Unbehagen wird gelindert.

Brüllen Nicht jeder Schrei bedeutet einen Notfall, aber er hat Gründe. Sie werden lernen, die Schreie zu deuten.

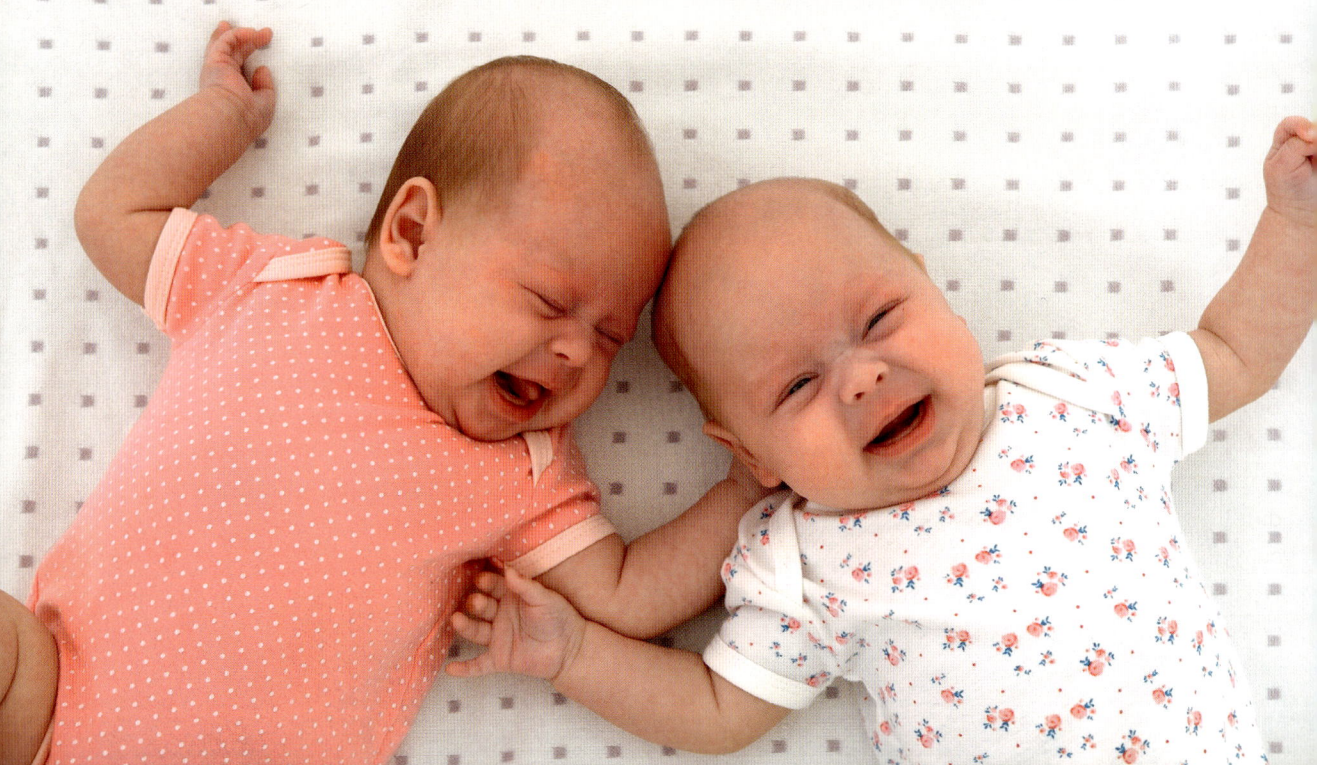

Schreien

Volle Windel Manche Babys stört eine volle Windel nicht, andere protestieren sofort. Da Urin und Stuhl die Haut reizen, ist regelmäßiges Wickeln wichtig, um Windelausschlag vorzubeugen.

Raumtemperatur Da Neugeborene es nicht mögen, wenn kühle Zugluft an ihre Haut kommt, schreien sie oft beim Baden oder Windelnwechseln. Bald werden Sie rasch und umsichtig wickeln können und die beiden sind im Handumdrehen sauber und warm.

Körpertemperatur Babys haben oft kalte Hände und Füße, weil sie ihre Temperatur noch nicht gut regulieren können. Kontrollieren Sie am Bauch oder Nacken, ob die Haut warm, aber nicht heiß, kühl oder feucht ist. Passen Sie die Zudecken entsprechend an.

Müdigkeit Babys werden leicht überreizt und sind dann unruhig. In einer ruhigen, dunklen Umgebung, die schlaffördernd ist, finden sie besser zur Ruhe.

Langeweile Ab dem vierten Monat brauchen Babys Anregungen. Spielsachen, Mobiles, raschelnde Bücher oder Vorsingen machen ihnen Spaß.

Körperkontakt Stellen Sie sich vor, welch ein Schock es für Ihre Babys war, bei der Geburt ihr gemütliches Zuhause verlassen zu müssen! Halten Sie sie eng am Körper, damit Ihr Herzschlag sie tröstet. Sie mögen es auch, wenn Sie sie umhertragen, denn vor der Geburt waren sie mit Ihnen konstant in Bewegung.

Kein ersichtlicher Grund Wenn Sie alle Punkte durchgegangen sind und Ihre Babys immer noch schreien, gehen Sie mit ihnen spazieren. Tapetenwechsel, frische Luft und die Bewegung des Wagens werden sie beruhigen.

Ärztlicher Rat

Wann zeigt Schreien eine Krankheit an?

Nur selten ist eine Krankheit Ursache des Schreiens. Doch wenn Ihre Babys krank sind, ist es wichtig, die Symptome zu erkennen. Ein Baby kann erbrechen, es kann Durchfall haben oder die Nahrung verweigern. Befühlen Sie die Haut des Babys. Kalte oder feuchte Haut weist darauf hin, dass etwas nicht stimmt, besonders wenn sie fleckig ist oder andere Farbveränderungen aufweist.

Achten Sie auf Anzeichen einer Dehydrierung. Die Haut ist dann trocken und schlaff und die Fontanelle eingesunken (s. S. 77). Dann besteht ein schwerwiegender Flüssigkeitsmangel. Ein frühes Anzeichen ist es auch, wenn die Windeln des Babys ungewöhnlich trocken sind.

Achten Sie auch auf schnelle Atmung oder ungewöhnliches Verhalten. Bei Verdacht auf eine Krankheit, wenden Sie sich sofort an den Arzt. Vertrauen Sie Ihren Instinkten.

Kuschelzeit Manchmal schreien Babys nur, weil sie getragen werden wollen und Kontakt suchen.

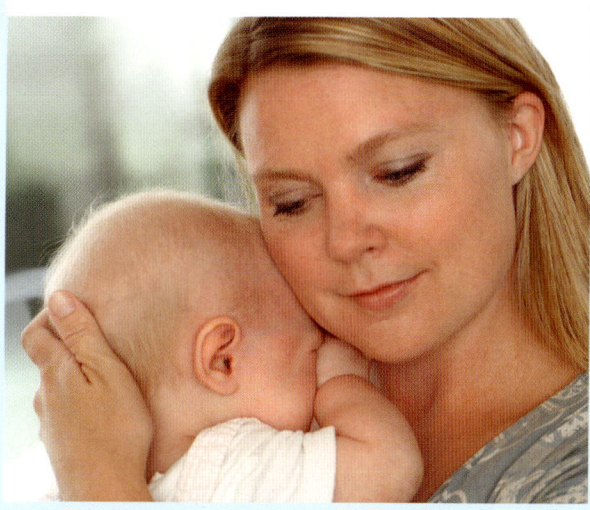

Das erste Jahr

Zu Hause

Ihre Wohnung müssen Sie stets dem Alter der Babys anpassen. Dank einfacher Maßnahmen sind Ihre Babys ungefährdet und die Wohnung bleibt intakt.

Die ersten Tage

Schon bei der Heimkehr aus der Klinik muss Ihre Wohnung babysicher sein. Zunächst ist wichtig, dass für Sie keine Sturzgefahr besteht – Ihre Babys bewegen sich anfangs noch nicht, aber Sie tragen sie und sind infolge Müdigkeit ungeschickter und weniger aufmerksam als normal.

Lassen Sie nichts auf dem Boden und den Treppen liegen. Bringen Sie Nachtlichter an, damit Flure, Treppen und Treppenabsätze gut beleuchtet sind. Legen Sie rutschhemmende Matten unter Teppiche und Läufer, die keine rutschhemmende Rückseite besitzen.

Wenn Sie das Kinderzimmer schon zu Beginn der Schwangerschaft eingerichtet haben, machen Sie nun nochmals einen Sicherheitscheck. Kontrollieren Sie sorgsam, ob Ersatzteile und leere Verpackungen entfernt wurden und außer Reichweite aufbewahrt werden.

Fingerfreundlich

Im Moment fällt es noch schwer, sich vorzustellen, dass diese beiden Winzlinge mobil sein werden, doch am Ende des ersten Lebensjahres werden die beiden auf Abenteuer aus sein. Achten Sie auf Toilettendeckel und Truhen, in denen sich kleine Finger einklemmen können. Sichern Sie Elektrogeräte und bringen Sie Sicherungen an Schränken und Schubladen an.

Babysicher Bringen Sie Steckdosensicherungen an, damit neugierige Babys nicht ihre Finger oder kleine Gegenstände hineinstecken können.

Außer Reichweite Bewahren Sie Medikamente und Reiniger in einem verschlossenen Schrank oder auf einem hohen Regal auf. Babys stecken alles in den Mund.

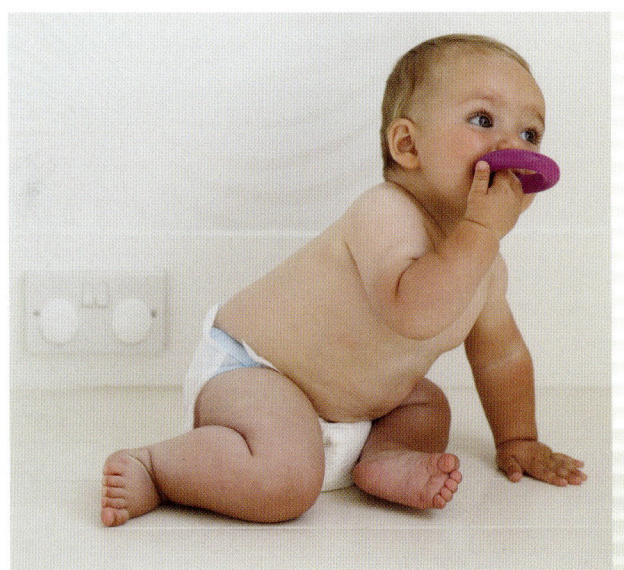
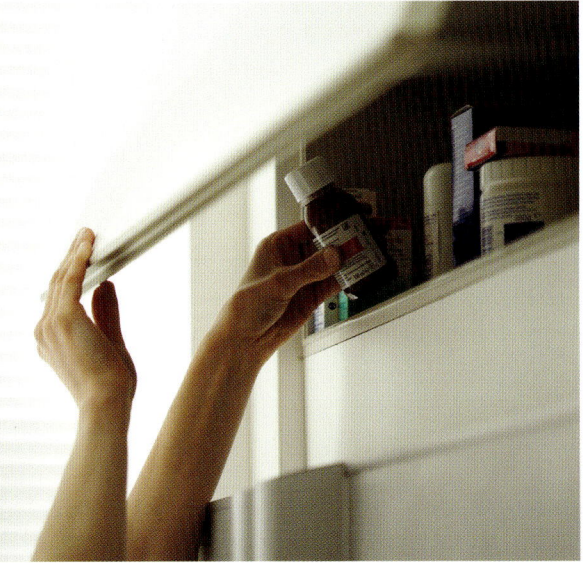

Zu Hause

Außer Reichweite

Am besten sind Vorhänge und Jalousien ohne Schnüre. Wenn Schnüre vorhanden sind, binden Sie diese hoch oder bringen Sie einen Haken an, um den Sie sie wickeln. An Schnüren können sich Babys strangulieren.

Stellen Sie gefährliche Substanzen, wie Spülmittel, auf hohe Schränke. Bewahren Sie Messer in gesicherten Schubladen auf. Dinge wie Füller, Scheren und Büroklammern stellen ein Risiko dar: Bewahren Sie sie außer Reichweite in einem geschlossenen Behältnis auf.

Auch Abfallkörbe und Mülleimer haben oft einen gefährlichen Inhalt: Batterien, Rasierklingen, Zahnseide und anderer Haushaltsabfall dürfen nicht in Reichweite entdeckungsfreudiger Zwillinge gelangen.

Möbel, Fenster und Türen

Verstecken Sie Kabel und Schnüre hinter schweren Möbelstücken. Stellen Sie alle Gegenstände weg, die umkippen können. Befestigen Sie Bücherregale und Schubladenkommoden an der Wand und sichern Sie den Fernseher.

Kleben Sie bunte Sticker auf Glasscheiben, um zu verhindern, dass die Kleinen dagegenstoßen. Bringen Sie an scharfen Ecken Kantenschutz an und an Fenstern Sperrschutz, damit sie nur einen Spalt breit geöffnet werden können.

Decken Sie Heizkörper ab und erinnern Sie Familie und Gäste daran, in der Nähe der Zwillinge keine heißen Getränke zu trinken oder stehen zu lassen.

Ein sicherer Ort

Wenn die Türglocke läutet, kann man nicht immer beide Babys mitnehmen. Ein Reisebett, ein Laufgitter oder Wippen bieten einen sicheren Ort, wo Sie die beiden lassen können, wenn Sie kurz außer Sichtweite gehen müssen. Überprüfen Sie Laufgitter und Reisebetten häufig, um sicherzustellen, dass sie stabil stehen und nichts Gefährliches hineingeraten ist.

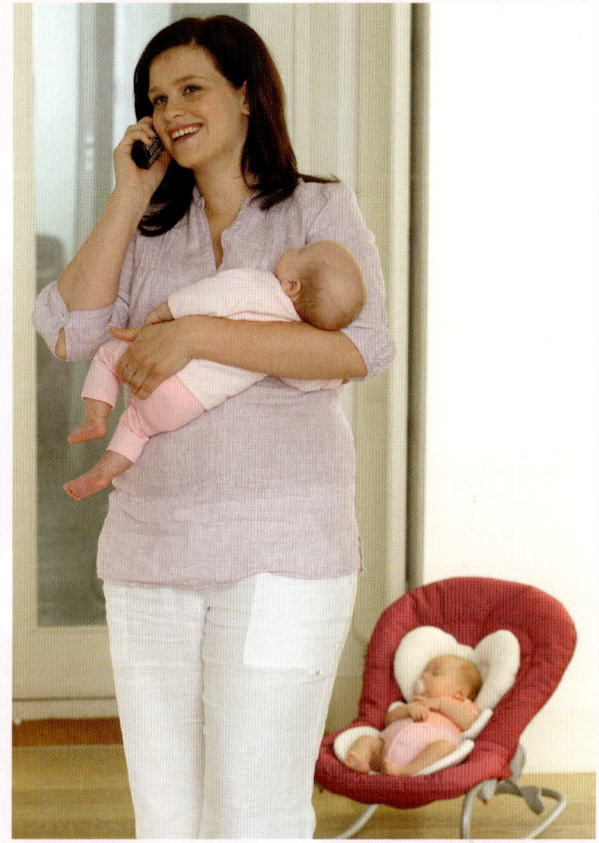

Außer Sichtweite Wenn Sie Ihre Babys kurz unbeaufsichtigt lassen müssen, darf keine Gefährdung bestehen.

Rauch und Feuer

Installieren Sie Rauchmelder und kontrollieren Sie regelmäßig ihre Funktionsfähigkeit. An einem offenen Kamin bringen Sie ein Feuerschutzgitter an und bewahren Sie einen Feuerlöscher in Reichweite auf. Stellen Sie nichts für Babys Interessantes in die Nähe.

Erste Hilfe

Gesunder Menschenverstand, Vorsichtsmaßnahmen, Aufsicht und Wachsamkeit sind die besten Maßnahmen zur Unfallverhütung. Dennoch sollte man auf einen Unfall vorbereitet sein. Halten Sie dazu außer Reichweite der Babys einen gut ausgestatteten Erste-Hilfe-Kasten bereit.

Das erste Jahr

Ausflüge und Ferien

Bald werden Sie die Grundlagen der Babypflege beherrschen und genügend Selbstvertrauen haben, um mit Ihrer neuen Familie Ausflüge zu unternehmen.

Eine Wickeltasche packen

Auf einen Ausflug müssen Sie ein paar Dinge mitnehmen. Es ist empfehlenswert, jederzeit eine Wickeltasche, gepackt mit allem Nötigen, bereit zu haben. Dann können Sie jederzeit spontan aufbrechen.

Eine Zwillingswickeltasche ist sicher besser als zwei einzelne Taschen. So müssen Sie nur eine Tasche an Ihren Wagen hängen, haben aber eine Abteilung für jedes Baby. Sie können auch eine normale große Tasche verwenden, müssen aber viel wühlen, wenn Sie etwas suchen. Bei getrennten Taschen kann Ihr Partner oder eine Freundin eine Tasche und ein Baby nehmen, was die Sache beschleunigen kann, wenn beide Babys gewickelt werden müssen.

Was Sie in die Wickeltasche packen, hängt von Ihren Babys, dem Wetter und der Art und Dauer Ihres Ausflugs ab. Die folgende Liste gibt einen ersten Überblick:
- Wickelunterlage
- sechs Windeln
- Feuchttücher
- kleine Dose Wundschutzcreme
- Windeltüten zum Entsorgen der Schmutzwindeln
- Kleidung zum Wechseln für die Babys
- vier Packungen Fertigmilch
- zwei sterilisierte Fläschchen
- zwei Mulltücher
- geeignetes Spielzeug
- ein Ersatz-T-Shirt für Sie – für alle Fälle!

Sie werden den Inhalt der Tasche regelmäßig kontrollieren müssen, da Ihre Babys schnell wachsen und aus Windeln und Kleidung herauswachsen. Füllen

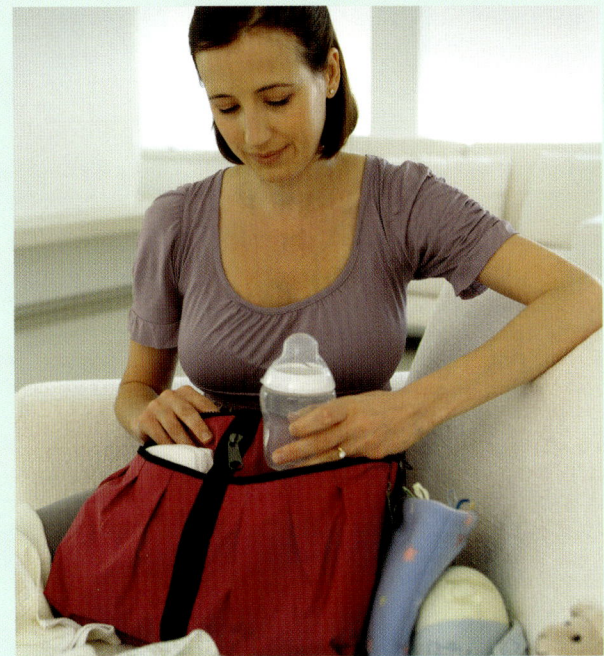

Packen Wenn Sie jederzeit eine fertig gepackte Wickeltasche mit allem Nötigen für unterwegs griffbereit haben, ist es leichter, mit den Babys auszugehen.

Sie die Tasche nach jedem Ausflug wieder auf. Dann sind Sie gerüstet, falls Sie spontan wegwollen. Und: Nur Mut, auch wenn der Aufwand groß sein mag, ein Tapetenwechsel tut Ihnen allen gut und Ihre Mühe lohnt sich.

Erste Ausflüge

Die ersten Ausflüge führen Sie vermutlich zum Kinderarzt oder in die Stillgruppe. Dabei gewinnen Sie Sicherheit, da Sie die Örtlichkeiten in der Regel kennen und von erfahrenen Personen Hilfestellung erhalten. Als »Mehrlingsmutter« sind Sie beim Kinderarzt und in der Stillgruppe in der Minderheit, ernten aber viele bewundernde Blicke. Ja, Sie verdienen Beifall und ein aufmunterndes Schulterklopfen dafür, dass Sie sich mit Ihren Kleinen hinausgewagt haben.

Weiter weg

Die Aussicht, mit Zwillingen zu reisen, wird wenig verlockend erscheinen. Und beim Gedanken an Urlaub bekommen viele Kopfschmerzen. Längere Aufenthalte außer Haus und lange Fahrten erfordern Planung. Wenn Sie folgende Tipps beachten, werden Ihre Reisen mit den Babys zu einem unvergesslich schönen Erlebnis.

Planen Sie das Schlimmste ein – und freuen Sie sich, wenn alles besser läuft! Gehen Sie davon aus, dass die Fahrt länger dauert als erwartet und packen Sie entsprechend Windeln, Essen und Kleidung ein. So schaffen Sie es entspannt zu Ihrem Zielort.

Zwei Buggys Wenn Sie mit Partner oder Freundin reisen, mag es praktischer sein, den Tandemwagen zu Hause zu lassen und zwei klappbare Einzelbuggys zu kaufen oder auszuleihen. Sie sind wendiger und passen durch alle Türen.

Fliegen Fliegen ist für Babys unbedenklich, allerdings empfinden sie den Druck beim Starten und Landen als unangenehm. Füttern bzw. stillen Sie sie während Start und Landung oder geben Sie ihnen einen Schnuller.

Kinder bis zwei Jahre bekommen bei vielen Fluggesellschaften Tickets zum ermäßigten Tarif oder können kostenlos mitfliegen. Ein eigener Sitzplatz steht ihnen nur zu, wenn für sie ein Ticket gebucht wird.

Auf geht's Ausflüge mit den Zwillingen erfordern etwas Planung, aber ein Tapetenwechsel und frische Luft tun allen gut.

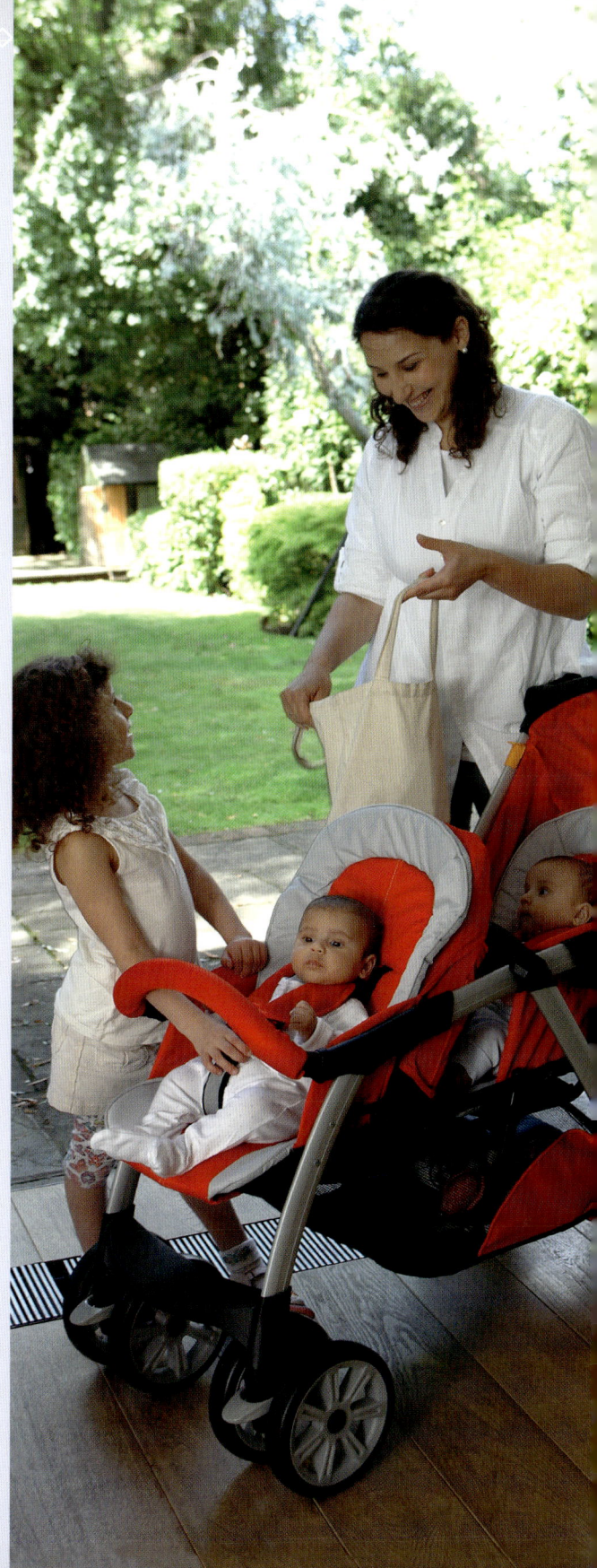

Das erste Jahr

Beikost für Zwillinge

Die schrittweise Umstellung von Muttermilch oder Milchnahrung auf feste Kost nennt man abstillen bzw. entwöhnen. Anfangs bekommen Ihre Babys ungewürzten Gemüsebrei, aber bald wird ihre Kost vielfältiger.

Mehr als Milch

Die ersten Tage und Nächte, in denen das Stillen oder die Flaschenfütterung noch schwierig waren, liegen weit zurück. Inzwischen hat sich ein fester Rhythmus eingespielt und Sie sind routiniert im Stillen oder Füttern. Doch wie in so vielen Bereichen des Elternseins gilt: Gerade wenn Sie das Gefühl haben, die Sache im Griff zu haben, steht eine neue Herausforderung an – die Beikost!

Üben Sie dabei auf keinen Fall Druck auf sich selbst und auf die Babys aus. Die Einführung von

Erste Beikost Da Ihre Babys noch nicht kauen können, muss ihre erste Beikost aus Brei bzw. Mus bestehen; Sie können Brei im Voraus zubereiten und einfrieren.

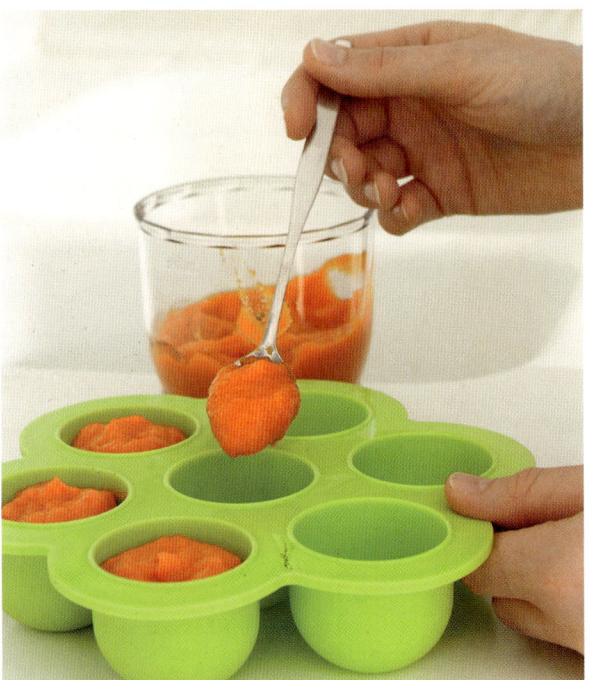

Beikost ist ein Prozess, für den es keine allgemeingültigen Regeln gibt. In der ersten Phase bekommen die Babys winzige Geschmacksproben erster Nahrungsmittel – es besteht überhaupt keine Eile. Sie beginnen mit einer Beikostmahlzeit am Tag. Dabei geht es noch nicht darum, dass Ihre Babys ausgewogen ernährt werden, sie erhalten alle wichtigen Nährstoffe weiterhin über die Milch. Milch bleibt mindestens bis zum zwölften Monat ein wichtiger Bestandteil der Babyernährung, doch nach und nach wird sie schrittweise durch feste Kost ersetzt.

Da die Babys weiterhin auch die Flasche oder die Brust bekommen, erhalten Sie dabei die Zuwendung und die körperliche Nähe, die sie mit einer Mahlzeit verbinden. Die Milchmahlzeiten werden in dem Maße weniger, in dem die Menge der Beikost steigt.

Der richtige Zeitpunkt

Vor dem vierten Monat ist das Verdauungssystem zu unausgereift, um andere Nahrung als Milch zu verarbeiten. Sprechen Sie mit dem Kinderarzt, wenn Sie meinen, Ihr Baby sei schon früher bereit für Beikost. Zwischen vier bis sechs Monaten erwerben Babys Kopfkontrolle und sie bilden die Verdauungsenzyme, die zur Verarbeitung von Nahrungsmitteln erforderlich sind. Kiefer und Zunge sind ausreichend entwickelt, um Speisen essen und schlucken zu können. Wenn Sie zu lange abwarten – über den sechsten Monat hinaus –, kann es sein, dass Ihre Babys weniger kooperativ sind und Beikost ablehnen.

Auch Frühgeborene sollten, nach Rücksprache mit dem Kinderarzt, entsprechend dem »normalen« Zeitplan an Beikost herangeführt werden. Frühgeborene

Beikost für Zwillinge

haben auf Nährstoffe verzichten müssen, die ihnen in der Gebärmutter zugeführt worden wären: Zink und Eisen z. B. werden nur in den letzten Schwangerschaftswochen im Körper eines Babys gespeichert.

Die Anzeichen erkennen

Ihre Zwillinge signalisieren nicht unbedingt genau zur gleichen Zeit ihre Bereitschaft für Beikost. Typisch sind in jedem Fall folgende Anzeichen:

- ist unzufrieden nach einer vollen Milchmahlzeit
- ist weniger als drei Stunden nach der letzten Mahlzeit wieder hungrig
- wacht nachts wieder auf, nachdem es bereits durchgeschlafen hat
- zeigt Interesse an Speisen und daran, wie andere Leute essen
- beißt auf Fäusten und Fingern

An Beikost gewöhnen Die Beikost wird in drei Phasen eingeführt, wobei sie jeweils eine Milchmahlzeit ersetzt.

Erste Phase (mit vier bis sechs Monaten)
Die mittägliche Mahlzeit wird durch Gemüsepüree, bald gemischt mit Kartoffeln und Fleisch, ersetzt. Geeignet sind z. B. Karotten, Kürbis, Kohlrabi, Fenchel, Zucchini. Auch Obst wird eingeführt, z. B. Banane, Melone, reifer Apfel.

- Grundrezept für eine Portion Gemüse-Fleischbrei: Etwa 50 g Kartoffeln mit 100 g Gemüse in wenig Wasser kochen und pürieren. 20 g mageres gekochtes, püriertes Fleisch dazugeben, 2–3 Esslöffel Obstsaft und einen Teelöffel Rapsöl darunter rühren.

Zweite Phase (mit fünf bis sieben Monaten)
Die abendliche Milchmahlzeit wird durch einen Milch-Getreide-Brei ersetzt.

- Grundrezept: 20 g Vollkorngetreide-Flocken (auch

Launische Feinschmecker Manche Babys wollen keine neuen Speisen probieren. Kein Grund zur Eile: In ein paar Tagen kann dieser Brei ein Lieblingsgericht sein.

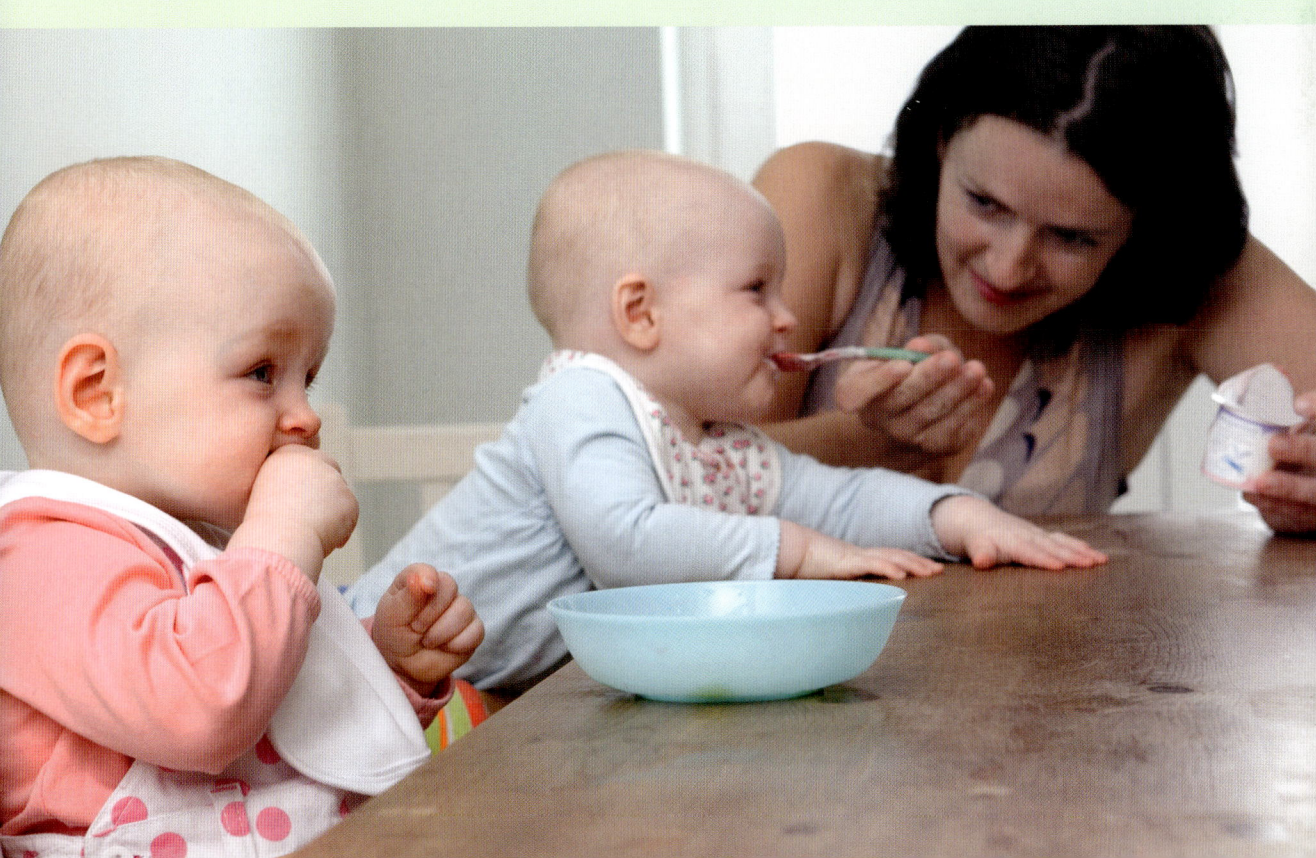

Zwieback) in 90 g Wasser aufkochen und quellen lassen. 100 g Obstpüree und einen Teelöffel Öl unterrühren.

Anschließend können die Babys mittags nach und nach an die Familienkost herangeführt werden. Der abendliche Milchbrei bleibt häufig lange erhalten, kann aber im Laufe der Zeit durch Brot mit Butter und Käse, evtl. Joghurt bzw. eine Tasse Milch und etwas Obst ersetzt werden.

Aufwand und Kosten

Es ist bequemer und günstiger, Babykost auf Vorrat zuzubereiten und einzufrieren. Tauen Sie eine kleine Menge auf und erhitzen Sie nur das, was voraussichtlich verzehrt wird. Wenn Ihre Babys eine Speise ablehnen, bleiben Sie beharrlich. Nach einer Woche wollen sie vielleicht sogar einen Nachschlag!

Die Beikost stellt für Ihre Babys eine große Veränderung dar. Lassen Sie ihnen und auch sich selber ruhig alle Zeit, die Sie für die Umstellung benötigen.

Ein Löffel oder zwei

Die meisten Mütter füttern beide Babys mit einem Löffel, da das schneller geht. Wenn Sie allerdings für jeden Zwilling eine extra Schüssel verwenden, wissen Sie, wie viel jeder isst.

Geben Sie jedem mit der Zeit eine eigene Schüssel und einen Löffel zum »Selberessen«. Das fördert ihre Entwicklung.

Eine riesige Kleckerei

Sobald Sie auf Beikost umstellen, wird vermutlich richtig gekleckert – vor allem, wenn die beiden selber essen wollen. Decken Sie den Boden mit

Viel Abwechslung Bieten Sie Ihren Babys eine breite Auswahl an Speisen an, da jedes Nahrungsmittel besondere Nährstoffe besitzt. So fördern Sie ihre Gesundheit.

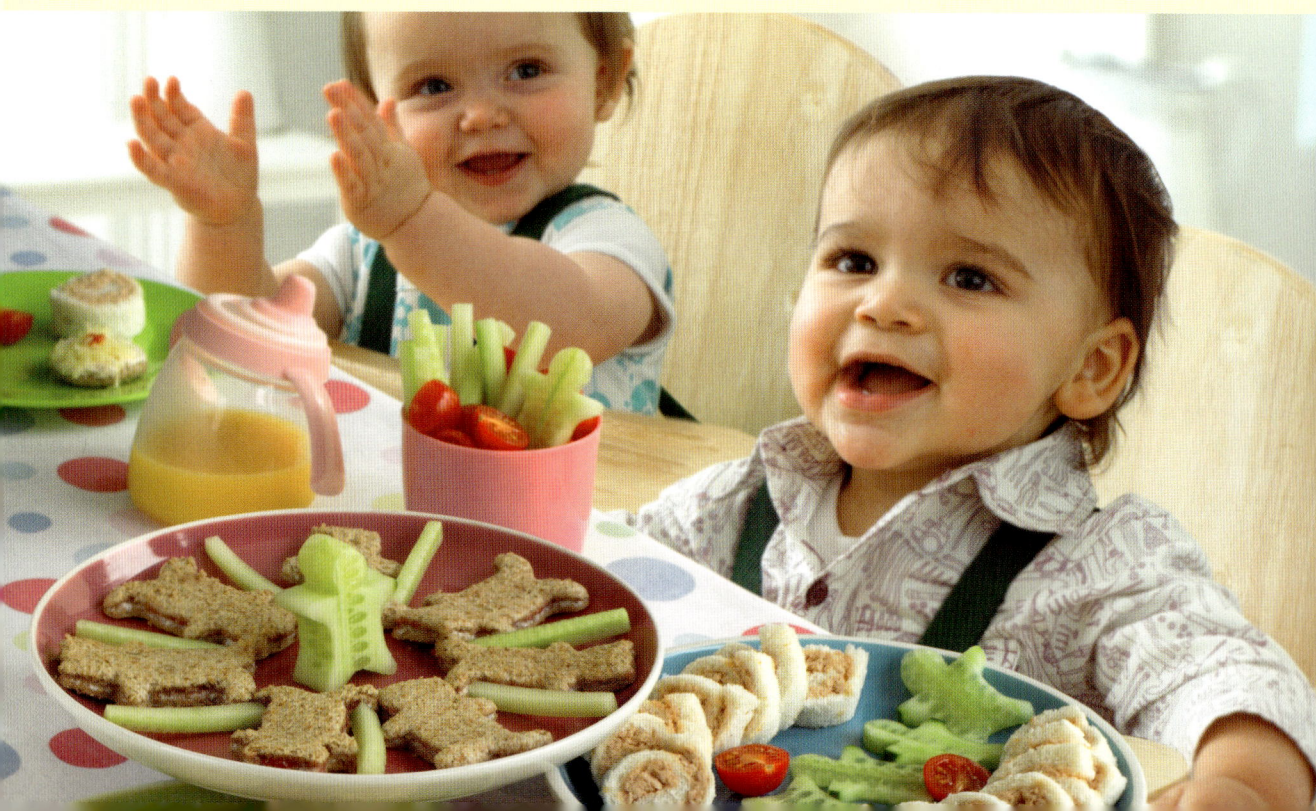

Beikost für Zwillinge

Wachstuch oder Plastikfolie ab. Vielleicht müssen Sie auch Türen und Wände abwischen – und sogar die Decke! Ziehen Sie den beiden unbedingt Lätzchen – mit Ärmeln – an oder Plastikschürzen über, damit Sie Ihre Zwillinge nicht nach jeder Mahlzeit umziehen müssen.

Windelüberraschung

Wenn Ihre Babys nun etwas anderes essen, verändert sich auch der Inhalt ihrer Windeln. Sie werden manchmal überrascht sein, wie stark sich die neue Kost auf den Stuhlgang auswirkt – in Farbe, Konsistenz und Geruch! Vorsicht ist geboten bei Nahrungsmitteln, die Verstopfung verursachen, z. B. auch Äpfel und Bananen. Etwas abgekochtes, abgekühltes Wasser als zusätzliches Getränk beugt dem Problem vor.

Übung macht den Meister Ermutigen Sie Ihre Babys zum Selberessen. Das ist anfangs eine Panscherei, macht ihnen aber Spaß und fördert ihre Handgeschicklichkeit.

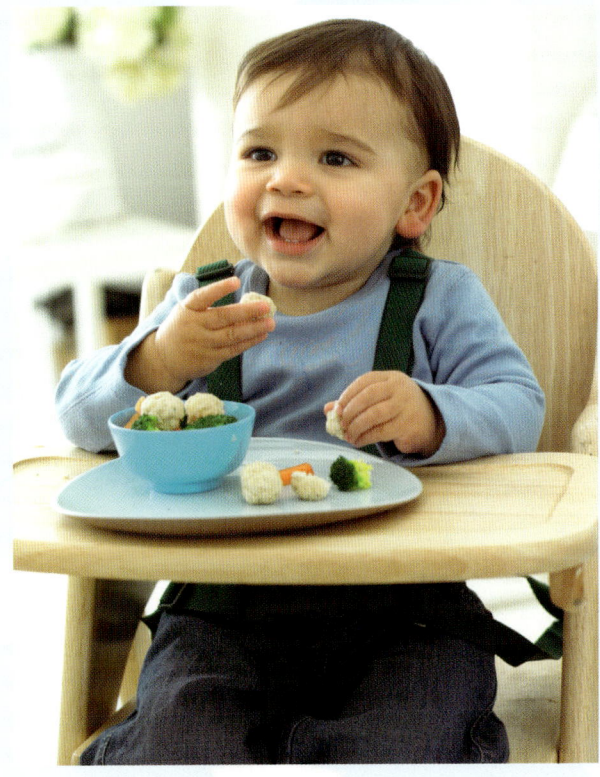

Ärztlicher Rat

Vitamine und Ergänzungspräparate

Ihre Babys sollten alle wichtigen Nährstoffe aus ihrer Nahrung erhalten und nicht aus dem Arzneischrank. Bei Mangelerscheinungen, z. B. auch infolge einer Spezialkost, kann die Gabe von Vitaminpräparaten im Einzelfall natürlich wichtig sein. Das erfolgt immer in Rücksprache mit dem Kinderarzt.

Routinemäßig wird für alle Babys nach den Leitlinien der Deutschen Gesellschaft für Kinderheilkunde und Jugendmedizin (DGKJ) eine Vitamin-D-Prophylaxe ab dem fünften Lebenstag empfohlen. Dazu wird täglich eine Tablette mit 500 Einheiten (12,5 ug) Vitamin D für mindestens ein Jahr verabreicht. Vitamin D unterstützt den Knochenaufbau, indem es die Kalziumaufnahme unterstützt. Normalerweise wird Vitamin D vom Körper selbst unter Sonneneinstrahlung hergestellt.

Die routinemäßige Gabe von Fluoridtabletten zur Härtung der Zähne ist heute umstritten. Sprechen Sie darüber mit Ihrem Kinderarzt.

Geben Sie Ihren Babys keine Vitamin- oder Mineralstoffpräparate, sofern Sie nicht vom Kinderarzt verschrieben wurden. Manchmal benötigen zu früh geborene oder sehr kleine Babys eine zusätzliche Vitaminversorgung, doch immer nur auf ärztliche Verschreibung. Eisen wirkt bei Babys besonders toxisch, geben Sie deshalb Eisenpräparate nur auf ärztliches Rezept.

Das erste Jahr

So bleiben Ihre Babys gesund

Sie können viel dafür tun, dass Ihre Zwillinge gesund bleiben und die kleinen Erkrankungen, die oft im ersten Jahr auftreten, gut überstehen.

Vorsorgeuntersuchungen

Bis zum Alter von 14 Jahren sind zehn Vorsorgeuntersuchungen vorgesehen. Dabei werden die Gesundheit und Entwicklung der Kinder überprüft. Im ersten Lebensjahr finden insgesamt sechs Untersuchungen statt. Die ersten beiden Vorsorgeuntersuchungen, U1 und U2, finden in der Regel im Krankenhaus statt. Versäumen Sie keine Vorsorgeuntersuchung. Sie sind wichtig, um die gute geistige und körperliche Entwicklung Ihrer Babys sicherzustellen.

Was wann untersucht wird

Die U3, eine erweiterte Basisuntersuchung, findet zwischen der vierten und fünften Lebenswoche statt. Im dritten bis vierten Monat folgt die U4, bei der mögliche Entwicklungsstörungen erkannt werden. Der Arzt beobachtet, wie das Kind den Kopf hält und ob es auf Geräusche reagiert. Außerdem testet er die motorische Entwicklung.

Bei der U5 im sechsten bis siebten Monat spielt der Arzt mit dem Kind und untersucht es dabei. Er beobachtet, ob das Kind den Blickkontakt hält und gezielt greifen kann. Er untersucht die Augen, tastet die Organe ab und prüft, ob das Baby bereits den Oberkörper mühelos aufrichtet und sein Gleichgewicht einigermaßen halten kann.

Im zehnten bis zwölften Monat folgt die U6. Der Arzt beobachtet das Kind aufmerksam – wie es krabbelt und sitzt oder sich an den Möbeln hochzieht, ob es sich aufrichtet und spielt oder sogar schon die ersten Schritte wagt.

Wiegen Zwillinge müssen regelmäßig, aber nicht unbedingt jede Woche, gewogen werden. Fragen Sie Ihren Kinderarzt.

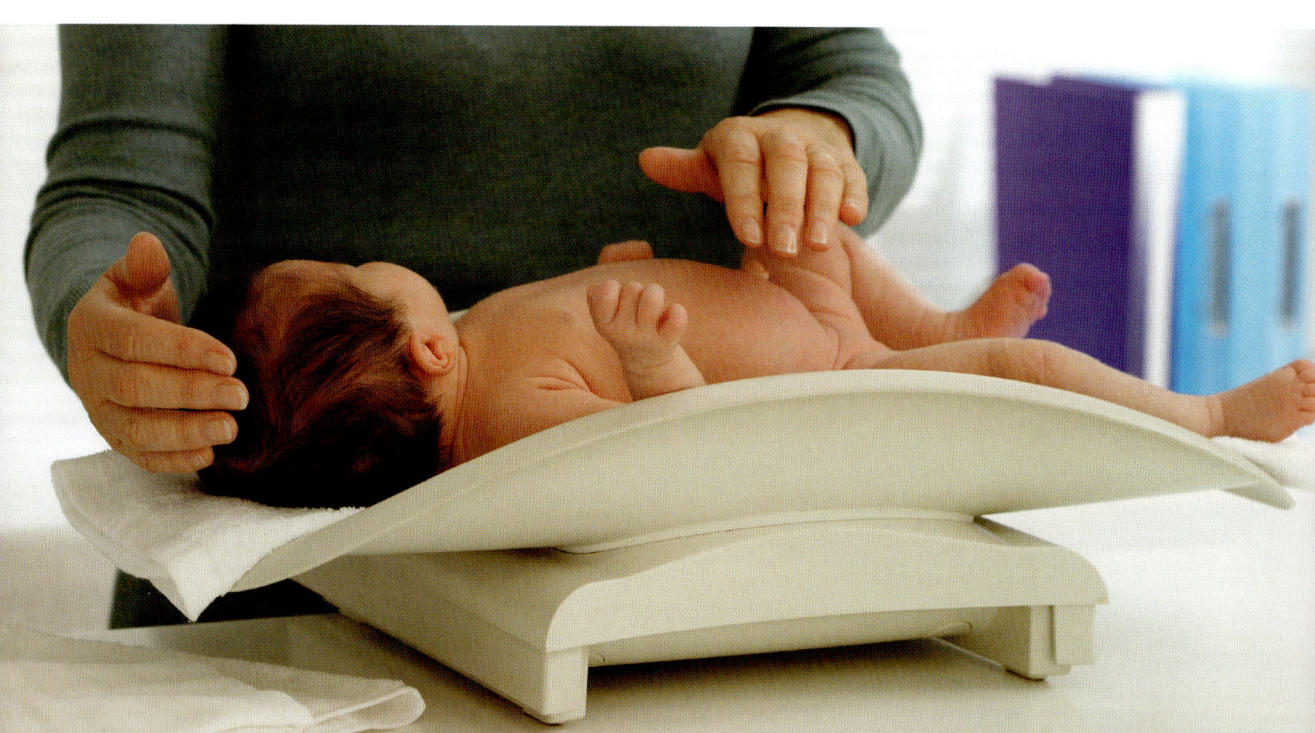

Schutz vor Infektionen

Die meisten Mütter wissen, dass eine penibel saubere Umgebung für das sich entwickelnde Immunsystem eines Babys nicht förderlich ist. Andererseits sind Babys anfällig für Infektionen, und häufig vorkommende Bakterien und Viren können Krankheiten verursachen. Aus diesem Grund müssen Sie alles sterilisieren, was Ihre Babys in den Mund stecken, aber nicht alles, mit dem sie in Kontakt kommen. Achten Sie besonders auf Schnuller, Fläschchen, Sauger und anderes Trinkzubehör. Mit der Zeit können Sie etwas nachlässiger werden. Wenn die beiden etwa sechs Monate alt sind, reicht es aus, Geschirr und Löffel in der Geschirrspülmaschine zu reinigen.

Tiere sind gut für die Gesundheit und Entwicklung eines Babys. Achten Sie darauf, dass Hund oder Katze gesund sind, und befolgen Sie die üblichen Hygieneregeln. Im Kinderzimmer gilt Haustierverbot. Verhindern Sie unbedingt, dass Ihre Zwillinge den Inhalt des Katzenklos untersuchen.

Wenn sie krank sind

Babys und Kleinkinder leiden immer wieder an einer Erkrankung, meist ist es glücklicherweise nichts Ernstes. Sie werden bald instinktiv spüren, wenn der eine oder der andere nicht auf der Höhe ist. Sie erkennen es an der Temperatur ihrer Haut, an ihrem Verhalten, dem Stuhlgang und dem Appetit.

Auch wenn Zwillinge denselben Erregern ausgesetzt sind, werden sie nicht immer gleichzeitig krank. Behandeln Sie immer jeden Zwilling separat. Jeder sollte seinen eigenen Krankheitsbericht und eigene Rezepte haben, auch wenn beide dasselbe Medikament bekommen.

Ein Arztbesuch mit kranken Babys ist oft sehr mühsam und es mag Zeiten geben, da ein Hausbesuch wirklich notwendig ist. Rufen Sie immer sofort beim Arzt an. Verständnisvolle Sprechstundenhilfen werden Ihnen rasch einen Termin ohne lange Wartezeit geben.

Ärztlicher Rat

Impfungen

Impfungen verhindern, dass Ihre Zwillinge schwere Infektionen mit möglicherweise langfristigen Folgen bekommen. Eine Impfung soll einen maximalen Krankheitsschutz garantieren. Im Impfplan der Ständigen Impfkommission sind die Intervalle für die empfohlenen Impfungen vorgegeben. Auch bei Frühgeborenen werden Impfungen entsprechend der üblichen Intervalle vorgenommen. Lassen Sie sich am Abend nach einer Impfung möglichst von Ihrem Partner, einer Freundin oder Verwandten unterstützen, da die Babys unruhig sein können. Vielleicht wollen Sie Ihre Zwillinge an verschiedenen Tagen impfen lassen. Weichen Sie dabei mit den Impfterminen aber nicht zu weit vom vorgegebenen Impfplan ab.

Ein kleiner Pieks Halten Sie jedes Baby sanft fest, vielleicht wollen Sie es direkt danach stillen oder ihm einen Schnuller geben.

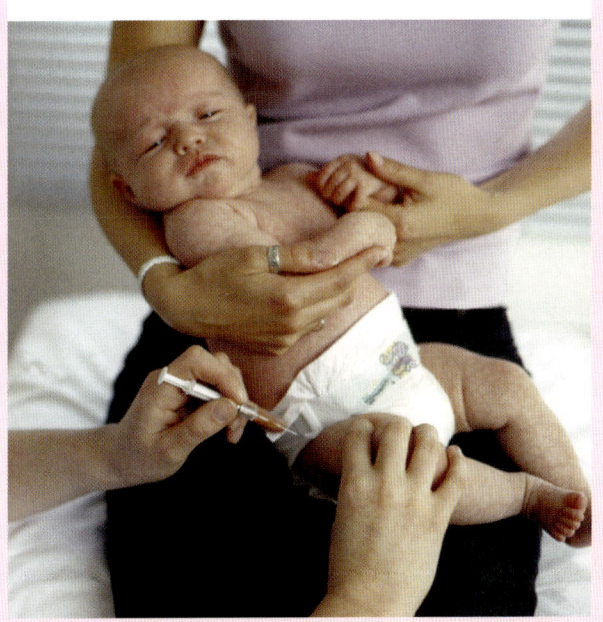

Das erste Jahr

Der erste Geburtstag

Glückwunsch, Sie haben es geschafft! Das erste Jahr als Zwillingseltern war gewiss ebenso aufregend wie wunderbar. Feiern Sie diesen besonderen Anlass, aber machen Sie sich keinen unnötigen Stress.

Überschaubar und ein voller Erfolg

Geburtstage markieren Meilensteine. Für Zwillinge haben sie eine besondere Bedeutung, denn sie sind eine Erinnerung an das ganz besondere Band, das sie verbindet. Geburtstagsfeste sind eine der seltenen Gelegenheiten, bei denen Sie mit Zwillingen Geld sparen können: Es gibt nur eine Einladung! Doch ein großes Fest überfordert Ihre nun Einjährigen. Verzichten Sie daher auf ein Riesen-Event.

Wichtig ist es, dass sich an diesem großen Tag jeder Zwilling als etwas Besonderes und Einzigartiges fühlt. Da Kinder bei Geburtstagspartys aber oft überreizt und übermüdet werden, beschränken Sie die Anzahl der Gäste und feiern Sie an einem kindgerechten Ort.

Wenn Gäste vorab fragen, was sie den Zwillingen schenken sollen, dann hängt die Antwort von den Kindern ab. Wenn Ihre Babys gern dieselben Spielsachen haben, dann sagen Sie das. Vielleicht dasselbe in einer anderen Farbe? Geschenkeneid beugen Sie am besten vor, wenn Sie Besuchern genau sagen, was sich Ihre Kleinen wünschen und dass jeder ein Geschenk für sich haben möchte – außer es ist etwas, das mehrere Kinder gleichzeitig benutzen können, z.B. ein Sandkasten oder ein Bällebad. Freunde und Angehörige sind für solche Tipps dankbar.

Eine Geburtstagstorte oder zwei? Zwei kleine runde Kuchen bieten eine gute Lösung. Wollen Sie einmal Happy birthday singen oder zweimal? Das liegt bei Ihnen. Bitten Sie eine Freundin oder Verwandte, Fotos zu machen – dann können Sie sich in Ruhe darum kümmern, dass alles glattläuft.

Rückblick und Ausblick

Ihre Babys sind in den vergangenen zwölf Monaten enorm gewachsen. Aber sie sind immer noch zu klein, um die Bedeutung des Trubels an diesem Tag wirklich zu verstehen. In Wirklichkeit sind Sie es, die an diesem Tag eine Party verdient hat! Anerkennen Sie Ihre großartige Leistung im vergangenen Jahr und belohnen Sie sich dafür.

Ihr Zwillingsteam wurde im vergangenen Jahr sicher von Freunden und Verwandten unterstützt. Sie können diesen ersten Geburtstag als Gelegenheit nutzen, um ihnen für ihre Hilfe zu danken.

Ihre Familie, Ihre Babys und Ihr Körper haben sich im letzten Jahr enorm verändert und Sie können stolz sein, dass Sie es so weit geschafft haben.

Ihr Leben wird nun für immer in eine Vor-Zwillings- und eine Nach-Zwillingszeit unterteilt sein. Nun können Sie anderen Tipps geben, die Zwillinge erwarten. Dabei werden Sie erkennen, wie viel Sie gelernt haben. Dieses Wissen sollte Ihnen Vertrauen und Zuversicht geben, wenn Sie nun ins zweite Jahr Ihrer lebenslangen Zwillingsreise starten. Sie haben eine neue Art der Normalität erreicht: Sie haben sich ans Muttersein gewöhnt und können gleichsam im Schlaf wickeln und eine Wickeltasche packen. Dieser erste Geburtstag bietet einen hervorragenden Anlass, zurückzublicken und Ihre Leistungen zu würdigen.

Meilenstein Bürden Sie sich an diesem besonderen Tag nicht zu viel auf. Eine große Party bedeutet mehr Arbeit für Sie und weniger Zeit für die Zwillinge – feiern Sie besser im kleinen Rahmen.

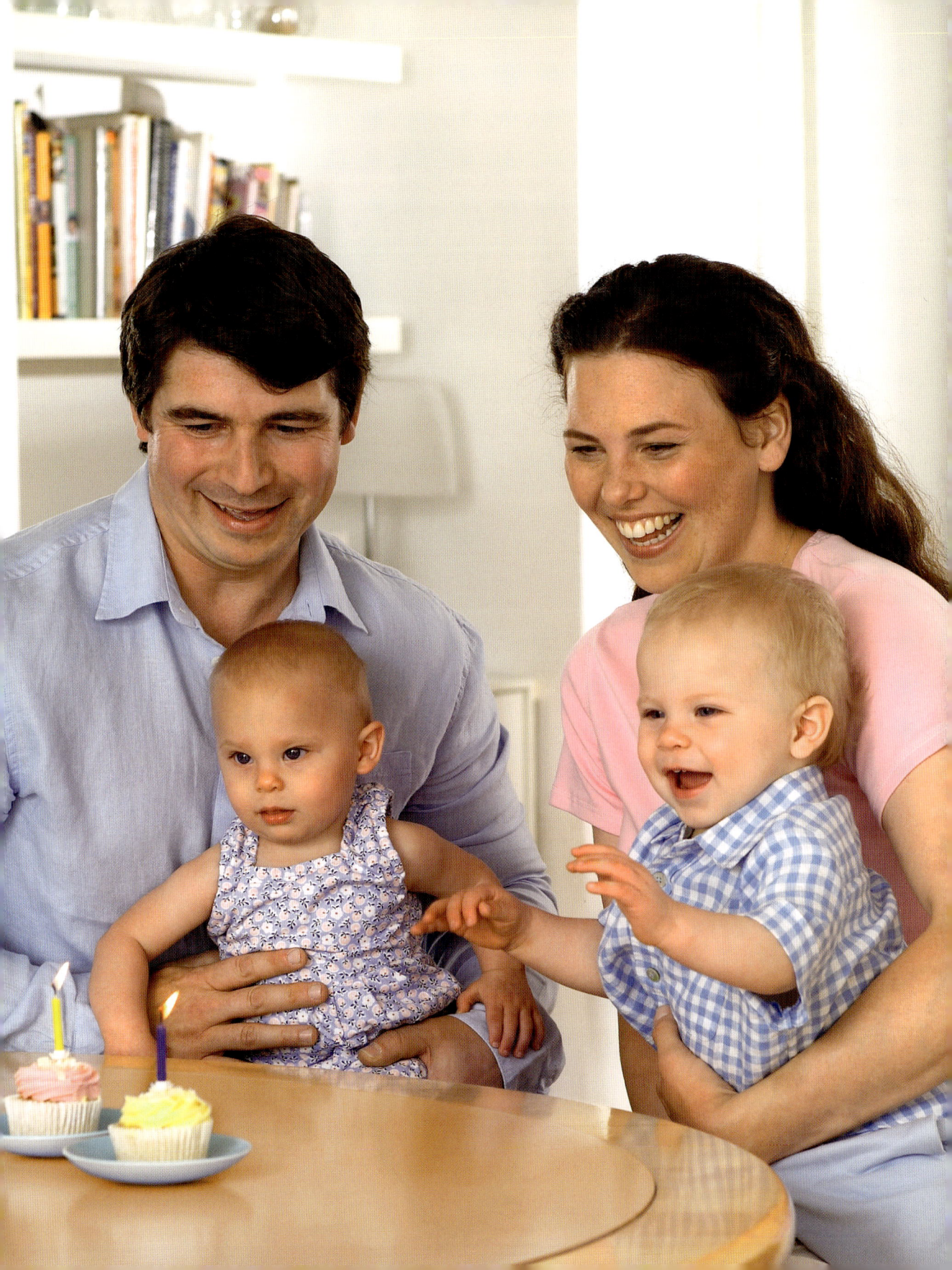

Hilfreiche Adressen

Adressen in Deutschland

Speziell für Zwillingseltern

Internationale Zwillings- und Mehrlingsinitiative
Bethlehemstr. 8
30451 Hannover
Tel.: 05 11/2 15 19 45
www.abc-club.de

Im Internet finden Sie zudem zahlreiche Seiten von regionalen Zwillingsclubs.

GfG – Gesellschaft für Geburtsvorbereitung, Familienbildung und Frauengesundheit
Bundesverband e.V.
Ebersstraße 68
10827 Berlin
Tel.: 0 30/45 02 69 20
www.gfg-bv.de

Deutscher Hebammenverband
Tel.: 07 21/9 81 89-0
www.hebammenverband.de

Nach der Geburt

Berufsverband der Kinder- und Jugendärzte e.V.
Mielenforster Str. 2
51069 Köln
Tel.: 02 21/68 90 90
www.kinderaerzte-im-netz.de

Arbeitsgemeinschaft Freier Stillgruppen (AFS)
Bornheimer Str. 100
53119 Bonn
Tel.: 02 28/3 50 38 71
www.afs-stillen.de

La Leche Liga Deutschland e.V.
Geschäftsstelle
Louis-Mannstaedt-Straße 19
53840 Troisdorf
Tel.: 0 22 41/145 39 96
www.lalecheliga.de

GEPS Deutschland e.V.
Bundesverband gemeinsame Elterninitiative plötzlicher Säuglingstod e.V.
Fallingbosteler Str. 20
30625 Hannover
Tel.: 05 11/8 38 62 02
www.sids.de

Aktionskomiteee Kind im Krankenhaus e. V.
AKIK-Bundesverband e.V.
Postfach 940316
60461 Frankfurt
Tel.: 0 18 05/25 45 28
www.akik-bundesverband.de

Forschungsinstitut für Kinderernährung Dortmund
Tel.: 02 31/79 22 10-0
www.fke-do.de

Verband alleinerziehender Mütter und Väter – VAMV
Hasenheide 70
10967 Berlin
Tel.: 0 30/6 95 97 86
www.vamv.de

Bundesarbeitsgemeinschaft »Mehr Sicherheit für Kinder« e.V.
Heilsbachstr. 13
53123 Bonn
Tel.: 02 28/68 83 40
www.kindersicherheit.de

Berufsverband der Kinder- und Jugendärzte e.V.
Mielenforster Str. 2
51069 Köln
Tel.: 02 21/68 90 90
www.kinderaerzte-im-netz.de

Adressen in Österreich

Österreichisches Hebammen-Gremium
Landstraßer Hauptstraße 71/2
1030 Wien
Tel.: 01/71 72 81 63
www.hebammen.at

La Leche Liga Österreich
www.lalecheliga.at

Österreichische Gesellschaft für Kinder- und Jugendheilkunde
www.docs4you.at

Adressen in der Schweiz

Pro Familia Schweiz
Marktgasse 36
3011 Bern
Tel.: 0 31/3 81 90 30
www.profamilia.ch

Schweizer Hebammenverband
Rosenweg 25 C
3000 Bern 23
Tel.: 0 31/3 32 63 40
www.hebamme.ch

Berufsverband Schweizerischer Stillberaterinnen
Postfach 686
3000 Bern 25
Tel.: 0 41/ 6 71 01 73
www.stillen.ch

La Leche Liga Schweiz
www.lalecheliga.ch

Schweizerische Vereinigung der Elternorganisationen
Signalstrasse 8
5000 Aarau
www.sveo.ch

Register

A/B
Abführmittel 33
Abstillen s. Beikost einführen
Alkohol 15, 49, 82f.
Alleinerziehende 101
Alleinige Zuwendung 96, 99
Amniozentese 30, 31
Anämie s. Eisenmangel
Antacida 33
Aspirin 33
Atemnotsyndrom 61
Au pair 87
Ausflüge 114f.
Ausfluss, vaginaler 33
Ausschlag 77, s. auch Windelausschlag
Autokindersitze 42
Babybett s. Kinderbetten
Babyfon 43, 108
Babystrampelanzüge 41, 102
Baden 45, 104f.
Badewasser, Temperatur 105
Bauchband 21
Beckenbodenübungen 17, 72
Beckenendlage s. Steißlage
Beckenschmerzen 35
Beikost einführen 116ff.
Beruf 50f.
    Elternzeit 51
    Energiepegel 50f.
    Gesundheitsrisiken 50
    Mutterschutzfrist/Mutterschutzurlaub 50, 51
    Rückkehr in den Beruf 51
    Sicherheit 50
Bewegung s. Sport
Bindung/Bindungsprozess
    alleinige Zuwendung 78f.
    im Mutterleib 79
    Känguru-Pflege 89
    verzögerte 79
    zu Neugeborenen 79f. 89, 99
    Zwillinge 26, 98
Blähungen 108, 110
Blasensprung 55, 60
    Sprengung der Fruchtblase 68
Bluthochdruck 19, 36, 37
Bluttests 28, 29
Blutungen 33, 36, 63
    »Zeichnen« 55
Brust, Veränderungen 23
Brustentzündung s. Mastitis
Büstenhalter 21, 23, 40

C/D
Chorionmembran 28, 29
Chorionzottenbiopsie 30f.
Chromosomenstörungen 31
Co-Sleeping 106
CTG-Wehentonschreiber s. Elektronische Herztonüberwachung
Dehnübungen 17, 18, 34, 35, 51
Dehydrierung
    Babys 77, 111
    Mutter 14, 61
Diabetes mellitus s. Schwangerschaftsdiabetes
Dichoriale Zwillinge 29
Dolantin/Pethidin 66
Doulas 87
Down-Syndrom s. Trisomie 21
Drittes Trimester 19, 209, 26

E/F
Eineiige Zwillinge 12, 13, 95
    Anziehen 76, 77, 102f.
    Größe und Gewicht 94
    monochorial 29
Eisenmangel 23, 29
Eisenpräparat 23, 119
Elektrische Geräte, Sicherheit 112
Elektrische Nervenstimulation (TENS) 66
Elektronische Herztonüberwachung 62, 68
Embryos 24
Emotionen s. Gefühle
Entonox 66
Entspannung 66
Entwicklungsphasen 94ff.
Entwöhnen s. Beikost einführen
Erbrechen 32, 36
Ernährung und Stillen 82, 83
    Ergänzungspräparate 15
    Hygiene 156, 50
    Schwangerschaft 14f.
    s. auch Beikost einführen
    s. auch Flaschenernährung
Errechneter Geburtstermin 54
Erste-Hilfe-Kasten 113
Erstes Trimester 11, 20, 23, 24, 36
Fähigkeiten, Unterschiede 95
Familiäre Veranlagung zu Zwillingen 12
Fehlbildungsultraschall 29, 30
Fehlgeburt 11, 15, 36
Ferien 114f.
Feuerschutz 113
Fibrome 64
Fibronektintest 61

Flaschenernährung
    Ausstattung 45, 84
    die Babys halten 85
    gleichzeitig füttern 85
    Mahlzeiten zubereiten 84
    Milchpulver 84
    Zwiemilchernährung 83, 84, 107
Flugreisen 115
Flüssigkeitsmangel s. Dehydrierung
Flüssigkeitszufuhr 14, 16, 17, 18, 35, 50, 83
Folsäure 15, 23
Fontanelle 77, 111
Fötale Entwicklung 24ff.
Fötale Notlage/Stress 57, 69, 70, 73
Fötales Alkoholsyndrom 15
Fötales Fibronektin 61
Fruchtbarkeitsbehandlung 12
Fruchtblase 13, 16, 26
    gemeinsame 29
    Sprengung 68
Fruchtwasser 25, 26, 30, 64, 69
    Blasensprung 55, 68
    zu viel 37, 60
Frühgeborene 25, 60f.
    Beikost 117
    Füttern 61, 80, 88, 89
    Impfungen 121
    Intensivpflege 48, 88f.
    körperliche Verfassung 60f.
Frühgeborenen-Retinopathie 61
Fundus 22
Füttern 80ff.
    Beikost 116ff..
    Frühgeborene 61, 80, 88, 89
    nachts 107
    Vitamin- und Mineralstoffpräparate 119
    Zeiten und Mengen aufschreiben 45, 85
    s. auch Flasche geben; Stillen

G/H
Gaumenspalte 30
Geburt
    anwesende Personen 62
    Entbindung 56f.
    errechneter Geburtstermin 54
    Geburtsphasen 56f.
    Hausgeburt 63
    Klinikgeburt 62f.
    Saugglockengeburt 62, 67, 69
    Wehensymptome 54ff.
    Zangengeburt 59, 62, 67, 69
    s. auch Kaiserschnitt, vaginale Entbindung
Geburtseinleitung 68

Register

Geburtsgewicht 13
Geburtsplan 40, 48, 58f.
   für vaginale Geburt 58, 59
Geburtstage 122
Geburtsvorbereitungskurse 46f.
Gefühle 48f., 56, 73, 89
Gehen/Walking 17, 19, 34
Geschlecht der Babys erfahren 24, 31
Geschwister 20, 101
   einbeziehen
   Verhaltensprobleme 101
Geschwollene Hände und Füße 36, 51
Gewicht
   frühere Figur wiedererlangen 19, 81
   Geburtsgewicht 13
   Gewichtszunahme in der Schwangerschaft 14, 22
   regelmäßige Gewichtskontrollen 120
Glukose-Toleranztest 37
Größen- und Gewichtsunterschiede 26, 94
Hämorrhoiden 33
Hausarbeit 19, 20, 87
Hausgeburt 63
Haushaltshilfe 87
Haustiere 121
Hebammen 62, 63, 87
Hemden, Babys 41, 102
Herzfrequenz in der Schwangerschaft 23
Herzschlag, Babys 24, 62, 68
Herztonüberwachung s. Elektronische Herztonüberwachung
Hirnblutungen 61
Hunger 110
Hypertonie s. Bluthochdruck
Hypnobirthing, Geburtsvorbereitung 47

I/K

Ibuprofen 33, 61
Impfungen 121
Individuen, Zwillinge behandeln als 13, 77, 95, 96, 97, 98, 99, 102f.
Infektionen 120f.
Kaffee und Stillen 82
Kaiserschnitt 57, 63, 65, 70ff.
   Ablauf 50f.
   Geburtsplan 58f.
   Gefühle 73
   Genesung 18, 72f.
   geplanter (elektiver) 67, 70
   Naht 71
   Notkaiserschnitt 69, 70
   Schmerzbehandlung 67, 70
   vaginale Geburt nach Kaiserschnitt 73

Känguru-Pflege 89
Karpaltunnelsyndrom 34f.
Käseschmiere 77
Kinderbetten 43, 106, 197
Kinderfrau 87
Kinderwagen 42, 115
Kinderzimmer 43, 112
Kindslage 64f., 68
Kleidung 102ff.
   Babys anziehen 102f.
   gemeinsame 103
   Individualität 76, 77
   Umstandsmode 20, 21
Klinikgeburt 62f.
Kliniktasche, Babys 41
   Mutter 40
Knöchel, geschwollene 51
Kopfform 77
Kopflage 64, 65
Kopfschmerzen 32, 34, 35, 36
Körperliche Entwicklung
   in der Gebärmutter 24ff.
   Unterschiede in Größe und Gewicht 26, 94
Körpertemperatur 76, 102, 111
Krampfadern 70
Krämpfe 94, 95
Krankheiten 120f.
Künstliche Befruchtung 10, 12
Kurzatmigkeit 23, 36, 37

L/M/N

Lachgas 66
Lanugo 25
Laufgitter 113
Leggings 21
Lernerfahrungen 94
Magnesiumsulfat 61
Mastitis 83
Medikamente 33, 49, 60
   verschreibungspflichtige 33
Mekonium 25, 69
Milchbank 80
Monochoriale Zwillinge 29, 30, 37, 57
Monochorial-monoamniale Zwillinge 29
Montgomery-Drüsen 23
Morgendliche Übelkeit 32
Müdigkeit 32, 35, 37
Musik 58, 59
Muskeldystrophie 31
Muttermilchpumpen 81, 82
Mutterpass 29
Mutterschaftsfrist/Mutterschutzurlaub 50
Mützen 41
Nabelschnur 29, 77

   durchtrennen 62
   Nabelschnurvorfall 55, 70, 73
Nackenfaltenmessung 28, 29, 30
Nägel schneiden 105
Nahrungsmittelhygiene 15, 50
Naturheilmittel 33
»Nebenwirkungen« der Schwangerschaft 32ff.
Nestbautrieb 19, 54
Netzwerk der Unterstützung 86f.
   Familie und Freunde 46, 47, 86, 101
   professionelle Hilfe 87
Neugeborene 76f.
   Aussehen 76, 77
   Bindungsprozess 78f., 89, 99
   Kopfform 77
   Nifedipin 61
   zweieiige Zwillinge 12, 13, 94, 95
Neugeborenen-Intensivstation 48, 88f.

O/P/Q

Ödeme s. geschwollene Hände und Füße, geschwollene Knöchel
Öffnung des Muttermundes 56, 69
Oxytocin 68
Panel 21
Paracetamol 32, 33
Parallelspiel 98
Partner
   bei der Geburt 58, 59, 86, 70, 71, 72
   Besuch des Geburtsvorbereitungskurses 47
   Bindung zu den Babys 79
   gute Beziehung 99, 101
   Hilfe beim Flaschegeben 84, 85
Periduralanästhesie 66f., 69, 70, 72
Pethidin 66
Pilates 18
Plazenta 13, 25, 29, 30, 36, 62f.
   gemeinsame 13, 29, 37
   Nachgeburt 56, 57, 63, 69, 71
   Placenta praevia 28, 57, 64, 70, 73
   tiefliegende 64, 65
Plötzlicher Kindstod 15, 77, 109
Postnatale Blutung 63
Präeklampsie 28, 36f., 70
   Symptome 32, 36
Präparate zur Nahrungsergänzung 15, 119
Professionelle Hilfe, nach der Geburt 87
Progesteron 33, 34
Prostaglandin 68
Pucken 108
Querlage 64, 65

R/S

Rauchen 15, 60
Reisebetten 113
Reisen 115
Relaxin 16, 34, 35
Rückenschmerzen 34, 56
Saugglockengeburt 62, 67, 69
Schlaf 106ff.
  Co-Sleeping 106
  Einschlafritual 106f.
  gemeinsames Bett 43, 106, 107
  gleichzeitig 109
  Nickerchen 109
  Pucken 108
  Rhythmus 108
  sich selbst beruhigen 109
  während der Schwangerschaft 35
Schlaflosigkeit 19
Schlafposition 43, 94, 106
Schlafsäcke 43
Schmerzlinderung 57, 58, 59, 63, 66f., 69, 70, 72
Schmerzmittel 33
Schreien 110f.
Schuhe
  Baby 102
  Umstandsmode 21
Schwangerschaft
  anderen mitteilen 10f.
  Anzeichen 32ff.
  Bewegung/Sport 16ff.
  durchschnittliche Schwangerschaftsdauer 13
  erfahren, dass man Zwillinge bekommt 10f.
  Ernährung 14f.
  Komplikationen 36f.
  selektiver Fetozid 31
  Sex 23
  Vorsorgeuntersuchungen und Tests 28ff.
  Wachstum des Bauchs 20, 22f.
Schwangerschaftsdiabetes 19, 37
Schwimmen 16, 17
Sehstörungen 36
Selektiver Fetozid 31
Senkwehen 55
Sex während der Schwangerschaft 23
Sicherheit zu Hause 43, 94, 112f.
Sodbrennen 33
Sorgen und Ängste thematisieren 29, 37, 46, 47, 48
Soziale Entwicklung 97
Spasmoanalgetika 66
Spezialkost 15
Spiel 97, 98
Spinalblock 67
Sport
  Alltagsaktivitäten 19
  bei der Arbeit 34, 51
  Dehnübungen 17, 18, 34, 35, 51
  nach der Geburt 18f.
  Pilates 18
  Schwimmen 16.17
  Vorteile 19
  während der Schwangerschaft 16f.
  wann nicht 18, 19
Spracherwerb 96
Statistische Veränderung, Häufigkeit von Zwillingen 12, 13
Steißlage 55, 64, 65, 68, 69
Stillbüstenhalter 23, 40
Stilleinlagen 40, 80
Stillen 80ff.
  Abstützen mit Kissen 44, 72, 83
  Anlegen 80, 82
  eine Brust/ein Baby 81
  Ernährung und Stillen 82f.
  getrennt stillen 80
  in der Öffentlichkeit 83
  Mastitis/Brustentzündung 83
  Milch abpumpen 45, 81, 82, 89
  nach Bedarf 81
  nach einem Kaiserschnitt 72
  Tandemstillen 80f., 83
  Vorteile 81, 83
  wenig und oft 81
  Zwiemilchernährung 83, 84, 107
Stillsessel 43
Storchenbiss 77
Stretching s. Dehnübungen
Stress s. Fötale Notlage
Stubenwagen 109
Stürze 16, 18
Stützstrümpfe 34
Symphysis pubic Dysfunktion 35

T/U/V

Thrombose s. Venenthrombose
Totgeburt 15, 36
Trisomie 21 s. 28, 29, 31
Übelkeit 32
Überreizung 111
Ultraschalluntersuchungen 24, 26, 28, 29, 30
Umstandsmode 20, 21
Urinuntersuchungen 31, 37

V

Vaginale Geburt 57, 62f., 64, 65, 68f.
Vaginaler Ausfluss 33
Vegetarische Ernährung 14
Venenthrombose 72
Vernix s. Käseschmiere
Verschwommenes Sehen 36
Verstopfung 19, 33
  Baby 119
Vitamin D 15, 83, 119
Vollnarkose 59, 70, 72
Vorbereitung auf Zwillinge
  Babyausstattung 42ff.
  emotionale Vorbereitung 48f.
  Geburtsplan 48, 58f.
  Kliniktaschen 40f.
Vorlesen, den Zwillingen 96
Vorsorgeuntersuchungen 28ff.
  Amniozentese 30, 31
  Babys 120
  Bluttests 28, 29
  Chorionzottenbiopsie 30f.
  Ultraschall 24, 26, 28, 29, 30
  Urintests 31, 37
Vorzeitige Wehen
  Ursachen 60, 65
  vorbeugen 61
  vorhersehen 61

W

Wachstum des Bauchs 20, 22f.
Walking s. Gehen
Wassereinlagerungen 34, 36
Wehen
  einleiten 68
  Kontraktionen 54, 55, 57, 63, 66
  Phasen 56f.
  Schmerzbehandlung 57, 58, 59, 63, 66f.
  Symptome 54ff.
  vorzeitige 15, 60, 61, 65
Wickelplatz 43, 104
Wickeltasche 114
Windelausschlag 104, 11
Windeln 41, 104
  Einmalwindeln 104
  wickeln 104, 11
Wippen 44f.
Wochenbettdepression 91

Y/Z

Yoga 18, 47
Zäpfchen 68
»Zeichnen« 55
Zerebralparese 61
Zweites Trimester 20, 23, 32
Zwillingspärchen, Junge–Mädchen 12, 29
Zwillingstransfusionssyndrom 37
Zygote 13

Dank

Die Autorinnen

Dr. Carol Cooper ist Ärztin und Beraterin der *Twins and Multiple Birth Association* in Großbritannien.
Katy Hymas leitet eine PR-Agentur und betreibt einen Blog über Zwillinge.
Beide sind Mütter von Zwillingen.

Katys Dank

Danke Peggy Vance, dass Sie während einer zufälligen Begegnung unser publizistisches Potenzial erkannt haben und von der Notwendigkeit dieses Buchs überzeugt waren.

Ich danke allen, die mich im innersten Heiligtum von DK trotz meines Zwillingswagens immer willkommen geheißen haben, wenn wir angefahren kamen, um an den Besprechungen teilzunehmen.

Danke, Carol, dass du meine Co-Autorin warst und meine Freundin – und immer nur eine E-Mail entfernt.

Danke an Noah und Bailey, meine Zwillingsjungs. Ich bin so stolz, eure Mama zu sein. Ich liebe euch beide mehr, als ihr ahnen könnt. Und ich werde euch immer lieben.

Und nicht zuletzt möchte ich allen Mitgliedern des Zwillingsteams danken, die meine Hand gehalten haben, mich mit Kuchen gefüttert und sich um mein Wohlbefinden gekümmert haben. DANKE!

Carols Dank

Ich möchte der Betreuerin dieses Projekts, Laura Palosuo, danken sowie meinen wunderbaren Lektorinnen Helen Murray und Corinne Masciocchi und vor allem meiner Co-Autorin Katy.

Dank des Verlags

DK dankt Angela Baynham für das Korrekturlesen dieses Buchs; Marie Lorimer für die Erstellung des Registers; Jo Godfrey-Wood und Carly Churchill für die Assistenz bei den Foto-Shootings, Vicky Barnes für Frisuren und Make-up sowie unseren Models: Soraya und Tamer El Maghraby mit Omar und Adam El Maghraby; Tracy und Mike Harvey mit Niall und Conor Harvey; Emma-Jane Bartram und Ben Harris mit Poppy und Archie Harris; Matthew und Jack Ward; Nikki King mit Amy und Millie Ansell; Chinazza und Chizara Jonathan; James und Sam Thompson; Olivia, Emilio und Lottie Brazer; Amity Farrar mit Annabel und Brooks Farrar; Sally und Chris Beard mit William und Daisy Beard; Helen Murray mit Lana und Daniel Casey; Kelly Sharman; Roxanne Schuller und Liz Cass

Bildnachweis

Der Verlag dankt folgenden Personen und Institutionen für die freundliche Genehmigung zum Abdruck ihrer Fotos:

(Legende: o = oben; u = unten; M = Mitte; l = links; r = rechts; go = ganz oben)

10 Corbis: Wavebreak Media Ltd. 16 Getty Images: Tracy Frankel. 24 Corbis: Mediscan (ul). Science Photo Library: (ur). 26 Science Photo Library: Dr. Najeeb Layyous. 28 Alamy Images: Ian Hooton / Science Photo Library (ul). Science Photo Library: Ian Hooton (ur). 30 Getty Images: Ian Hooton / SPL. 34 Getty Images: Sabine Fritsch (ul). 35 Mother & Baby Picture Library: Ian Hooton. 37 Getty Images: Adam Gault /SPL. 46 Alamy Images: STOCK4B GmbH (ul). Getty Images: Andersen Ross (ur.). 47 Science Photo Library: B. Boissonnet. 49 Science Photo Library: Ian Hooton. 50 Getty Images: Jamie Grill. 51 Mother & Baby Picture Library: Ian Hooton. 52–53 Getty Images: Tim Hale. 58 Science Photo Library: Tracy Dominey. 60 Alamy Images: Jennie Hart. 62 Corbis: Alexandra Beier / X01172 / Reuters. 68 Alamy Images: Radius Images (ur.) Mother & Baby Picture Library: Ruth Jenkinson (ul). 69 Science Photo Library: Astier. 70 Alamy Images: Janine Wiedel Photolibrary. 71 Science Photo Library: BSIP, Astier. 72 Alamy Images: Ariel Skelley / Blend Images. 73 Katy Hymas. 88 Alamy Images: Bubbles Photolibrary. 89 Alamy Images: Angela Hampton/ Bubbles Photolibrary. 90 Corbis: Jutta Klee. 91 Science Photo Library: AJ Photo. 99 Corbis: Marnie Burkhart. 121 Mother & Baby Picture Library: Ian Hooton

Umschlagfotos:
Vorne: Bella Falk
Hinten: Photolibrary: Boccabella Debbie (l)

Alle anderen Abbildungen @ Dorling Kindersley
Weitere Informationen finden Sie unter www.dkimages.com